中医眼科临证经验集

主　编　张　健

副主编　张　清　张湘晖

编　委　(以姓氏笔画为序)

张　健　张　清　张湘晖

曹淑霞　游　硕

人民卫生出版社

·北　京·

图书在版编目（CIP）数据

中医眼科临证经验集 / 张健主编 . —北京：人民
卫生出版社，2020.9（2022.1重印）
ISBN 978-7-117-30399-6

Ⅰ.①中…　Ⅱ.①张…　Ⅲ.①中医五官科学 —眼科学
—中医临床 —经验 —中国 —现代　Ⅳ.①R276.7

中国版本图书馆 CIP 数据核字（2020）第 160103 号

人卫智网	www.ipmph.com	医学教育、学术、考试、健康，
		购书智慧智能综合服务平台
人卫官网	www.pmph.com	人卫官方资讯发布平台

中医眼科临证经验集
Zhongyi Yanke Linzheng Jingyanji

主　　编：张　健
出版发行：人民卫生出版社（中继线 010-59780011）
地　　址：北京市朝阳区潘家园南里 19 号
邮　　编：100021
E - mail：pmph @ pmph.com
购书热线：010-59787592　010-59787584　010-65264830
印　　刷：三河市尚艺印装有限公司
经　　销：新华书店
开　　本：710×1000　1/16　印张：16　插页：2
字　　数：238 千字
版　　次：2020 年 9 月第 1 版
印　　次：2022 年 1 月第 2 次印刷
标准书号：ISBN 978-7-117-30399-6
定　　价：52.00 元

主编简介

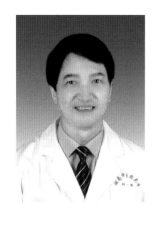

张　健，男，1953 年生，湖南长沙望城人，全国著名眼科专家张怀安学术经验代表性传承人，湖南中医药大学第一附属医院眼科主任医师，教授，硕士研究生导师，医院首届名中医，湖南省名中医，兼任国际眼科理事会（ICO）会员、湖南省中医药学会眼科专业委员会常务委员，《现代中西医结合杂志》编委，《国际眼科杂志（中文刊)》《湖南中医药大学学报》《眼科新进展》审稿人。从事临床、教学、科研近 50 载，酷爱中医，精于眼科。对青光眼、视网膜血管病和眼底变性病变的辨证论治有独到见解，以"常将人病如己病，救得他生似我生"为理念，诊治来自海内外眼病求医者 60 余万人次（每年约 15 000 人次），收治住院万余人次（每年超过 250 人次），临床将中医之"清肝解郁、祛痰化瘀、退翳明目"等法在眼科运用得炉火纯青。与兄长张明亮一起，将家传眼明灵、增光明目袋泡茶、舒肝明目丸、启明丸、正斜丸、目安宁滴眼液等秘方，无偿捐献给国家，使广大眼病患者受益。主编《张怀安医案精华》等眼科专著 12 部；副主编、参编眼科专著 30 余部；多次参加全国高等中医药院校中医、中西医结合专业系列教材的编写。主持或主要参与科研项目 8 项，获中华人民共和国国家知识产权局"发明专利证书" 1 项，省、厅级科研成果 6 项，长沙市科研成果 1 项，曾获湖南省科学技术奖励一等奖；在省级及国家级医学杂志上发表论文 105 篇，其中 18 篇获优秀论文奖。

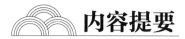 # 内容提要

　　本书是第二代湖湘张氏眼科流派代表性传承人张健教授将其祖传、师承、自学、自创、富有特色的临床经验总结而成的一本中医眼科专著。全书共分七章：第一章介绍了张健教授的从医之路；第二章是其学术思想；第三章介绍了张健教授不同年代的15篇代表性医论；第四章医案精华，精选了70余个眼科疑难病例；第五章选取了疗效确切的张氏经验方8首；第六章收集了电视台和网站对张健教授的5次访谈记录；第七章为眼科常用方剂及歌诀，介绍了书中的方剂和汤头歌诀118首。本书充分体现了张健教授继承与发扬、传统与现代、理论与实践相结合的临证思辨特点和用药经验。

　　本书内容丰富，观点客观，论理清晰，具有较强的实用性，是眼科临床工作者、医学生及患者不可多得的参考书。

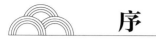# 序

所谓"大医者,始于心诚,成于精湛",术必须"精",因为这关乎病人的生死;心必须"诚",因为这是医者的职业操守。

纵观历史,从华佗、扁鹊、张仲景、李时珍到希波克拉底、白求恩……一代又一代医学大家响应时代的召唤,践行着医者誓言,用大医精诚之心,竭尽全力除人类之病痛,助健康之完美,维护医术的圣洁和荣誉,同时也铸就了医者之魂。

湖南中医药大学第一附属医院眼科主任医师、湖南省第三批名中医张健教授主编的《中医眼科临证经验集》,即将由人民卫生出版社出版,欣喜之余,受邀为之作序。

张健教授自幼跟随第一批全国老中医药专家学术经验继承工作指导老师、享受国务院政府特殊津贴专家张怀安先生学习中医眼科,熟读经典,并长期从事眼科临床实践,有扎实的中医基础理论知识和丰富的临床经验。张健教授将其多年的临床经验融入本书中,内容丰富,编排严谨,全面介绍了其数十年来的临床实践,教学、科研经验,特别是一些疑难眼病的诊断、辨证论治以及处方用药的宝贵经验,具有非常强的实用性。

本书是中医眼科不可多得的参考书,特推荐为眼科医生必备,遇到问题随时可以拿出来参阅,也可帮助眼病病友寻医问药。

湖南中医药大学第一附属医院院长、博士生导师

陈新宇

2020 年 7 月 15 日

前　言

　　中医药学博大精深，是中华民族智慧的结晶，是世界传统医学的重要组成部分。继承与发展是中医药事业的两大核心内容，发展是继承的目的，继承则是发展的源头活水。

　　中医眼科在传承发展的历史长河中经历了千锤百炼，涌现出众多优秀的中医眼科人才，正是由于他们脚踏实地地努力拼搏，才使中医眼科不断繁衍、传承、发展和壮大。

　　余幼承家学，舞象之年从医，已近五十年。广涉医书，喜获多家名师指点。善于运用中医及中西医结合治疗各种疑难眼病，尤其是对青光眼、视网膜血管病和眼底变性病变的辨证论治有独到见解。本书收录了我的临床经验和学术思想，疑难眼病的临证思辨特点和用药经验，希望对中医、中西医结合眼科临床、教学和科研，有一定帮助。

　　本书能够顺利出版，需要感谢湖南中医药大学第一附属医院院长、博士生导师陈新宇教授多年来对我工作的支持和帮助，百忙中抽出时间审阅书稿，并欣然作序，实在令我感动万分，激励我和中医眼科同仁永远前进！

　　此外，还要感谢所有的参编者，他们都是优秀的眼科临床医生，把业余时间都献给了这本书，认真写稿、仔细校对。

　　最后，还要感谢父亲张怀安、母亲肖瑞芳老中医对我的辛勤培养，感谢兄长张明亮教授字斟句酌地批阅书稿，感谢妻子吴浪红和家人对我的支持和生活上默默的关爱，感谢实习医生校稿中付出的辛勤劳动。

湖南中医药大学第一附属医院眼科

张　健

2020 年 7 月 15 日

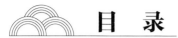

目 录

第一章

从 医 之 路

1. 医学世家, 勤奋好学 　张健原名张明建, 出生于医学世家, 其父张怀安、母亲肖瑞芳均系当地有名的中医, 张健从小对中草药充满了强烈的好奇, 父母治病救人的风采和患者痊愈后的感激之情, 在他幼小的心灵中留下了深深的烙印。

　　童年时期张明建与姐姐张权、弟弟张宏一起就读于家乡湖南省望城县白马公社唯一的完全小学——鹧鸪塘学校。在全校 400 多名学生中, 姐弟三人名气颇高, 全校师生几乎都能叫出三人的名字。由于姐姐张权、弟弟张宏都是单名, 大家很容易将 "张明建" 误读为 "张建"。一日, 颇有才学的堂兄张壮尤来到他家, 听说此事后便对他说: "建弟, 古人说, 德不近佛者不可为医, 才不近仙者不可为医, 你心地善良, 聪明过人, 又勤奋好学, 我觉你将来最合适当医生。你名字张明建, 我看可将中间的 '明' 字省掉, '建' 字改为健康的 '健' 比较好。你当医生, 既要自己健康, 又要能让患者早日恢复健康。" 张明建听后颇为高兴, 自此改名为张健。此时, 一颗立志要当医生的种子悄然埋进了他的心底。他读书更加勤奋, 心中想着将来一定要考医学院校, 成为一名仁心仁术、悬壶济世的好医生。

　　1968 年张健初中毕业后, 正遇上 "文化大革命", 全国所有的大学、中学停止了正常招生, "老三届" 的中学生只有一条出路, 那就是下乡劳动锻炼。恶劣的社会环境并没有使张健从医的脚步停止。他白天与农民在田间劳动, 夜晚则在父母亲的悉心指点下苦读《药性赋》《濒湖脉学》

《汤头歌诀》《医宗金鉴·眼科心法要诀》《医宗金鉴·妇科心法要诀》《医宗金鉴·杂病心法要诀》《审视瑶函》《目经大成》《眼科龙木论》《银海精微》等医书。在无数个挑灯苦读的夜里,他情怀杏林,心慕医圣,思追药王,一心饱读青囊,只为悬壶向红。日积月累,小小年纪的张健,便已能在劳动空闲时为社员扎银针、寻草药,诊治一些小病小痛,当地农民见他"一根针一把草,疾病通通能治好",热情地称呼他为"赤脚医生""小大夫"。少年时期苦读医书打下的功底,为后来张健成为一名优秀的医生打下坚实的基础,各种医书中的重要条文,他都能信手拈来,出口成章。

1971年9月1日,张健经组织批准正式跟随其父张怀安侍诊学习中医,在学习期间,他须臾不离,日间临诊,夜晚读书,鸡鸣冷月,黄卷青灯,用功不为其苦。3年内他跟随父亲诊治了十余万人次的眼病患者,认真研读了《黄帝内经》《难经》《神农本草经》《伤寒杂病论》等医学经典著作,做了数十万字的读书笔记,对祖国的传统医学有了较为深厚的理解。

在大力提倡中西医结合的时代,张健有了一个到中南大学湘雅二医院(原湖南医学院第二附属医院)进修学习西医眼科的机会。在老一辈眼科专家吴振中、龙沛之、聂爱光、蒋幼芹等眼科老师的指导下,张健系统地学习了西医眼科知识。1980年,他参加了湖南省首届中医眼科进修班,师从袁彩云、肖国士、魏湘铭、朱有章等老师,系统地掌握了中西医学基本理论和临床基本技能。1981年,张健在乡镇卫生院首开白内障、斜视、青光眼等疾病的手术治疗记录。他运用传统的"金针拨障术"治疗圆翳内障(老年性白内障)在当地远近闻名,一些失明数年的患者,经他施行"金针拨障术"后得以重见光明,感激不尽,逢人便夸张健的医术好、医德高。有一年轻女患者,自幼左眼内斜视,心理自卑,加上恋爱三年,却被抛弃,几度轻生,在朋友极力推荐下找到张健,张健为她做了"斜视矫正术",效果相当满意,后嫁一军人,生活美满幸福,在当地传为美谈。患者张某因双目患角膜翳失明,经张健为其双眼做"鼠尾筋膜球结膜下埋藏术",术后2个月,恢复了视功能。因患急性闭角型青光眼,睛珠胀痛难忍的黄某,经他中医辨证论治,并配合针灸、手术治疗后,睛珠胀痛均愈,至今三十余年未再复发。1982年,张健秉其父亲张怀安"青光眼从肝论治八法"的思路,结合自己的临床经验撰成《原发性青光眼240例的辨证论治》论文,发表在中国中医科学院、中华中医药学会主办的《中医杂志》1983 年第 1 期，同年被日本神户中医研究会收入《中医临床讲座》，引起同行的极大关注。从此，张健医名远播，全国各地乃至国外眼病患者都慕名而来。其从事医疗工作的卫生院求医者众，经他治愈的眼病患者不计其数。

1983 年 10 月，张健从乡镇卫生院调入湖南中医药大学(原湖南中医学院)第一附属医院从事眼科临床、教学、科研工作。1985 年获湖南省"首届青年自学成才奖"；1991 年经有关部门考试、考核，获湖南省高等教育自学考试委员会/湖南中医学院颁发的中医医疗大专毕业证书；1994 年获中华人民共和国人事部、卫生部、国家中医药管理局颁发的首批"全国老中医药专家学术经验继承人出师证书"。

在湖南中医药大学第一附属医院工作期间，张健清醒地认识到自己未经过正规大学教育，系统知识起点低，应该比别人更加勤奋，付出更多努力。多年来，他总是晚睡早起，为的是汲取更多知识。他通读了全国高等医药院校规范教材(《医学英语》除外)，尤其是《中医眼科学》《眼科学》《中西医结合眼科学》等各种新旧版本。为了赶上信息化社会的脚步，2004 年，51 岁的张健又自学使用电脑，白天临诊，晚上检索"中国知网""维普数据库""万方数据库"以查阅相关文献，了解国内外眼科专业的最新动态。正是大量的文献阅读和长期的临床实践，奠定了他坚实的医学基础。在孜孜不倦学习的同时，他注重总结临床经验和研究成果，到目前为止，已主编专著 12 部，获科研成果奖 6 项，在省级及国家级医学杂志上发表论文百余篇。

2009 年张健晋升为主任医师，2012 年获湖南中医药大学第一附属医院"首届名医"，2014 年 12 月获第三批"湖南省名中医"称号。从 1971 年开始到现在，张健一步一个脚印，脚踏实地地从事医疗、教学、科研工作，从未脱离临床第一线。

2. 临床实践，硕果累累　张健从事中医眼科临床工作近 50 年，对角膜病、青光眼、白内障、眼底病有较为深入的研究，在治疗眼型重症肌无力、视网膜及脉络膜血管病变和眼底变性病变等疑难眼病上有独到之处。如患者刘某，患重症肌无力，双眼上胞下垂，不能瞻视，每每必用手拈眼胞方能视物，经张健采用益气、养血、通络为主的治疗方法，服药 3 个月后，症状消除,眼病痊愈。患者陈某,年仅 18 岁,双眼患视神经疾病,视力仅存光感,张健采用家传舒肝明目汤加减为其治疗半年,双眼视力均恢复至 1.2。患者袁某,双眼患视网膜静脉周围炎,眼底反复出血,几近失明,张健采用滋阴降火,凉血止血法为其治疗 3 个月,双眼视力恢复到 1.0。患者王某,患视网膜静脉阻塞,张健采用平肝潜阳,养血通络法为其治疗 3 个月,眼底出血、渗出、水肿全部吸收,视力恢复正常。患者龙某,双眼患老年性黄斑变性、黄斑出血、黄斑囊样水肿,双眼视力极度下降,几乎失去生活信心,张健采用滋补肝肾,活血明目法为其调理治疗半年,患者双眼视力均恢复至 0.5,不仅生活能自理,还能唱歌跳舞,戴上老花镜,读书看报也不成问题。患者朱某,因双眼患视网膜色素变性,视力逐渐下降,视野缩小如管状,张健采用滋养肝肾,活血明目法为其治疗半年,患者双眼视力明显提高,视野扩大,患者及家属感激不尽。患者郑某,双眼患开角型青光眼,眼压高,视力日渐下降,张健认为主要是由风火痰郁及肝之阴阳失调引起的气血失和,经脉不利,目中玄府闭塞,珠内气血津液不行所致,采用通血脉,开玄府,宣壅滞,缩瞳神等方法治疗,较快地改善了症状,保存了良好的视功能。几十年来,经张健治愈的眼病患者,不胜枚举。

3. 著书立说,行医为民 张健在繁忙的临床工作之余,主编出版了《张怀安医案精华》《张怀安眼科临床经验集》《张健眼科医案》《中西医眼科临证备要》《眼科汤头歌诀》《眼病防治大盘点》《告诉您每一味中药的来历:讲故事学中医》(1~4 册)《光明"围脖"——中医眼科名家博客问答实录》《中西医结合诊治视网膜血管病——专家答疑解惑》等 12 部具有实用价值的中医专著,其中《眼病防治大盘点》被列入《全国青少年儿童图书馆基本藏书目录》并再版,《张怀安医案精华》《张怀安眼科临床经验集》和《张健眼科医案》在相关购书网站上获得"五星"好评。他还多次参加全国高等中医药院校中医、中西医结合专业系列教材的编写。此外,他担任副主编、编委,参与编写眼科专著 30 余部。

4. 勇于实践,敢于攀登 张健先后在《中医杂志》等省级以上医学期刊发表学术论文百余篇,18 次荣获优秀论文奖,其中多篇论文被收入《中医年鉴》。

5. 重视科研,继承创新 主持或主要参与科研项目 8 项,获中华人民共和国国家知识产权局"发明专利证书"1项,省、厅级科研成果6项,长沙市科研成果1项,曾获湖南省科学技术奖励一等奖。

6. 教学传道,授业解惑　每年为湖南中医药大学2~3个本科班及本硕连读班授课100多个课时,作为老师,传道授业,情系学子,主讲中医眼科学、中西医结合眼科学、眼耳鼻咽喉口腔科护理学等多门课程,是湖南中医药大学眼科学教学骨干力量。同时他每年指导25~30名进修医师和实习生,多次被评为"湖南中医药大学优秀教师"和"湖南中医药大学教学基地优秀带教老师"。作为湖南中医药大学的硕士研究生导师,已培养中医眼科硕士生4名。

7. 科学普及,心系大众　张健教授虽已年近古稀,但依然体魄健壮,精力充沛,精神矍铄,思维敏捷。他非常热爱本职工作,积极钻研业务,为解除广大病友的痛苦竭尽全力。在几十年的临床工作中,他目睹了众多因对眼科知识不了解而导致病情恶化甚至失明的患者,每当此时,备感痛惜,他深切体会到普及眼科诊疗常识的必要性。在繁忙的临床、教学和科研工作之余,在各媒体平台开辟个人网站,共发表科普文章4 300余篇,仅在"好大夫在线"个人网站上就收获2 000多万点击量,曾获患者推荐热度榜第一名。白天在医院门诊看病开方,晚上则在家撰写科普文章,回复患者,热心地为广大患者答疑解惑,拥有众多读者和较高的知名度。同时在多家国家级和省级报纸杂志上发表科普文章500余篇,并多次应邀参加电台、电视台科普节目讲座,被评为"湖南省科普工作先进工作者"。

(张　清　张湘晖　游　硕)

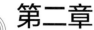

第二章

学 术 思 想

张健教授从事眼科临床、教学、科研工作已近50年，擅长中西医结合治疗眼病，他特别赞同国医大师唐由之"中医要领先，西医不滞后"的观点。尤其是诊治内障眼病，他认为过去由于中医受到历史条件的限制，不能窥视眼底全貌，缺乏客观量化指标，因此在诊断定位、定量方面显得相对不足。现可按裴正学教授提出的"西医诊断，中医辨证，中药为主，西药为辅"方针，与时俱进，充分利用现代医学的先进工具诊断眼病，治疗则以中医辨证为主。

1. 传承而不墨守成规　张健为家传中医学徒出身，在父亲张怀安的指导下苦读中医经典，同时努力自学现代医学知识，始终坚持"继承不泥古，发扬不离宗"的理念。临床诊治眼病以中医"四诊八纲"等理论为基础，同时融入现代医学的眼科特殊检查。他十分重视对患者一般情况的了解，临床上患者初诊时，指导学生协助患者将病历上的姓名、性别、民族、出生年月、工作单位／住址、药物过敏史等一一填上，他认为这些对了解患者的一般情况很重要。问诊时注重患者的主诉，即促使患者前来就诊最痛苦的主要症状，或最明显的体征及其性质、持续时间，并要注明眼别。问病史时，注重问现病史、既往相关病史及家族史，有助于全面准确地掌握病情和辨证论治。望诊时要由外眼向内眼有顺序地进行，除用肉眼诊察病症外，还借助现代科学仪器观察患者眼部一系列改变及全身变化，了解病情，诊断眼病。随着现代科学检查设备与技术的引进，如裂隙灯显微镜、检眼镜、眼压计、眼底血管造影、光学相干断层扫描仪检查等仪器的应用,可以进一步扩大并丰富传统的望诊内容,这也是对中医眼科望诊的深化和发展。

除担任教学、科研工作之外,张健教授还坚持每周上、下午共 10 次门诊,年门诊量逾万人次,在对每位患者进行问诊和望诊时,不忘闻诊和切诊。有一次在繁忙的工作间隙,他听到门外走廊上有位候诊患者在呻吟,即循声上前察看,发现患者眼睑红肿、白睛混赤、瞳神散大,认为是"急性闭角型青光眼"。他立即将患者请进诊室,对其进行紧急处理后,随即收治住院,患者 2 周后痊愈,还特地登门道谢。张健说,眼科医师虽工作繁忙,但遇到视网膜动脉阻塞、急性闭角型青光眼、眼化学性损伤等急症患者,即使患者及家属未提出提前就诊,也要当机立断,争分夺秒,重症患者优先。只要医师心底无私念,其他等候的患者也能理解。触诊时,如触到患者眼部硬结或肿块时,常叫学生也过来触摸,以求真实感受。切脉时,他常双手切脉,有一次碰到一个特殊病例,他想让学生也感受一下,学生感觉患者的脉象搏动像触电一样,十分疑惑。张健解释说这是因为患者做血液透析而行"动静脉造瘘术"才会出现的特殊脉象,学生才恍然大悟。

在眼病治疗方面,张健总以中医辨证论治为主,能用中药治疗的不用西药,能用中西医结合药物治疗的尽量不手术。如治疗胬肉攀睛(翼状胬肉)的患者,在不影响视力、不要求美观的情况下,常劝其使用中药治疗,可控制病情的发展趋势;圆翳内障(老年性白内障)近成熟期,视功能受损已影响患者的工作和生活时,他认为"灵药千般难得效,金针一拨日当空",只要患者身体情况允许,应尽早施行现代"白内障超声乳化手术"以早日复明;闭角型青光眼,即使经中西药物治疗后,眼压、视力恢复正常,也常劝告患者要行 YAG 激光虹膜切开术或小梁切除术或其他滤过手术,以防复发。

2. 博采众长,独辟蹊径 张健教授在工作和学习中刻苦钻研,博采众长,独辟蹊径,除遵其先父张怀安"外障眼病,祛风为先"的教导外,还特别注重患者的兼夹症。《素问·风论》说:"故风者百病之长也。"风为六淫之首,每先侵袭眼部、体表、皮毛或流于肌肉、腠理之间,且易与寒、热、暑、湿、燥诸邪相合为患。

如患者伍某,女,27岁,因感冒后引起左眼疼痛,羞明流泪5日来院就诊。检视眼部见其抱轮红赤,黑睛生翳,其色灰白,2%荧光素钠溶液染色呈树枝状着色;兼见恶寒发热,头痛鼻塞;舌质淡,苔薄白,脉浮紧。此为聚星障(单纯疱疹病毒性角膜炎),属风寒犯目,治宜发散风寒,退翳明目。方用荆防败毒散(《摄生众妙方》)加减,5剂药尽,症状减半,随后用本方加减化裁调理半月而愈。

又有患者刘某,男,46岁,右眼黑睛因稻草刺伤引起红痛生翳,视力下降6日。检视眼部见其抱轮红赤,黑睛生翳,其色灰白,边界不清,上覆薄脂,2%荧光素钠溶液染色可见4mm×4mm大小着色区;兼见头目疼痛;舌质红,苔薄黄,脉浮数。此为凝脂翳(细菌性角膜炎),属风热壅盛,治宜祛风清热,退翳明目。方用新制柴连汤(《眼科纂要》)加减,3剂药尽,症状减半,随后用本方加减化裁调理半月而愈。

又有患儿江某,男,8岁,双眼奇痒难忍1月余。患儿近3年来每逢春季,便开始双眼发红、奇痒难忍,天热或揉眼后症状加重。检视眼部见双上睑内面如去皮石榴,上覆牛乳样乳白物,牵引成丝状,黑睛边缘及附近白睛呈污红色,有暗红色胶样隆起;兼见小便短赤;舌质红,苔黄腻,脉滑数。此为时复症(春季角结膜炎),属脾胃湿热内蕴,复感风邪,风湿热邪上壅于目,治宜祛风清热除湿,方用除湿汤(《眼科纂要》)加减,7剂。同时配合龙胆10g,防风10g,细辛5g,甘草5g,煎水熏洗患眼。药尽眼部红痒明显减轻,原方加减调理月余而愈,不再复发。

3. 内障眼病,擅调五脏　张健教授除了谨记其先父张怀安教导的"内障眼病,治肝为要"之外,还特别注重整体观念,擅调五脏。《审视瑶函·目为至宝论》说:"内有大络者五,乃心、肝、脾、肺、肾,各主一络。中络者六,膀胱、大小肠、三焦、胆、包络,各主一络。外有旁枝细络,莫知其数,皆悬贯于脑,下达脏腑,通乎血气往来以滋于目。故凡病发,则目中有形色,丝络一一显见而可验,方知何脏何腑之受病。"可见内障眼病除了要特别注重肝脏辨证外,亦不能忽略了心、脾、肺、肾四脏。

内障眼病除可见瞳神本身大小气色变化外,还囊括了其后的黄仁、神水、神膏、视衣及目系等组织的病变。按五轮学说,瞳神应属水轮,内应于肾和膀胱，故其发病多责之于肾、膀胱。其实，瞳神涉及脏腑经络颇多，病变时除与肝肾有关外，与其他脏腑亦密切相关。内障疾病在内常由脏腑功能失调所致，在外则多因感受邪气而起，其证有虚证、实证及虚实夹杂证。虚证多因脏腑内损，气血不足，真元耗伤，精气不能上荣于目等所致；实证常由风热之邪攻目，气火上逆，痰湿内聚，气滞血瘀，目窍不利等引起；虚实夹杂证则由阴虚火炎，肝阳化风，气虚血滞，脾肾阳虚导致水湿内停等引起。此外，内障眼病还可由某些外障眼病传变而来，也可因头眼部外伤等导致。

张健教授在诊治络损暴盲（视网膜静脉周围炎）眼病患者时，不但从肝肾入手，还注意有无肺肾阴虚和心肾不交之证。如患者姜某，男，23岁。因双眼底反复出血，视力下降4月余前来就诊。有肺结核病史。检查：视力右眼0.3，左眼0.1。双眼玻璃体积血，有条状混浊物飘动，眼底模糊可见静脉血管充盈、迂曲，伴有白鞘；兼见咳嗽痰少，痰中带血，口燥咽干，咽痛音哑，形体消瘦，骨蒸潮热，腰膝酸软，颧红，盗汗，遗精；舌质红，苔少，脉细数。此为络损暴盲（视网膜静脉周围炎），肺肾阴虚证。肺肾阴液互相滋养，有"金水相生"之称。此病上因肺阴不足、虚热上扰、清肃失职，故咳嗽痰少；虚热灼伤肺络则痰中带血，灼伤眼底脉络则血不循经，溢于络外；下因肾阴亏虚，筋骨失于濡养而腰膝酸软；肺肾阴虚，津不上承故口燥咽干，虚火灼伤声带而音哑，熏蒸咽喉而咽痛；肌肉失于濡养，故形体日渐消瘦；阴液亏乏，虚火蒸腾，则骨蒸潮热；阴虚内热、相火上炎则颧红，内逼营阴则为盗汗；若火扰精室则遗精。舌质红，苔少，脉细数，皆为阴虚内热之象。治宜滋阴润肺益肾，方用百合固金汤（《慎斋遗书》）加味：熟地黄10g，生地黄10g，麦冬10g，浙贝母10g，百合10g，当归10g，白芍10g，玄参10g，桔梗6g，地骨皮10g，藕节15g，女贞子10g，墨旱莲10g，桑椹10g，甘草5g。上药水煎，取汁300ml，分2次温服，日服1剂。7剂后复诊，患者视物较明，诸症悉减。原方加减化裁治疗2个月后痊愈。

又如患者杨某，男，21岁。因双眼底反复出血，视力下降1月余前来就诊。检查：视力右眼0.5，左眼0.3。双眼玻璃体积血，有点状及条状混浊物飘动，眼底模糊，可见静脉血管充盈、迂曲，伴有白鞘；兼心烦不寐,心悸不安,眩晕,耳鸣,健忘,五心烦热,咽干口燥,腰膝酸软,遗精;舌质红,苔少,脉细数。此为络损暴盲(视网膜静脉周围炎),心肾不交证。患者以肾阴虚、心火旺为特征。在生理状态下,心火下达肾水,肾水上济心火,使肾水不寒,心火不亢,则水火互济,心肾相交。若肾水不足,心火失济,则心火偏亢;或心火独炽,下吸肾水,则肾阴暗耗,以致肾水亏于下,心火亢于上而心肾不交;心火偏亢,则心烦不寐,心悸不安,健忘;肾水不足,髓海空虚则出现眩晕,耳鸣,腰膝酸软;阴虚生内热,则五心烦热,咽干口燥,舌质红,苔少,脉细数。虚火内扰清窍,则眼底络脉损伤致眼底出血,下扰精室则遗精。治宜滋阴降火,交通心肾。方用知柏地黄二至汤(《张怀安眼科临床经验集》)加减:知母10g,黄柏10g,生地黄15g,山茱萸10g,牡丹皮6g,泽泻6g,茯苓15g,首乌藤20g,合欢皮15g,莲子心5g,女贞子10g,墨旱莲10g。上药水煎,取汁300ml,分2次温服,日服1剂。服药2周,诸症悉减。原方加减化裁调理2个月痊愈。并反复嘱其保持良好的作息习惯,尽量避免熬夜,少吃辛辣等刺激性食物,适当参加户外运动,放松心情,学会合理减压,以防眼病复发。

4. 薪火相传,教泽绵长 张健教授除自己刻苦学习外,对研究生、进修医师、实习医师传授经验也从不保守。他常说要学习国医大师朱良春"经验不保守,知识不带走"的精神,毫无保留地将自己的效方、验方告诉学生。如张氏用舒肝明目汤加减变化,治疗肝郁气滞的视神经疾病及眼底病;百合润睛汤治疗眼干燥症;知柏地黄二至汤治疗阴虚火旺的视网膜静脉周围炎;地龙丹参通脉汤治疗视网膜静脉阻塞;回光汤治疗肝经风热的青光眼等临床心得,等等。他还和胞兄张明亮教授一起,将治疗眼底病的舒肝明目丸,治疗视网膜色素变性的眼明灵,治疗屈光不正的增光明目袋泡茶,治疗老年性白内障的启明丸,治疗麻痹性斜视的正斜丸,治疗病毒性角膜炎的目安宁滴眼液等家传秘方,无偿捐献给国家,服务于广大患者。

张健教授虽已年近古稀,但仍不忘教学工作,他理论功底深厚、扎实,视野开阔,思维敏捷,见解独到,注重理论联系实际,讲课浅显易懂,风趣幽默,加上自制的幻灯片、视频,画龙点睛,重点突出,尤其是讲授古代中医经典时用现代科学解释,讲授现代医学又引用古代经典相互对照,讲典型病例时,既讲成功经验,亦谈失败教训,信手拈来,令学生耳目一新,颇具吸引力。因此,常有其他班学生慕名前来,以至于教室爆满,有的学生甚至站着听课,也不觉疲惫。

（张　清　张湘晖　游　硕）

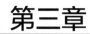第三章

眼 科 医 论

一、火疳症从肺论治

火疳症类似于西医学的巩膜外层炎及前巩膜炎,是白睛病中的重症,病情迁延,常反复发作,易波及黑睛及黄仁,甚者危及瞳神而导致失明。张健临床多从肺论治,常采用宣肺、泻肺、清肺、润肺等法。

(一) 辨证论治

1. 风热犯肺证 症见胞睑微肿,白睛红赤,结节生于白睛上方,红肿有压痛,头胀目痛,羞明流泪;舌淡红,苔薄白或微黄,脉浮数。

治法:疏风宣肺。

方剂:加减羌活胜风汤(经验方)。

药物:白术10g,羌活10g,枳壳10g,白芷10g,防风10g,前胡10g,桔梗10g,荆芥10g,柴胡10g,黄芩10g,菊花10g,蝉蜕5g,红花5g,甘草5g。水煎,每日1剂,分2次温服。

2. 肝火犯肺证 症见白睛里层呈紫色核状向外凸起,或圆或扁,大小不匀,推之不动,压之疼痛,伴有急躁易怒,大便燥结,烦热口苦,口渴喜饮;舌质红,苔黄,脉弦数。

治法:清肝泻肺。

方剂:加减龙胆泻肝汤(经验方)。

药物:龙胆 10g,栀子 10g,黄芩 10g,柴胡 10g,红花 6g,黄柏 10g,知母 10g,黄连 6g,连翘 10g,大黄 12g[后下],甘草 5g。水煎,每日 1 剂,分 2 次温服。

3. 心火灼肺证 症见暗红色结节,发于近两眦部白睛,并有紫红色赤脉从眦部伸入结节处,疼痛较甚,伴有口燥咽干,心中烦热,小便短赤;舌质红,苔薄黄,脉洪数。

治法:泻心清肺。

方剂:加味洗心汤(经验方)。

药物:大黄 10g[后下],赤芍 10g,桔梗 10g,玄参 15g,黄连 6g,荆芥 10g,知母 10g,防风 10g,当归尾 10g,红花 6g,生地黄 20g,甘草 3g。水煎,每日 1 剂,分 2 次温服。

4. 阴虚肺燥证 症见白睛结节久病不愈,反复发作,侵及黑睛,视物昏蒙,但自觉疼痛与压痛较轻,伴有咳嗽,头痛眩晕,口燥咽干;舌红少津,脉细数。

治法:滋阴润肺。

方剂:加减养阴清肺汤(经验方)。

药物:生地黄 20g,麦冬 15g,白芍 10g,浙贝母 10g,牡丹皮 10g,玄参 15g,知母 10g,石斛 10g,木贼 5g,石决明 15g[先煎],蝉蜕 5g,甘草 5g。水煎,每日 1 剂,分 2 次温服。

(二) 病例介绍

病案 1:黄某,女,43 岁,工人,于 1978 年 11 月 18 日初诊。右眼白睛红痛 3 月余。曾患"巩膜炎",在当地医院用青霉素、链霉素肌内注射,结膜下注射和滴眼用激素类药物,口服激素、吲哚美辛等,病愈。复发后又用上药,虽症状稍有缓解,但停药后痛甚。伴急躁易怒,口燥咽干,大便秘结。检查右眼白睛内上方可见弥漫性高度隆起的黄色结节,其表面布满粗大赤丝虬脉,黑睛内上方边际深层有舌状白膜向中央蔓延,黄仁粗厚,色泽无华,瞳神紧小,展缩迟钝,边缘有少许白色絮状渗出物;舌质红,苔黄,脉弦数。此为肝火犯肺,肺失清肃,方用加减龙胆泻肝汤,加金银花 15g。外用鱼腥草、醋酸可的松及 1% 硫酸阿托品滴眼液滴眼。服药 10 剂后,便通症减,以原方去大黄、金银花,加夏枯草 10g,又服 15 剂。于 1978 年 12 月 16

13

日复查,右眼白睛平复如常,留有紫蓝色痕迹,黑睛边缘仍有薄翳,瞳神干缺;舌红少津,脉细数。此为久热伤阴,改服加减养阴清肺汤15剂,诸症悉除,观察4年,未再复发。

病案2:高某,女,36岁,农民,于1982年4月6日初诊。双眼发红,畏光,伴头痛,心中烦躁,口渴咽干20余天。检查两目鼻侧白睛可见暗红色结节状隆起,有3条粗大的紫红色赤脉从内眦伸入结节缠绕周围,触痛剧烈,黑睛边际深层混浊,但无赤脉牵绊;舌质红,苔黄,脉数。此为心火炽盛,火灼肺金。方用加味洗心汤,连服20剂,外用鱼腥草、醋酸可的松滴眼液滴眼,两目白睛红赤消退,黑睛边缘留有少许薄翳;舌质红,津少,脉细数。此为久热耗伤肺阴所致,改服养阴清肺汤15剂而愈。

(三) 论讨与体会

本病初起,颗粒从白睛深层向外隆起,形圆如榴子,或椭圆如扁豆,色暗红或呈紫红,患处按之则痛,继则颗粒渐渐增大,色赤而痛,羞明流泪,视物不清;若病变侵及风轮,就会引起黑睛疾患,重者波及水轮(瞳神),导致视物昏蒙,甚至失明。

白睛在脏属肺。肺朝百脉,主一身之气,一方面肺能贯通百脉,辅助心脏司血脉循行之职,加强血液运行,使目受其益;另一方面肺司呼吸,后天水谷精微经脾运化,与肺吸入之气相结合,而敷布全身以濡养各脏腑组织,使目得所养,视物精明。但肺为娇脏,不耐寒热,故风热之邪容易犯肺,肺脏感受风热之邪,随经上达于白睛,则发为本病。又因肺气贯百脉而通他脏,故他脏有病亦可传之于肺。如肝火过旺,可以耗伤肺金致气滞血瘀,混而成结;心中实火内聚,火盛则克金,上攻于气轮,此时若邪热伤津,肺失濡养,易致阴虚肺燥,虚火上炎,上攻于目,亦可发为本病。故火疳宜采用疏风宣肺、清肝泻肺、泻心清肺、滋阴润肺法。从肺论治,具有中医理论依据。

临床观察,火疳以肝火犯肺及心火灼肺证居多,风热犯肺及阴虚肺燥证较少。因此,本病多因实火从内而发,侵及白睛的深层。辨证施治时,应根据病情的表现和变化,用适当的治疗法则。如病案1、病案2经治疗后均由实火型转为虚火型,故后改为滋阴润肺法调理而愈。同时,还应根据局部和全身的体征,用药时适当地增减药物及药量。如羞明流泪,风邪表现较甚者,宜选用羌活、防风、荆芥、白芷等祛风药物;火毒表现较甚者,宜选用龙胆、黄连、黄芩、黄柏、栀子等清心泻肝之品;若热毒较重者,应加金银花、连翘之类以清热解毒,散结消肿;伴大便秘结者,必用大黄以泻热通腑;若局部瘀滞较甚者,选用赤芍、红花、当归尾、牡丹皮之类以疏通经络,活血化瘀;眼胀头痛者,可加夏枯草清火散结止痛;伴黑睛生翳者,选加木贼、石决明、蝉蜕等以清肝退翳明目;久热伤阴,眼内干涩,视物模糊,舌质红,苔少,脉细数者,应重用生地黄、知母、玄参、麦冬以清热养阴,等等。在内服中药的同时,配合局部用药可提高疗效,尤以病情较重,波及黑睛、黄仁、瞳神等时,应及早滴1%硫酸阿托品滴眼液散瞳,防止瞳神干缺。

二、凝脂翳的辨证论治

本病为黑睛起翳一片,状如凝脂,故名凝脂翳,类似于西医学的细菌性角膜炎。其势危重,若不速治,每易迅速毁坏黑睛,致变证蜂起,如黑睛溃破,黄仁突出,甚或神膏绽出,眼珠塌陷等恶候,为重要致盲病之一。

(一) 辨证论治

张健教授根据临床表现不同,分为四证辨证治疗,疗效满意,现介绍如下:

1. 肝经风热证 症见羞明流泪,沙涩难开,胞睑浮肿,抱轮红赤,黑睛有灰白星点或片状混浊,中央凹陷,上覆薄脂;舌质红,苔薄白或薄黄,脉浮数。

治法:祛风清热。

方剂:祛风清热汤(经验方)。

药物:柴胡10g,黄芩10g,赤芍10g,荆芥10g,防风10g,羌活10g,连翘10g,栀子12g,黄连5g,甘草5g。水煎,每日1剂,分2次温服。

2. 肝经实热证 症见头眼疼痛较重,畏光流泪,白睛混赤,黑睛上有窟陷,上覆黄色凝脂,口苦咽干;舌质红,苔黄,脉弦数。

治法:清肝泻火。

方剂:清肝泻火汤(经验方)。

药物:龙胆 10g,栀子 10g,黄芩 10g,赤芍 10g,连翘 10g,车前子 10g^[包煎],柴胡 10g,羌活 10g,金银花 20g,生地黄 15g,黄连 5g,甘草 5g。水煎,每日 1 剂,分 2 次温服。

3. 肝经热毒证　症见眼珠疼痛连及头额,彻夜难眠,眵多黏稠,胞睑红肿,白睛混赤壅肿,黑睛有凹陷渐渐扩大成窟,凝脂色黄而厚,神水不清,或黄液上冲,口干,大便结,小便黄;舌质红,苔黄,脉弦数。

治法:泻火解毒。

方剂:泻火解毒汤(经验方)。

药物:生石膏 30g^[先煎],金银花 30g,蒲公英 30g,大黄 15~30g^[后下],夏枯草 15g,玄明粉 12g^[后下],枳实 10g,黄芩 10g,赤芍 10g,连翘 10g,黄连 5g,甘草 6g。水煎,每日 1 剂,分 2 次温服。

4. 肝阴亏虚证　症见眼珠疼痛,羞明流泪,抱轮红赤较轻,唯黑睛溃陷难敛,凝脂色白而日久不退;舌淡,脉细弱。

治法:养阴退翳。

方剂:滋阴退翳明目汤(经验方)。

药物:生地黄 15g,玄参 15g,青葙子 15g^[包煎],石决明 15g^[先煎],当归 10g,谷精草 10g,刺蒺藜 10g,车前子 10g^[包煎],防风 10g,木贼 6g,蝉蜕 6g,黄连 3g,甘草 5g。水煎,每日 1 剂,分 2 次温服。

(二)病例介绍

例 1:肖某,男,12 岁,学生,于 1981 年 7 月 29 日初诊。左眼被稻叶刺伤,引起红痛畏光、流泪生翳 3 天。查左眼视力 0.4,眼胞微肿,抱轮红赤,瞳神上方黑睛生翳一片,上覆薄脂,2% 荧光素钠溶液染色可见 2mm×3mm 着色区;舌质红,苔薄黄,脉浮数。诊断:凝脂翳(左眼)。辨证:肝经风热证。治法:祛风清热。方用祛风清热汤。服药 3 剂,左眼流泪减轻,抱轮红赤减半,翳障缩小。原方加蝉蜕 6g,续服 5 剂,诸症皆除,左眼视力 1.5,黑睛翳迹淡薄难辨。

例 2:周某,男,30 岁,农民,于 1981 年 8 月 11 日初诊。左眼被谷粒击伤引起疼痛 6 天。现羞明流泪,视力剧降,伴口苦咽干。查左眼视力 0.2,白睛混赤,黑睛颞上方有翳障,如覆薄脂,2% 荧光素钠溶液染色可见

3mm×3mm着色区,神水欠清;舌质红,苔黄,脉弦数。诊断:凝脂翳(左眼)。辨证:肝经实热证。治法:清肝泻火。方用清肝泻火汤。服药5剂,诸症悉减,又服7剂,左眼红赤消退,黑睛仅留少许菲薄云翳,视力提高到1.0。

例3:刘某,男,25岁,农民,于1982年7月26日初诊。右眼发红生翳12天。现右眼剧痛连头,流泪难睁,口苦咽干,大便秘结。查右眼视力0.01,胞睑红肿,白睛混赤壅肿,黑睛颞下方大片窟陷,上覆黄白色凝脂,2%荧光素钠溶液染色可见5mm×6mm着色区,黑睛后黄仁下方可见黄液上冲;舌质红,苔黄,脉弦数。诊断:凝脂翳合并黄液上冲(右眼)。辨证:肝经热毒证。治法:泻火解毒。方用泻火解毒汤加羌活。服药5剂,便通痛减,凝脂翳缩小,黄液消失。原方去玄明粉,生大黄改用熟大黄,又服5剂,黑睛凝脂翳除,陷翳渐平。改服滋阴退翳明目汤15剂,右眼黑睛仅留云翳,视力0.8。

(三) 体会

1. 本病病位在黑睛,黑睛在五轮中属风轮,在脏属肝。肝在四时为春,其色青苍,故黑睛以清润明亮为顺。肝为风木之脏,目在人身为至高之窍,而黑睛又显居眼球最前部。故无论是风热外侵,或肝经风热,毒邪上窜均可使黑睛受害而发为本病。

2. 经临床观察,初起其病尚在黑睛表浅时,多为肝经风热,如能及时祛除风热之邪,可望其翳退而视物如故。若毒邪深入黑睛深层,甚或蒸迫神水败化成脓者,则多为肝经实热,或肝经热毒,危害极大,纵然治愈黑睛也难免遗留瘢痕障迹,妨碍视力。若病变转入后期,标病不甚急迫,而本病未愈者,则多为肝阴亏虚,治宜标本兼顾,既要补阴,又要清除余邪,以扶正而不留邪,祛邪而不伤正。

3. 黑睛外围是白睛,由外侧之脉络奉养,为胞睑所包裹,黑睛又与内在瞳神关系密切,“风轮有损,瞳神不久留”,故凝脂翳可由他症(如聚星障、花翳白陷)转化而来,亦可波及瞳神发生合并症,或相互传变,临证之时必须详察病情,分清主次,审源堵流。

4. 以上方药,其药量可根据年龄、体质、病情等酌情增减,总的原则是:兼风者,必以羌活、防风以祛之;兼热者,必以黄芩、黄连以泻之;热结便秘者,必以大黄、玄明粉以通之。

5. 本病除内服中药外,可配合局部滴抗生素滴眼液或眼膏治疗,尤以病变侵及黄仁、瞳神时,应及时用散瞳剂,如 1%硫酸阿托品滴眼液,既可防止瞳神干缺,又能提高疗效。对于伴有漏睛者,愈后应劝其手术,以防复发。

三、蚕蚀性角膜溃疡的审因论治

蚕蚀性角膜溃疡是一种较少见而难治的眼病。张健教授自 1980 年以来,共治疗 25 例,除 2 例改西医手术外,其余 23 例皆获痊愈。现谈谈对本病的认识与治疗。

(一) 病因病机

本病 1887 年由莫伦(Mooren)首次报道。我国宋元时代的《秘传眼科龙木论》中有类似本病的"花翳白陷"的记载,《审视瑶函·花翳白陷》中更有生动的描述:"凝脂四边起,膏伤目坏矣,风轮变白膏,低陷如半粃,总是见瞳神,也知难料理。"说明本病的病位在黑睛,从周边部慢慢向中心扩展,虽初起瞳神无损,视力完好,但亦应知此病为难治之症,须速救。其病因多为外感风热毒邪,肺肝火炽于内,内外相搏,攻冲风轮所致;或为阴血不足,复感风邪而成。

(二) 辨证论治

1. 内治

(1)若为肺肝风热者,症见黑睛四周聚起白翳,状如花瓣,或如鱼鳞,羞明流泪,红赤疼痛;舌质红,苔薄黄,脉数。治法:疏肝清热。方剂:加味修肝散。药物:羌活 10g,防风 10g,菊花 10g,刺蒺藜 10g,桑螵蛸 10g,栀子 10g,黄芩 10g,连翘 10g,当归 10g,荆芥 10g,赤芍 10g,大黄 10g[后下],麻黄 5g,薄荷 5g[后下],木贼 5g,川芎 5g,甘草 5g。水煎,每日 1 剂,分 2 次温服。

(2)若为肝胆实热者,症见翳从四周蔓生,中间低陷,形如浅槽状,或如蚕食状扩展,蔓延至瞳神,瞳神紧小,白睛混赤,胞睑红肿,头目剧痛,烦躁

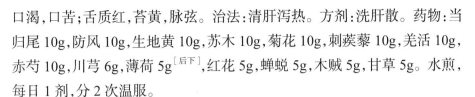

口渴,口苦;舌质红,苔黄,脉弦。治法:清肝泻热。方剂:洗肝散。药物:当归尾 10g,防风 10g,生地黄 10g,苏木 10g,菊花 10g,刺蒺藜 10g,羌活 10g,赤芍 10g,川芎 6g,薄荷 5g^[后下],红花 5g,蝉蜕 5g,木贼 5g,甘草 5g。水煎,每日 1 剂,分 2 次温服。

(3)若为阴血不足者,症见黑睛翳陷进展缓慢,白睛红赤不显,眼痛、流泪等现象时轻时重,头晕目眩,面色少华;舌质淡,苔薄白,脉弱。治法:养血祛风,退翳明目。方剂:养血祛风退翳汤(经验方)。药物:玄参 15g,熟地黄 15g,生地黄 15g,白芍 15g,当归 10g,麦冬 10g,木贼 10g,羌活 10g,防风 10g,菊花 10g,刺蒺藜 10g,蝉蜕 5g,川芎 5g,甘草 5g。水煎,每日 1 剂,分 2 次温服。

2. 外治

(1)琥珀散:乌贼骨 3g,硇砂 15g,琥珀 15g,马牙硝 15g,珊瑚 15g,朱砂 15g,珍珠 30g。共研极细末,令匀,每日 3~5 次,点于目翳处,令目久闭。

(2)滴用散瞳剂(如 1% 硫酸阿托品滴眼液),以防瞳神干缺。

(三) 病案举例

病案 1:陈某,女,48 岁,湖南省常德人,于 1982 年 4 月 12 日初诊。右眼红赤流泪,疼痛生翳月余。曾在外院诊为"蚕蚀性角膜溃疡",经维生素、抗生素、激素及环磷酰胺等治疗无效。查视力右眼 0.8,左眼 1.5。右眼黑睛 10 点到 1 点方位边缘混浊,有 2 片白翳陷凹,形如花瓣;2% 荧光素钠溶液染色呈阳性。舌质红,苔薄黄,脉浮数。西医诊断:蚕蚀性角膜溃疡(右眼)。中医诊断:花翳白陷(右眼)。辨证:肺肝风热证。方用加味修肝散,先后去大黄、麻黄、川芎,加蝉蜕 5g,车前子 10g^[包煎],生地黄 15g,石决明 15g^[先煎],决明子 10g。并配合外用琥珀散点眼。共服中药 32 剂,右眼红赤消退,黑睛上方遗留少许薄翳,视力提高到 1.0 后停药。

病案 2:孙某,男,21 岁,湖北省蒲圻县人,于 1981 年 5 月 16 日入院。左眼剧痛生翳半年,伴口苦,大便秘结。查视力右眼 1.5,左眼 0.4。左眼白睛混赤,黑睛下方混浊凹陷,2% 荧光素钠溶液染色可见黑睛从 4 点到 9 点方位有 3mm 宽呈月牙形着色区,有潜掘状边缘,病变区可见细小赤脉伸入。舌质红,苔黄,脉弦。西医诊断:蚕蚀性角膜溃疡(左眼)。中医诊断:

花翳白陷(左眼)。辨证:肝胆实火证。方剂:洗肝散加大黄 15g[后下],芒硝 15g[后下]。外用琥珀散点眼。服药 7 剂,便通症减,续用洗肝散,先后减薄荷、苏木、红花,加蛇蜕 3g[包煎],决明子 15g,石决明 15g[先煎],熟地黄 15g,车前子 10g[包煎]。续服 54 剂,左眼黑睛下方仅留少许薄翳,视力恢复到 1.2 出院。

病案 3:熊某,女,55 岁,湖南省长沙市人,于 1982 年 11 月 16 日初诊。左眼患"蚕蚀性角膜溃疡",曾三次在某院住院,行角膜板层移植和巩角膜移植术。近 2 个月来,左眼疼痛时轻时重,伴头晕目眩。查左眼视力 0.2,黑睛颞侧半部及白睛大片瘢痕翳障,并有赤脉伸入,2% 荧光素钠溶液染色有两处小花瓣状着色区;舌质淡,脉细弱。西医诊断:蚕蚀性角膜溃疡(左眼)。中医诊断:花翳白陷(左眼)。辨证:热邪伤阴、风邪未尽证。方用养血祛风退翳汤,先后加石决明 15g[先煎],决明子 10g,蛇蜕 3g[包煎],车前子 10g[包煎],密蒙花 10g。外用琥珀散及 1% 硫酸阿托品滴眼液滴眼。共服药 42 剂,左眼疼痛消失,视力 0.4,仅黑睛遗留瘢痕障迹,余症全消。

(四)体会

本病位于黑睛,黑睛为肝之精气升腾而成。黑睛在五轮学说中为风轮,位于眼球前方,后接白珠,内包神水,以涵养瞳神。黑睛晶莹清澈,菲薄娇嫩,易招风邪热毒之侵袭,若肺肝火炽于内,则内外相搏,攻冲风轮而发为本病。总的治疗法则是祛除邪气,消退翳障,控制发展,防止传变他症,使其早期愈合,缩小和减少瘢痕障迹。症初起,多系肺肝风热,治宜疏风清热;若病邪入里,多为肝胆实热,治宜清肝泻热;病久者,多为正虚邪留,宜扶正祛邪。在审因论治内服中药的同时,局部用药不可忽视。临床中曾对内服中药数十剂不效的患者,后来配合外点琥珀散而获奇功。对于病情较重波及瞳神者,应及时配合局部散瞳,以防瞳神干缺。

四、原发性青光眼的辨证论治

原发性青光眼是一种严重眼病,主要表现为病理性高眼压、视盘萎缩及凹陷和视野缺损,如迁延失治或治疗不当,每可导致失明。张健教授自 1978 年 6 月以来,根据乃父张怀安"从肝论治八法"的经验,治疗本病多例,

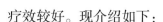

疗效较好。现介绍如下:

（一）辨证论治

1. 肝经风热证　症见头痛,眼珠胀痛,气轮红赤,抱轮尤甚,黑睛混浊,瞳神散大,视物昏花,伴有恶心呕吐,恶寒发热;舌质淡红,苔薄白,脉数有力或浮滑有力。治宜疏肝清热、利湿化痰。方用回光汤:羚羊角 0.3~1g（可用 5~10 剂的总量一起煎,分次兑服,亦可用山羊角 15g 代替）,玄参 15g,知母 10g,龙胆 10g,荆芥 10g,防风 10g,僵蚕 6g,菊花 10g,细辛 3g,川芎 5g,半夏 10g,茯苓 20g,车前子 20g[包煎]。水煎,每日 1 剂,分 2 次温服。

2. 肝火上炎证　症见头痛如劈,眼球胀痛欲脱,耳鸣耳痛,口苦咽干,烦躁易怒,气轮混赤,抱轮尤甚,风轮如雾状,瞳神散大,其色淡绿,眼球坚硬如石,小便黄;舌苔薄黄,脉弦数有力。治法:清肝泻火。方用加味龙胆泻肝汤:龙胆 10g,黄芩 10g,栀子 10g,泽泻 10g,木通 10g,车前子 10g[包煎],当归 10g,柴胡 10g,生地黄 30g,羌活 10g,防风 10g,酒炒大黄 10g,甘草 5g。水煎,每日 1 剂,分 2 次温服。

3. 肝阳上亢证　症见眼球胀痛,瞳神气色混蒙或散大,头晕目胀,耳鸣耳聋,失眠多梦,肢麻震颤;舌绛,无苔,脉弦或弦滑。治法:平肝潜阳。方用平肝潜阳汤:石决明 20g[先煎],磁石 20g[先煎],珍珠母 20g[先煎],天麻 10g,钩藤 10g[后下],熟地黄 30g,枸杞子 10g,菊花 10g,山茱萸 10g,泽泻 10g。水煎,每日 1 剂,分 2 次温服。

4. 肝气郁结证　症见目珠胀痛,视物昏蒙或视灯火有红绿色彩圈,性情急躁或精神抑郁,胸胁窜痛或胀痛,胸闷;舌质淡红,苔薄白,脉弦。治法:疏肝解郁。方用开郁汤:香附 10g,青皮 10g,荆芥 10g,防风 10g,川芎 5g,栀子 10g,柴胡 10g,车前子 10g[包煎],当归 10g,白芍 10g,牡丹皮 10g,夏枯草 10g,甘草 5g。水煎,每日 1 剂,分 2 次温服。

5. 肝阴虚损证　症见瞳神散大,视物昏蒙,头晕眼干,眉棱骨痛或偏头痛,失眠多梦,口苦咽干,腰膝酸软,五心烦热;舌质红,苔薄白,脉细数。治法:柔肝滋阴。方用加减滋阴地黄汤:黄芩 10g,生地黄 30g,熟地黄 30g,地骨皮 10g,山茱萸 10g,五味子 10g,当归 10g,柴胡 10g,枳壳 10g,天冬 10g,甘草 5g。水煎,每日 1 剂,分 2 次温服。

6. 肝血瘀滞证　症见头痛眼胀，视物昏蒙，瞳神气色浊而不清；舌质紫暗，脉弦细或细涩。治法：理肝化瘀。方用化肝祛瘀汤：生地黄 30g，赤芍 10g，当归 10g，川芎 6g，桃仁 10g，红花 5g，苏木 10g，羌活 10g，栀子 10g，滑石 30g^[包煎]，桔梗 10g，枳壳 10g，大黄^[酒炒]10g，甘草 5g。水煎，每日 1 剂，分 2 次温服。

7. 肝经虚寒证　症见瞳神散大，头目剧痛，干呕吐涎，神疲纳差，四肢不温；舌淡无苔或苔白滑，脉沉细或沉迟。治法：温肝降逆。方用加味吴茱萸汤：吴茱萸 6g，党参 10g，半夏 10g，陈皮 10g，茯苓 20g，枳壳 10g，生姜 10g，大枣 5 枚。水煎，每日 1 剂，分 2 次温服。

8. 肝肾阴虚证　症见瞳神气色混蒙或散大，目干涩昏花，口苦咽干，耳鸣耳聋，牙齿松动，失眠多梦，遗精腰酸，五心烦热，颧红盗汗；舌质红，苔少，脉细数。治法：补肝滋肾。方用加减明目地黄汤：生地黄 30g，熟地黄 30g，枸杞 10g，菊花 10g，麦冬 10g，五味子 10g，石斛 10g，石决明 20g，茯苓 20g，山茱萸 10g。水煎，每日 1 剂，分 2 次温服。

（二）病案举例

例 1：杨某，女，52 岁，农民。左眼发胀，伴偏头痛、视力锐减 5 天，于 1978 年 6 月 19 日前来就诊。右眼于 1 年前患"急性充血性青光眼"，经手术治疗痛止，但未复明。视力右眼无光感，左眼 0.2，眼压右眼 18.9mmHg，左眼 43.4mmHg。左眼睑痉挛，混合性充血（++），角膜水肿呈雾状混浊，前房浅，房角闭塞，瞳孔散大呈椭圆形，对光反射消失。患者眼珠胀痛，牵连眼眶、头额、鼻颊作痛，视灯火有彩色圈，恶心呕吐；舌淡，苔薄白，脉浮滑有力。西医诊断为原发性急性闭角型青光眼（右眼绝对期，左眼急性发作期）。中医辨证为风邪外袭，夹痰火上扰清窍，治宜疏肝清热、利湿化痰，方用回光汤。外用 1% 硝酸毛果芸香碱滴眼液滴眼。

1978 年 6 月 27 日复诊，服药 7 剂，呕止痛减，视物较明，左眼眼压 24.4mmHg。继服上方 15 剂，红肿退去，痛楚全消，视力达 0.8，唯精神萎靡，郁闷不乐，胸胁胀痛；舌质淡红，苔薄白，脉弦细。此为病久生郁，气机不畅，当疏肝解郁，改服开郁汤 15 剂。8 月 5 日复查，诸症悉除，精神爽快，检查视力左眼 1.0，眼压正常，临床疗效评为治愈。为巩固疗效，嘱服明目地黄丸 2 个月,外用 1% 硝酸毛果芸香碱滴眼液滴眼(每晚 1 次)半年。随访 4 年未见复发。

例 2:朱某,男,57 岁。因右眼视力减退,伴头痛、眼胀 2 月余,于 1980 年 3 月 9 日前来就诊。视力右眼 0.3.左眼 1.2;眼压右眼 41mmHg,左眼 20.5mmHg。右眼睫状充血,角膜轻度水肿,前房较浅,房角窄,瞳孔中度散大,对光反射消失,眼底可见视乳头上动脉搏动、生理凹陷增大,血管移向鼻侧呈屈膝状;左眼正常。患者素有高血压病史,头痛眼胀,烦躁易怒,口苦咽干,小便黄,大便结;舌苔黄,脉弦数有力。西医诊断为右眼原发性慢性闭角型青光眼。中医辨证为恼怒伤肝,肝火上炎,治宜清肝泻火,方用加味龙胆泻肝汤加玄明粉 15g[冲服]。加用 1% 硝酸毛果芸香碱滴眼液滴眼。

1980 年 3 月 17 日复诊,服药 7 剂,便通症减,右眼视力提高到 0.5,但仍头晕目眩,耳鸣,颧赤,腰膝酸软;舌绛,无苔,脉弦细数,血压 180/110mmHg。证转阴虚阳亢,治当平肝潜阳,方用平肝潜阳汤。服药 25 剂,诸症皆除,右眼视力提高到 0.7,双眼眼压 18.8mmHg,血压 150/90mmHg,停服中药,临床疗效评为显效。

例 3:彭某,女,66 岁,教师。因右眼突然失明,伴剧烈偏头痛、恶心呕吐 4 天,于 1981 年 4 月 13 日前来就诊。视力右眼光感,左眼 1.2,眼压右眼 50.6mmHg,左眼 20.5mmHg。右眼混合性充血(++),角膜水肿呈雾状混浊,前房浅,房角闭塞,瞳孔散大,对光反射消失;左眼正常。患者目痛如裂,头痛如劈,恶心干呕,神疲纳差,四肢不温;舌淡,无苔,脉沉弱。西医诊断为原发性急性闭角型青光眼(右眼急性发作期)。中医辨证属肝经虚寒,神水受伤,治宜温肝降逆,方用加味吴茱萸汤。加用 1% 硝酸毛果芸香碱滴眼液滴眼和 50% 葡萄糖 60ml 静脉滴注,每日 1 次。

1981 年 4 月 17 日复诊,服药 4 剂,呕止痛除,右眼视力提高到 0.2,仍宗上法,续服加味吴茱萸汤 20 剂,诸症消失,右眼视力提高到 0.6,眼压 20.5mmHg,临床疗效评为治愈。

例 4:周某,男,53 岁,工程师。1981 年 8 月 26 日初诊。诉半年前开始双眼发胀,眼眶酸痛,近年来偏头痛,看书后加重,劳累或熬夜后更甚,伴虹视,江西省某院诊断为双眼"慢性单纯性青光眼",经用 1% 硝酸毛果芸香碱溶液滴眼,每日 5 次,眼压仍不能控制。查视力右眼 0.5,矫正视力 0.8;

左眼 0.6,矫正视力 0.8。双眼眼压 30.4mmHg。双眼外观无特殊,眼底视乳头生理凹陷明显,血管移向鼻侧呈屈膝状。患者 13 年前曾头部外伤,至今仍常头痛,胁胀,小便黄,大便燥;舌质紫暗,舌尖有瘀点,脉细涩。西医诊断为双眼原发性开角型慢性单纯性青光眼。中医辨证为肝血瘀滞证,治当理肝化瘀,方用化肝祛瘀汤。

服药 15 剂后,便通症减,视物较前清楚,舌尖瘀点已退,唯精神抑郁,胸胁窜痛,舌苔薄白,脉弦,改拟疏肝解郁,方用开郁汤加丹参 15g。续服 25 剂,精神爽快,胁痛消失,但仍眉棱骨疼。1981 年 10 月 10 日复查,双眼矫正视力均为 1.2,双眼眼压为 18.8mmHg,脉弦细数,考虑为肝阴虚损,改用柔肝滋阴法,方用加减滋阴地黄汤。继服 30 剂,临床疗效评为治愈。患者一直坚持用 1% 硝酸毛果芸香碱滴眼液滴眼,每晚 1 次,并服明目地黄丸或石斛夜光丸,偶尔眼胀便结时,服化肝祛瘀汤,视力、视野维持正常,眼压不高,能坚持正常工作。

（三）体会

原发性闭角型青光眼的临床特征主要是眼部充血,眼压增高,瞳神散大,前房角闭锁,伴头痛、眼胀,属中医的“瞳神散大”“五风内障”“偏头痛”等范畴。原发性开角型青光眼的临床特征主要是眼部无充血现象,眼压增高而前房角仍然开放,由于其临床症状较为隐蔽,往往不能早期发现,属中医“青风内障”范畴,根据其证候不同可归纳入“目晕”“视瞻昏渺”“瞳神散大”等病症中。

目虽赖五脏六腑之精华滋养,但与肝的关系尤为密切。足厥阴肝经之脉,连目系,上出额;其支者,从目系,下颊里。《灵枢·脉度》说:“肝气通于目,肝和则目能辨五色矣。”《素问·金匮真言论》说:“肝,开窍于目。”《素问·五脏生成》说:“肝受血而能视。”说明了目能明视万物,别黑白,审长短,察秋毫,视遐迩,均与肝有密切关系。肝为刚脏,主藏血,体阴而用阳,喜条达,主疏泄,其对气机的升降调畅,血液的贮藏调节,也均有重要作用。因此,凡肝经风热、肝火上炎、肝阳上亢、肝气郁结、肝阴虚损、肝血瘀滞、肝经虚寒、肝肾阴虚,均可导致脏腑失调,气机不畅,郁遏经络,神水瘀滞,瞳神散坏,发为本病。采用张怀安教授的疏肝清热、清肝泻火、平肝潜阳、疏肝解郁、柔肝滋阴、理肝祛瘀、温肝降逆、补肝滋肾八法辨证治疗本病,经临床证明,疗效是比较满意的。

张健教授通过对多例原发性青光眼的临床观察,初步认为闭角型青光眼以肝经风热、肝火上炎、肝阳上亢证居多;开角型青光眼以肝气郁结、肝肾阴虚、肝阴虚损证居多。本病病情复杂多变,在治疗过程中证型可互相转化,临床辨证必须仔细。如例 1 急性闭角型青光眼,初为肝经风热证,后转为肝气郁结证;例 2 慢性闭角型青光眼,初为肝火上炎证,后转为肝阳上亢证;例 4 慢性单纯性青光眼肝血瘀滞证,病程中先后转为肝气郁结证、肝阴虚损证。法随证变,方由法来,随着证型的改变,采取相应的治法,是本病取得疗效的关键。

在中医辨证分型治疗的同时,配合局部外滴 1% 硝酸毛果芸香碱滴眼液,有助于疗效的提高,特别是早期患者,经过及时治疗,有望达到治愈效果。即使是晶状体已发生混浊,眼底视盘形成了青光眼杯,视功能已受到严重损害的患者,只要坚持服药治疗,部分患者也可能提高视力或挽救部分视功能。对于服药无效,或屡愈屡发的闭角型青光眼应考虑手术治疗,术后再根据病情,辨证施治,对提高视力也有裨益。

五、黄连温胆汤治疗青光眼睫状体炎综合征

青光眼睫状体炎综合征即青光眼睫状体炎危象,是前部葡萄膜炎伴青光眼的一种特殊形式,以既有明显眼压升高,又同时伴有角膜后沉着物的睫状体炎为特征,为常见的继发性开角型青光眼,常起病急,易反复发作。我们在临床上采用中西医结合的方法治疗本病取得了较好疗效。

中药采用黄连温胆汤加减:黄连 5g,半夏 10g,陈皮 5g,竹茹 10g,枳实 10g,茯苓 30g,炙甘草 5g,生姜 10g,大枣 10g。水煎,每日 1 剂,分 2 次温服。同时,以 0.5% 噻吗洛尔滴眼液滴患眼,每日 2 次;若眼压在 35mmHg 以上者,口服醋甲唑胺,50mg,每日 2 次。

本病以非肉芽性睫状体炎伴明显眼压升高为特征,常有发作性视物模糊、虹视、雾视等症状。起病甚急,多为单眼发病,可反复发作,与劳累,尤其是脑力疲劳和精神因素有关。发病机制不明,发作期内房水中前列腺素

E 的浓度较高,间歇期又恢复正常,故认为是前列腺素 E 介导的炎症反应。

青光眼睫状体炎综合征属于中医的"五风内障"范畴。中医学认为,本病的发生与机体气血津液的运行输布失常有关。肝的疏泄失职,脾失健运,则聚湿成痰,痰郁而化热,上犯目窍,玄府不通,神水瘀滞而成本病。《素问·举痛论》说"百病生于气也",隋·巢元方《诸病源候论》称"百病皆为痰作祟"。分析青光眼睫状体炎综合征:其一,心主神志,肝主疏泄,调畅情志。张介宾《类经》曾指出:"情志之伤,虽五脏各有所属,然求其所由,则无不从心而发""怒动于心则肝应"。情志活动是心主神志的生理功能,有赖于气血的正常运行。肝气郁滞不畅,疏泄不及,导致血瘀。"血者,神气也。"血瘀反过来又可导致神志的改变。其二,异常情志活动所致的肝郁气滞,影响脾胃运化,脾失健运,痰浊内生,痰蒙清窍,致瘀阻络脉,痰瘀互结,则发生神水瘀滞。

黄连温胆汤是由唐代孙思邈《备急千金要方》中的温胆汤演绎而来,具有清热、化痰、开窍、醒神之功效,是治疗痰热内扰的代表方剂。其辛开苦降、寒热互用、补泻同施的配伍法则,恰中该病病机。方中半夏、竹茹化痰降逆,清热和胃;积实,陈皮理气化湿;茯苓健脾利湿,黄连清热燥湿与半夏为伍,辛开苦降;炙甘草、生姜、大枣,甘温补中,调理脾胃。诸药相伍,湿热得清,气机宣畅,痰浊得去则无邪扰,如是则复其宁谧,诸症自愈。值得提出的是,在治疗与情志相关的疾病时,药物治疗与心理治疗不可有所偏废,在传统医学中,心理治疗居于十分重要的位置。因此,必须了解、掌握患者的特殊心理并进行疏导,使其心境平和愉快,更能收到事半功倍的效果。

六、中药治疗青光眼术后常见并发症的体会

手术治疗青光眼已有 100 多年的历史,其方法、种类很多。虽然现代手术已十分纯熟,但仍难避免并发症的发生。而术后的中药治疗,常能弥补这方面的不足,现就这一问题略抒己见。

(一) 辨证论治

1. 离经之血,急当祛散 青光眼术后前房积血,乃因误伤或沿巩膜缘

切口渗血入前房所致。属离经瘀血,宜急祛散。方用川芎行经散加减。

案例:周某,男,51 岁,因双眼慢性闭角型青光眼,于 1985 年 12 月 26 日在局麻下行右眼小梁切除术,左眼虹膜周边切除术。次日换药时,发现双眼前房积血,液平面右眼占角膜后 1/3,左眼占角膜后 1/4。急用:川芎 6g,荆芥 10g,防风 10g,白芷 10g,当归尾 10g,枳壳 10g,桔梗 10g,柴胡 10g,羌活 10g,独活 6g,红花 6g,桃仁 10g,大黄 10g[后下],薄荷 6g[后下],甘草 6g。水煎,每日 1 剂,分 2 次温服。服药 2 剂,便通症减。原方去大黄,续服 3 剂,双眼前房积血全部吸收。术后第 10 天痊愈出院。

2. 水湿停滞,急需疏通 青光眼术后前房形成迟缓,乃因脉络膜脱离,或瞳孔阻滞,或渗漏过强。属气滞血瘀,水湿停滞所致。急宜活血利水,方用四物汤加减。

案例:潘某,男,64 岁,因急性闭角型青光眼(右眼绝对期、左眼慢性期),于 1985 年 11 月 25 日在局麻下行右眼小梁切除术。术后第 5 天,仍不见前房形成。急用:生地黄 30g,赤芍 10g,当归 10g,茺蔚子 10g,白茅根 10g,益母草 10g,茯苓 10g,泽泻 10g,木通 10g,川芎 5g,甘草 5g。水煎,每日 1 剂,分 2 次温服。服药 3 剂,术眼前房渐成。于 1985 年 12 月 4 日在局麻下行左眼小梁切除术,术后即服上方,前房于术后第 3 日形成。1985 年 12 月 11 日痊愈出院。

3. 气血虚弱,急需调养 青光眼术后眼压过低,往往因滤枕渗漏所致,如不及时治疗可造成不良后果。属气血虚弱,神水失养。宜益气养血,方用八珍汤加减。

案例:杨某,女,54 岁,因左眼急性闭角型青光眼,于 1985 年 10 月 5 日在局麻下行左眼小梁切除术,术后第 15 日测眼压 7.79mmHg。急用:党参 10g,黄芪 30g,熟地黄 20g,茯苓 20g,白芍 10g,当归 10g,白术 10g,柴胡 10g,川芎 5g,陈皮 5g,升麻 5g,甘草 5g。水煎,每日 1 剂,分 2 次温服。3 剂后眼压开始上升,原方先后加山楂 10g,神曲 10g,丹参 10g。服 10 剂,测眼压 17.30mmHg,痊愈出院。

(二)心得体会

1. 青光眼术后并发症,属中医的不内外因,与患者的体质状况一般无直接关系,故内服中药治疗与其他眼病亦有区别。

2. 青光眼术后前房积血,乃人为伤及局部脉络,血溢络外所致,此属离经之血,故急需驱散。若不及时治疗,瘀积日久,必易化热、化痰、化湿而变生他症。因"风为百病之长",术后脉络损伤,卫外不固,风邪必易乘隙而入,又因"风善行而数变",风邪若深入,必易变生他症。故青光眼术后前房积血,除需活血祛瘀外,还必须使用祛风之品,宜选用川芎行经散。

3. 眼为人身之至宝,有赖于脏腑津液气血不断上承濡养,才能神光充沛,视觉正常。青光眼手术,本身对眼珠也会带来损害,可使血行流通不畅,气滞血瘀,水湿停滞,故前房恢复迟缓。当急用四物汤加减,疏通气血通道,使血脉通畅,水湿流利,则前房积血自能恢复。

4.《审视瑶函》言"血养水,水养膏,膏护瞳神"。青光眼术后,气血虚弱则神水失养,眼压过低,宜速补养气血,气血充足,津液上承,目得滋润濡养,则眼压自能恢复正常。

5. 青光眼术后应以急则治其标为原则,在辨病与辨证时,应以辨眼病为主。但在用药过程中,全身症状亦不可忽视:如便秘者,宜加大黄以通之;纳差者,可用山楂、神曲以化之;若见肝胃不和呕吐者,宜先服温胆汤或以乌梅含服;如此才能收到事半功倍的效果。

七、从肝论治贝赫切特综合征的临床体会

贝赫切特综合征又称白塞病,是一种以葡萄膜炎、口腔溃疡、皮肤损害和生殖器溃疡为特征的多系统受累的疾病,故又称眼 - 口 - 生殖器综合征。颇似中医学的"狐惑病"。本病临床表现多样,变化多端,复发率高,病程较长,缠绵难愈。

(一) 辨证论治

张健教授认为本病属足厥阴肝经病变,采用从肝论治,分为以下 3 证。

1. 肝热血瘀证 肝藏血,开窍于目,主疏泄;心主血脉,开窍于舌。若肝热化火,木火势甚,血遇热灼成瘀,循经上窜,则见目病。症见口舌生疮,舌色紫暗,或有瘀斑、瘀点;肝经下绕阴器,循经下注则前阴腐烂;脉弦数或

细涩。治法:清热凉血,活血化瘀。

案例:周某,女,33 岁,于 1980 年 4 月 8 日初诊。双眼发红,伴口腔及大阴唇痛性溃疡,尤以经前症状加剧,历时二载。视力右眼 0.8,左眼 1.2；近视力右眼 1.0,左眼 1.2^{+3}。双眼巩膜表层血管怒张,色紫暗,睫状区压痛；口腔黏膜、软腭及舌下有数个大小不等的圆形溃疡,边界明显,基底平坦,表面附有灰白色纤维膜,周围有红晕；大阴唇及肛周均有溃疡,疼痛发痒；怕热喜冷,周身关节酸痛；舌质紫暗,苔黄腻,脉涩。此为心肝火郁,久郁灼血成瘀。西医诊断:贝赫切特综合征。中医诊断:狐惑病。辨证:肝热血瘀证。治法:清热凉血,活血化瘀。方剂:清热凉血化瘀汤(经验方)。药物:生地黄 20g,赤芍 10g,当归 10g,川芎 5g,红花 5g,桃仁 10g,苏木 10g,炒栀子 10g,黄连 5g,黄芩 10g,大黄 10g$^{[后下]}$,羌活 10g,香附 10g,金银花 15g,连翘 10g,木贼 5g,甘草 5g。10 剂。水煎,每日 1 剂,分 2 次温服。外用:0.025% 地塞米松、0.25% 氯霉素滴眼液滴双眼,每日 3 次；口腔吹冰硼散；苦参 100g,艾叶 20g,煎汤,熏洗阴部。1980 年 4 月 18 日复诊,双眼红赤消退,口腔及阴唇溃疡渐愈,关节疼痛减轻。视力右眼 1.2,左眼 1.2；近视力右眼 1.5,左眼 1.5。法已取效,以原方 10 剂,研为细末,每日服 3 次,每次 10g。药尽复查,双眼视力均为 1.5,口腔及大阴唇溃疡均愈,关节痛楚消失。停药追访 3 年,无复发。

2. 肝经湿热证 肝为风木之脏,其性刚强,与胆相表里。肝胆疏泄失常,湿热蕴结,风邪乘入。症见胸脘痞闷,口苦纳呆,心烦喜饮或渴饮不多,头痛,身疼身重,大便不调,小便黄赤；舌质红,苔黄腻,脉弦数或浮数。湿热风邪循经上窜则目痛口疮,循经下注则前阴湿烂。治法:清热利湿,佐以祛风。

案例:陈某,男,35 岁,于 1980 年 5 月 27 日初诊。患者于 1975 年开始口腔及阴茎龟头有痛性溃疡,2 年后双眼发生葡萄膜炎。曾在外院用过大量激素、抗生素、维生素等治疗,仅获短暂疗效,不能控制复发。现每月必发,导致视力下降。检查视力,右眼 0.3^{-1},左眼 0.04；近视力右眼 0.2^{+1},左眼 0.1。双眼睫状充血(++),角膜后壁有羊脂状沉着物,房水不清,左眼前房积脓,液平面占角膜后 1/5,虹膜纹理不清,瞳孔小。口唇黏膜、舌边、舌尖可见数个粟粒大或黄豆大散在分布的圆形溃疡,边界清楚,溃疡面呈灰黄色,且周围有红晕。肛门、阴茎及大腿内侧亦见有黄白色椭圆形且境界清楚的溃疡。两目羞明流泪,眼珠坠痛,连及头部;口苦咽干,大便秘结,小便短赤;舌苔黄厚,脉弦数。西医诊断:贝赫切特综合征。中医诊断:狐惑病。辨证:肝胆湿热证。治法:清热利湿,佐以祛风。方剂:清热利湿祛风汤(经验方)。药物:龙胆 10g,栀子 10g,黄芩 10g,生地黄 15g,酒炒黄连 6g,知母 10g,金银花 20g,蒲公英 15g,羌活 10g,防风 10g,枳壳 5g。每日 1 剂,前两煎内服,第三煎熏洗双眼。配合双眼滴 1% 硫酸阿托品、0.025% 地塞米松、0.25% 氯霉素滴眼液。连服 10 剂,右眼充血基本消退,角膜后壁沉着物减少,瞳孔已散大,眼底可见视网膜静脉迂曲充盈。左眼睫状充血(+),前房积脓已全部吸收,瞳孔中度扩大、边缘不齐,呈现梅花状,眼底窥不清;口腔及阴部溃疡渐愈。大便溏泄,小便黄赤,舌质红,苔薄黄,脉弦细。原方去大黄,龙胆减为 5g,生地黄增至 30g。右眼停滴 1% 硫酸阿托品滴眼液。又服 10 剂后自觉视力好转,诸症缓解。视力右眼 1.0,左眼 0.2;近视力右眼 0.8,左眼 0.1。右眼外观无异常。左眼充血基本消退,虹膜 2、4、6、9 点钟方位仍有后粘连,晶状体前囊有色素沉着,眼底视盘正常,所见之处视网膜静脉充盈,余未窥清。舌质红,苔薄黄,脉细数。系久热伤阴。治法:养阴清热。方剂:养阴清热汤(经验方)。药物:生地黄 20g,熟地黄 20g,石斛 10g,玉竹 20g,玄参 15g,麦冬 15g,菊花 10g,决明子 15g,石决明 15g[先煎],青葙子 10g[包煎],茺蔚子 15g,炒麦芽 15g。连服 20 剂,双眼充血消退。视力右眼 1.2,左眼 0.4;近视力右眼 1.0,左眼 0.3。余证悉除,嘱服知柏地黄丸 1 个月,调理善后。

3. 肝肾阴虚证 肝肾阴虚最易化火,脾虚不运则水湿停滞。症见头晕耳鸣,腰膝酸软,胁肋隐痛,身重体倦,口舌生疮,目痛阴烂,大便干结或清泄,小便黄赤或涩痛;舌质红,苔黄腻,脉细数或濡数。治法:养阴清热除湿。

案例:曹某,男,54 岁,于 1981 年 3 月 25 日初诊。口腔溃疡已 2 年,时轻时重。近日来突觉两目红痛,视力骤减。视力右眼 0.5,左眼 0.08;近视力右眼 0.4,左眼 0.1。双眼睫状充血(++),睫状区压痛明显,角膜后壁有羊脂状沉着物,房水不清,呈泥土色,瞳孔缩小。口腔颊黏膜、软腭、咽部可见数个大小不等的椭圆形溃疡,两小腿见有数个散在的红斑结节。头痛,头昏,腰膝胁肋隐痛,身重低热,口干,声嘶哑,大便燥结,小便黄赤;舌质红,苔黄腻,脉弦数。西医诊断:贝赫切特综合征。中医诊断:狐惑病。辨证:肝肾阴虚证。治法:养阴清热除湿。方剂:养阴清热除湿汤(经验方)。药物:生地黄 20g,知母 10g,黄芩 10g,天冬 10g,麦冬 10g,玄参 15g,栀子 12g,黄连 5g,生石膏 30g,金银花 15g,酒炒大黄 15g,甘草 5g。每日 1 剂,前两煎内服,第三煎熏洗双眼。配合双眼滴 1% 硫酸阿托品、0.025% 地塞米松、鱼腥草滴眼液。口腔吹冰硼散。服药 10 剂后,口腔溃疡向愈,下肢红斑结节消退。视力右眼 0.7,左眼 0.3;近视力右眼 0.2,左眼 0.1。双眼瞳孔散大,左眼虹膜 3、6 点钟方位有后粘连,前房积脓已吸收,舌质红,苔薄黄,尿黄便溏。以原方去酒炒大黄,加石斛 10g,丹参 15g,白术 10g。服 15 剂后诸症悉退,唯头痛绵绵,腰膝隐痛。视力右眼 0.8,左眼 0.7;近视力右眼 0.3,左眼 0.2。舌质红,苔薄白。处方:生地黄 20g,熟地黄 20g,石斛 10g,知母 10g,黄柏 10g,麦冬 10g,玉竹 20g,决明子 15g,菊花 10g。连服 10 剂后,加黄芪 10g,党参 10g。续服 10 剂,查视力右眼 1.2,左眼 1.0;近视力右眼 0.8,左眼 0.6。改服杞菊地黄丸,以巩固疗效。

(二) 体会

本病颇似《金匮要略》"狐惑病"。《金匮要略》说:"狐惑之为病,状如伤寒。"本病初起时,常有发热身痛等症,类似伤寒表证。又说:"蚀于喉为惑,蚀为阴为狐。"初起患者常觉眼球疼痛,视物模糊,全身伴有低热,乏力倦怠,食欲不振,四肢肌肉关节疼痛等症。眼部主要表现为反复发作的葡萄膜炎,呈非肉芽肿性。眼前段受累者,以前葡萄膜炎伴前房积脓为特征;眼后段病变者多表现为视网膜炎、视网膜血管炎,以及后期出现的视网膜血管闭塞。全身损害主要表现为复发性口腔溃疡、生殖器溃疡、多形性皮肤损害(皮肤结节性红斑、痤疮样皮疹、溃疡性皮炎、脓肿、针刺处出现结节和疱疹等)、关节炎、神经系统损害等。常见并发症和后遗症为并发性白内障、继发性青光眼、增殖性视网膜病变和视神经萎缩等,甚则引起失明。

本病属足厥阴肝经病变。因足厥阴肝经之脉,循足跗,入属肝脏,网络胆腑,散布在胁肋部,再沿喉咙的后面,入颃颡,与目系相连,出额上行,其支脉从目系下行颊里,环绕于唇内,连于阴器。临床治疗应以清热、解毒、燥湿、养阴、祛风、止痒和止痛为主。常用龙胆、栀子、黄芩、黄连燥湿清热;羌活、防风祛风止痒止痛;湿热蕴积成毒加金银花、连翘、蒲公英清热解毒;大便秘结加大黄以通之;湿热不解灼血成瘀,加苏木、桃仁、红花、赤芍、丹参、茺蔚子等活血化瘀;久热伤阴加生地黄、玄参、麦冬、知母、石斛、玉竹等增液养阴;久病体虚,当症情缓解时应减少苦寒药物,加白术、黄芪、党参等健脾益气;亦可加青葙子、决明子、石决明、木贼、菊花等清肝明目,或加熟地黄、枸杞子等滋补肝肾。急性期宜用汤剂以图速效,缓解期可用散剂、丸剂缓以收功。

清热解毒祛湿为本病的治疗原则,"寒因热用"贯穿治疗全过程,而辛、苦、甘、润则为可变部分。虽分三证,方可定而不可拘泥,要注意保存阴液,照顾脾胃,不可骤用温补,以免"余邪复燃"。"伐标兼治本"使邪去而不伤正,内外兼治,才能获得满意效果。

八、交感性眼炎的审因论治

交感性眼炎是除恶性肿瘤以外最严重的眼病之一。若治疗不及时或失治、误治,往往可导致双目失明。张健教授曾治愈本病数例,现结合其临床实践体会谈谈对本病的认识与治疗。

(一) 审因

本病于 1935 年由 Mackenzie 首先提出,但 1592 年王肯堂《证治准绳》在谈及金针拨内障时,就曾提到"惊振内障",1739 年吴谦等编的《医宗金鉴》更明确指出:"惊振内障缘击振,脑脂恶血下伤睛,眼变渐昏成内障,左右相传俱损明。"强调眼部损伤后左右相传而威胁视力这一特点,说明惊振内障并非仅指外伤性白内障,还包括交感性眼炎。本病常为真睛破损(眼球穿孔伤)或内眼手术后,风毒之邪乘隙而入,郁久化火,而蒸灼神水、神膏,损视衣,伤目系,并左右相传,损及他眼所致。

(二) 论治

本病初起,往往伤眼未愈,又发生交感眼畏光流泪,红肿热痛,眼前出现飞蚊样黑影,视物模糊,抱轮红赤或白睛混赤,黑睛内壁有羊脂状沉着物,神水不清,黄仁暗赤,瞳仁缩小等症状。若能看清眼底,则可见目系充血水肿,视衣有黄白色点状病灶、水肿,甚或脱落。兼口苦咽干,便秘,舌质红,苔黄,脉弦数。此为肝胆火盛,气血两燔,治宜清肝胆热,祛风散邪。方用龙胆泻肝汤加羌活、防风、金银花、蒲公英、板蓝根、大黄、芒硝等。若热邪深入营血,则须清热解毒,凉血滋阴。方用清营汤,并酌加清肝胆湿热药。若病情得以控制,局部炎症减轻,实火症状渐减;反复发作者,多因风毒之邪潜伏于内,热久伤阴耗气,正虚邪恋之故,治需清热解毒,辅以益气养阴之品。后期症状减轻,病情稳定,神水转清,眼底较易窥及,但眼底仍见渗出,此时多为阴虚夹湿,应养阴祛湿。方用知柏地黄汤或甘露饮加减。

（三）案例

彭某,男,29岁,于1973年12月15日初诊。右眼被牛角刺伤后失明月余,左眼羞明流泪,视力突降5天。伴口苦咽干,便秘。查视力右眼光感,左眼0.06。右下睑内侧有一弧形瘢痕,眼球白睛内上方有弧形伤口,并有葡萄膜在白睛(球结膜)下,眼球变小变扁,黄仁脱落,眼内一片黑,不能详查。左眼抱轮红赤,黑睛后壁有羊脂状沉着物,黄仁暗赤,瞳仁缩小,眼底窥不进。舌红苔黄,脉弦数。诊断:交感性眼炎(右主交感眼、左被交感眼)。辨证:肝胆火盛,气血两燔证。治法:清肝胆热,祛风散邪。方剂:龙胆泻肝汤加减。药物:龙胆10g,栀子10g,黄芩10g,柴胡10g,生地黄10g,泽泻10g,木通10g,当归10g,车前子10g[包煎],羌活10g,防风10g,金银花20g,蒲公英20g,生石膏20g,大黄15g[后下],芒硝15g[后下],甘草5g。水煎,每日1剂,分2次温服。配合双眼结膜下注射醋酸泼尼松龙注射液各0.3ml,滴1%硫酸阿托品液滴眼液散瞳。服药5剂,便通症减。原方先后去芒硝、大黄、龙胆、金银花、蒲公英、石膏,加黄柏10g,知母10g,玄参10g,麦冬10g,花粉10g,熟地黄15g,共服35剂。右眼0.02,加镜可增至0.2,左眼视力恢复到1.5,改用知柏地黄汤加减调理月余,病情稳定停药,观察12年未复发。

（四）体会

交感性眼炎是眼外伤的严重并发症,威胁双眼视功能。在辨证论治的同时,结合早期局部散瞳,既能防止瞳仁干缺,又能提高疗效。若初起局部炎症反应剧烈,中医辨证论治的同时,可配合结膜下或球后注射皮质激素,必要时还可配合口服或静滴。病情控制后及时稳妥地减少激素用量。若病情反复,则不宜过急停用激素。后期,激素应逐渐减少直至停用。长期使用激素极易导致气阴两虚或气虚夹湿,这是机体免疫功能低下的表现,故应在辨证的基础上,适当加用益气养阴或健脾化湿药。至于免疫抑制剂(环磷酰胺、氨甲蝶呤等),由于其本身毒副作用较大,又非特效,故不主张使用用。关于受伤眼的摘除,目前意见尚不一致。如受伤眼已遭受严重毁坏,视力无光感,估计无法恢复则应摘除。若尚存光感或者部分视力,则不宜轻率摘除。

九、玻璃体混浊辨治六法

玻璃体混浊是一种常见而难治的眼病。张健教授在其先父张怀安老先生的指导下,采用六法治疗本病,经反复验证,收到较好的效果,兹介绍如下。

1. 祛湿清热法 肝胆湿热,上扰神膏,浊气上泛,阻塞经络,蒙蔽清窍。症见眼前黑花茫茫,如有蛛丝飘浮,或蚊蝶飞舞,随眼而动止。检眼镜下,可见玻璃体内有尘状、丝状或网状混浊物飘动。头重胸闷,心烦口苦,大便结,小便黄;舌质红,苔黄腻,脉弦数或滑数。治法:祛湿清热。方剂:加减猪苓散(经验方)。药物:猪苓10g,狗脊10g,木通10g,大黄10g[后下],栀子10g,萹蓄10g,苍术10g,车前子10g[包煎],决明子10g,滑石20g[包煎],玄参15g,桑椹15g,女贞子15g。水煎,每日1剂,分2次温服。

案例:张某,男,26岁,农民,于1983年6月20日初诊。左眼羞明流泪,眼珠坠痛,眼前黑影晃动,视力下降,曾在外院诊为葡萄膜炎、玻璃体混浊,经治疗半月余,羞明、眼痛已愈,但眼前仍见黑影,视物昏蒙,胸闷纳呆,大便秘结,小便黄。查视力右眼1.5,左眼0.4。左眼瞳孔药物性散大,玻璃体内可见尘状及丝状混浊物飘动,眼底图像不清;舌质红,苔黄,脉滑数。诊断:左眼玻璃体混浊(炎症性)。辨证:湿热蕴蒸,浊气上泛证。治法:祛湿清热。方剂:加减猪苓散。药物:先后去大黄,加昆布10g,海藻10g,丹参

10g,石决明 10g[先煎]。水煎,每日 1 剂,分 2 次温服。共服 25 剂,左眼前黑影消失,玻璃体混浊吸收,视力提高到 1.2。

2. 除湿化痰法　五脏六腑之精气,皆禀受于脾,而上贯于目。脾失健运则痰浊停滞,致使清阳不升,浊阴不降,神膏失养。症见眼前黑花茫茫,或如蛛丝飘浮,蛇身环绕等现象,其色或青或白或微黄;检眼镜下可见玻璃体内有絮状,或点状,或块状混浊物浮动。头重,目不欲睁,痰多胸闷,神疲乏困,纳呆便溏;舌质红,苔黄腻,脉滑。治法:除湿化痰。方剂:加减温胆汤(经验方)。药物:法半夏 10g,陈皮 5g,枳实 10g,白术 10g,猪苓 10g,泽泻 10g,竹茹 10g,胆南星 5g,茯苓 30g,甘草 5g。水煎,每日 1 剂,分 2 次温服。

案例:杨某,女,36 岁,教师,于 1983 年 5 月 6 日初诊。自觉双眼眼前有蚊翅状黑影飘动,目不欲睁,经普罗碘铵注射液等治疗 2 月余不效,黑影反增多,伴心悸失眠,痰多胸闷,纳呆便溏。查视力右眼 0.1,左眼 0.2;近视力右眼 1.5,左眼 1.5。双眼玻璃体内有雪花样混浊物飘动,眼底呈近视改变;舌质红,苔黄腻,脉滑。诊断:①双眼玻璃体混浊(退变性);②屈光不正(双眼)。辨证:痰浊上泛证。治法:除湿化痰。方用加减温胆汤 14 剂,患者自觉眼前黑影较前明显减少,余症皆平。检查玻璃体混浊减轻,矫正视力右眼 1.2,左眼 1.5,改服加减明目汤调理月余而痊愈。

3. 凉血散瘀法　热病耗损真阴,目失濡养,或热伤气血,迫血妄行,溢于络外。症见眼前有黑影,形如旌旗飘拂,其色或青或赤,或微黄。检眼镜下可见玻璃体内有厚薄不等的棕红色,或棕黄色尘状、点状或絮状的弥漫性混浊,甚或大量积血;口苦咽干,舌质红或有瘀斑,苔黄,脉弦数。治法:凉血散瘀。方剂:加减清营汤(经验方)。药物:水牛角 15g[先煎],玄参 15g,麦冬 15g,金银花 15g,生地黄 15g,丹参 15g,黄连 5g,三七 3g[冲服]。水煎,每日 1 剂,分 2 次温服。

案例:刘某,男,19 岁,学生。于 1983 年 8 月 18 日初诊。6 月 13 日左眼被篮球击伤后眼前出现黑影,犹如喷泉涌出,继而视力骤降。曾在外院诊断为玻璃体积血(左眼),经治疗视力增加,但眼前仍有黑影,如龙蛇蟠卷,口苦、口干。查视力右眼 1.5,左眼 0.8。检眼镜下,可见左眼玻璃体内有棕黄色点状混浊物飘动,眼底正常;舌质红,舌尖有瘀点,脉弦数。诊断:左眼玻璃体混浊(出血性)。辨证:外伤致瘀,郁久化热证。治法:凉血散瘀。方用加减清营汤,加桃仁 10g,红花 5g,三棱 10g,莪术 10g。共服 30 剂,左眼玻璃体混浊吸收,视力提高到 1.5。

4. 疏肝理气法　肝主疏泄,喜条达,开窍于目。若为七情所伤,则肝郁不舒,疏泄失职,致气滞血瘀,目失所养。症见眼前如云雾游移,检眼镜下,可见玻璃体内有点状或絮状混浊。伴胸胁或乳房、少腹胀痛,月经不调;舌质淡红,苔薄白或薄黄,脉弦。治法:疏肝理气。方剂:加减逍遥汤(经验方)。药物:当归 10g,白芍 10g,柴胡 10g,白术 10g,牡丹皮 10g,栀子 10g,郁金 10g,茺蔚子 10g,茯苓 20g,丹参 15g,甘草 5g。水煎,每日 1 剂,分 2 次温服。

案例:廖某,女,24 岁,工人,于 1982 年 3 月 13 日初诊。大怒后,右眼突然失明,经治疗 2 月余,视力提高,但眼前仍有黑影,形如旌旗飘拂;伴胸胁胀痛。检查:视力右眼 0.6,左眼 1.5,右眼玻璃体内有棕黄色絮状弥漫性混浊,颞下支视网膜静脉充盈迂曲,周边部有白鞘伴行,视网膜有 2PD 淡黄色机化物及 1/2P 暗红色出血斑;舌质淡,苔薄黄,脉弦。诊断:①玻璃体混浊(出血性、右眼);②视网膜静脉周围炎(右眼)。辨证:暴怒伤肝,气滞血瘀证。治法:疏肝解郁,活血化瘀。方用加减逍遥汤,先后加泽兰 10g,茺蔚子 10g,三七粉 3g[冲服],丹参 10g。服药 15 剂后,诸症悉减,右眼视力提高到 1.0,唯头晕腰酸,舌质红,苔少,脉弦细数,此肾阴不足,治以补肝益肾,连服加减明目地黄汤 20 剂,诸症悉除,右眼玻璃体积血吸收,视力提高到 1.5。

5. 养血滋阴法　外伤或产后崩漏亡血过多,或脾胃虚弱,化源不足,肝失所养,精气不能上承于目。症见眼前有蝇蛇绦环等状黑影缭绕,或如萤星乱散,检眼镜下,可见玻璃体内有尘状、丝状或网状混浊物飘动,眼珠干涩,牵引眉骨作痛,视久更甚,面色无华,唇色淡白,心悸失眠,手足发麻;舌淡,脉细。治法:养血滋阴。方用加减芎归补血汤(经验方)。药物:川芎 5g,当归 10g,生地黄 10g,熟地黄 10g,白术 10g,天冬 10g,防风 10g,牛膝 10g,白芍 10g,酸枣仁 10g,茯苓 20g,炙甘草 5g。水煎,每日 1 剂,分 2 次温服。

案例:王某,女,35 岁,于 1983 年 2 月 12 日初诊。双眼前有黑影,眼珠涩痛,牵引眉骨,视久更甚 3 月余。伴心悸失眠,月经量少、愆期。查视力右眼 0.02,左眼 0.3 ;近视力右眼 1.5,左眼 1.5。双眼玻璃体内有数个大小不一的混浊物飘动,眼底呈近视改变;舌淡,苔薄,脉细无力。诊断:①双眼玻璃体混浊(退变性);②屈光不正(双眼)。辨证:肝虚血少,目失所养证。治法:养血滋阴。方剂:加减芎归补血汤。先后加丹参 10g,青皮 10g,山楂 10g,神曲 10g,炒麦芽 10g。共服 35 剂,眼前黑影消失,玻璃体混浊吸收,矫正视力右眼 1.2,左眼 1.5。

6. 补益肝肾法 肝开窍于目,瞳神属肾,神膏为瞳神内的重要组成部分,若肝肾亏损,则精血不能上荣于目。症见眼前黑花茫茫或萤星乱散,视物昏蒙,检眼下可见玻璃体内有白色雪花样的点状物飘荡,或见闪辉样结晶体沉积。头晕耳鸣,腰膝酸软,遗精,夜间尿频;舌质红,苔少,脉细无力。治法:补益肝肾。方剂:加减明目地黄汤(经验方)。药物:生地黄 20g,熟地黄 20g,茯神 20g,山茱萸 6g,山药 15g,菟丝子 15g,泽泻 10g,牡丹皮 10g,柴胡 10g,当归 10g,枸杞子 10g,菊花 10g。水煎,每日 1 剂,分 2 次温服。

体会:本病的病因病机虽较复杂,且其临床表现亦不尽相同,但按辨证归纳,不外乎实证、虚证和虚实夹杂三大类型。实者多属湿热蕴蒸,痰浊上泛,肝郁气滞,血热瘀滞;虚者多属肝肾不足,肝血亏虚;虚实夹杂者则以两证兼见。从局部来看,一般炎症性、出血性早期为实证,中期多为虚实夹杂,后期多为虚证;退变性多为虚证,亦有虚实夹杂或实证者。故临床须探本求源,分辨虚实进退,察定病所,认证准确,急则治标,缓则治本,实者以祛邪为先,缓者以固本为要;遣方用药,既要灵活应变,又要不废准绳,才能收到事半功倍的效果。

十、视网膜静脉阻塞的辨证论治

视网膜静脉阻塞是较为常见的眼底病,主要表现为视网膜静脉明显迂曲扩张和广泛火焰状出血、视网膜水肿和视力下降,甚至失明。

(一) 辨证论治

张健教授根据临床表现的不同,将本病分为 3 证进行辨证论治,获得较好疗效。

1. 肾阴不足、肝阳上亢证 症见视力突然极度减退,甚至仅辨明暗,素有高血压,头痛眩晕,耳鸣耳聋,心烦易怒,面部烘热,失眠多梦,口燥咽干;舌红绛,无苔或薄白,脉弦细或细数。辨证为肾阴不足、肝阳上亢证。治法:平肝潜阳、养阴通络。方剂:地龙丹参通脉汤(经验方)。药物:地龙10g,丹参15g,生地黄20g,钩藤10g[后下],生石决明20g[先煎],决明子20g,知母10g,黄柏10g,牛膝10g,茯苓20g,茺蔚子15g,木贼6g,夏枯草10g。水煎,每日1剂,分2次温服。

2. 肝肾阴虚、虚火上炎证 症见视力明显减退,血压高或正常,并伴有五心烦热,失眠多梦,遗精盗汗,咽干口燥;舌质红,苔少,脉细数。辨证为肝肾阴虚、虚火上炎证。治法:滋阴降火、凉血散瘀。方剂:知柏二至通脉汤(经验方)。药物:熟地黄20g,生地黄20g,山茱萸10g,山药15g,茯苓20g,泽泻10g,牡丹皮10g,知母10g,黄柏10g,丹参15g,桑椹20g,女贞子20g,墨旱莲20g。水煎,每日1剂,分2次温服。

3. 肝郁气滞、脉络瘀阻证 症见视物模糊或仅辨指数,素有情志不舒,易怒,胸闷而喜太息,血压不高或稍高,头稍晕或不晕,胸胁或乳房、少腹胀痛,月经不调;舌色紫暗,舌边有瘀斑、瘀点,脉弦或弦涩。辨证为肝郁气滞、脉络瘀阻证。治法:疏肝解郁,通经活络。方剂:疏肝解郁通脉汤(经验方)。药物:柴胡10g,枳壳10g,白芍10g,赤芍10g,香附10g,川芎6g,郁金10g,丹参20g,当归10g,茯苓20g,栀子12g,甘草5g。水煎,每日1剂,分2次温服。

(二)病案介绍

病案1:朱某,男,50岁,于1978年8月13日初诊。左眼视力突然下降2月余,经某医院诊断为"视网膜静脉阻塞"。素有高血压病史,伴头痛眩晕,心烦易怒,口燥咽干,咳嗽痰多色黄,心烦失眠,盗汗。检查视力右眼1.2,左眼0.2。双眼外观端好。眼底检查,左眼视盘色淡红,边界欠清,视网膜动脉变细,呈银丝状,静脉迂曲,怒张,颞上支阻塞,有大量视网膜出血呈火焰状分布,黄斑部中心凹光反射不见;舌质红,苔黄,脉弦细。辨证为肾阴不足、肝阳上亢证。用地龙丹参通脉汤加川贝母10g,胆南星6g,天竺黄10g,远志6g,炒酸枣仁10g,生龙骨15g[先煎],生牡蛎15g[先煎]。服药14剂后,咳嗽、心悸、失眠、盗汗均愈,头痛头晕亦轻,唯仍口渴,原方去川贝母、天竺黄、远志、炒酸枣仁、生龙骨、生牡蛎,加天冬15g,麦冬15g,又服14剂,自觉视物清晰,左眼视力提高到0.4,眼底出血大部分吸收,原方加黄芪10g,服至11月12日,诸症悉除,左眼视力恢复到1.0,视网膜出血完全吸收,黄斑部中心凹光反射可见。

病案2:贺某,男,44岁,工人,于1980年6月4日初诊。右眼视力减退已半个月,并伴有五心烦热,心烦少寐,咽干口燥。检查:右眼视力0.4,眼底视网膜动脉变细,静脉充盈迂曲、颞上支阻塞,视网膜出血呈暗红色;舌红,苔少,脉细数。辨证为肝肾阴虚、虚火上炎证。用知柏二至通脉汤加沙参15g,玉竹15g,石斛10g,服14剂后,诸症减轻,右眼视力提高到0.7,眼底出血部分吸收,唯喉痒声哑,以原方加麦冬15g,百合15g,玄参15g,服至7月2日,右眼底出血全部吸收,视力恢复到1.2而停药。

(三) 体会

视网膜静脉阻塞,根据其视力下降的程度,属中医学"视瞻昏渺""暴盲""青盲"等范畴,其原因比较复杂,治疗难度较大,但临床又较为多见。因此,加强中医学对这方面的研究,颇有临床实用价值。

中医认为眼之所以能视万物,察秋毫,别黑白,审长短,辨五色,必须依赖五脏六腑的精气,通过经络的运行转输而上注于目,才能发挥它的正常功能。精气是人体活动的主要因素,眼也是依靠精气的充养,才得以神光充沛,视觉正常。而精是藏于肾的,《素问·上古天真论》说:"肾者主水,受五脏六腑之精而藏之。"《素问·金匮真言论》说:"……肝,开窍于目。"肝主藏血,肝血畅旺,则目得所养而司灵明,故眼与肝肾的关系尤为密切,若肾阴不足、肝阳上亢,或肝肾阴虚、虚火上炎,以及肝郁气滞、脉络涩阻,均可导致眼内脉道受损,血不归经而溢于络外发为本病。

金元医家朱丹溪曾云:"从下流者为顺,易治;血从上溢者为逆,难治。"本病虽起病迅速,但恢复较慢,正如《医贯》指出的:"此病最难疗,服药必积岁月",同时要"绝酒色淫欲,毋饥饱劳役,驱七情五贼,庶几有效,不然必废,终不复也"。从临床来看,合理调节饮食起居,稳定情绪与精神,对疾病的恢复,确实有很大帮助。

临床观察,本病以肾阴不足、肝阳上亢型居多,肝肾阴虚、虚火上炎型次之,肝郁气滞、脉络瘀阻型又次之。治疗时,除按全身主要症状辨证外,还应根据眼底客观情况的变化,主要矛盾与次要矛盾的互相转化,灵活地增减药物。如眼底动脉细小者,可重用熟地黄、地龙、丹参等;出血新鲜者,重用生地黄、栀子、墨旱莲等;脉络瘀滞甚者,重用川芎、桃仁、红花等;水肿明显者,重用茯苓;头痛眼胀者,重用石决明、钩藤、夏枯草等。总之,既要使病邪去,又毋损伤人体正气,既要着重调理肝肾,使肾精充沛,肝血流畅,又不要忽视本病的主要眼底表现,如充血、瘀滞、出血、水肿等特点,以及患者其他兼症,才能使病邪随治疗而解,脉道随治疗而通,瘀血随治疗而行,视力亦随证愈而逐渐恢复。

十一、从肾论治视网膜静脉周围炎证治体会

张健教授根据"瞳神属肾"的观点,对视网膜静脉周围炎采取"从肾论治",疗效满意,现介绍如下。

(一) 辨证论治

1. 肝肾阴虚证 症见视力骤然下降,眼内出血较多,可伴有眼涩泪少,头晕目眩,健忘失眠,耳鸣如蝉,咽干口燥,腰膝酸软,五心烦热,遗精盗汗;舌质红赤,苔少,脉弦细数。治法:滋阴降火、补益肝肾。方剂:知柏地黄汤合二至丸去牡丹皮,加桑椹。

2. 肺肾阴虚证 症见视力逐渐下降,眼内出血或多或少,可伴有咳嗽痰少或痰中带血,口燥咽干,声音嘶哑,腰膝酸软,心烦少寐,骨蒸潮热,盗汗颧红,男子遗精,女子月经不调;舌质红,苔少,脉细数。治法:养阴清热、润补肺肾。方剂:百合固金汤去当归,加沙参、白及、地榆。

3. 心肾不交证 症见视物昏蒙或眼前黑影飘动,眼内出血或多或少,可伴有虚烦不眠,心悸健忘,头晕耳鸣,遗精盗汗,腰膝酸软;舌质红,苔黄燥,脉细弱而数。治法:滋阴降火,交通心肾。方剂:黄连阿胶汤加知母、黄柏、麦冬。

（二）病案介绍

案例1：陈某，男，20岁，工人，于1976年3月22日入院。患者3年前曾患结核性胸膜炎，9个月前突然左眼视力锐减，经某医院诊断为双眼视网膜静脉周围炎、左眼玻璃体积血。曾用抗结核、激素、抗生素、止血、钙剂、碘制剂、酶制剂及各种维生素治疗，眼底出血仍反复发作。常头晕目眩，咽干口燥，五心烦热，遗精盗汗。视力右眼0.8，左眼手动/眼前；近视力右眼0.8，左眼0。双眼眼外正常；右眼玻璃体混浊，眼底视盘内侧网膜有条索、点状渗出物，下支中央静脉周围网膜混浊，偏下方网膜有线状增殖病变；左眼玻璃体积血，眼底不能窥见。舌质红，苔少，脉细数。诊断：①视网膜静脉周围炎（双眼）；②玻璃体积血（左眼）。辨证：肝肾阴虚证。治法：滋阴降火、补益肝肾。方剂：知柏地黄汤合二至丸加减。药物：生地黄30g，山茱萸10g，泽泻10g，黄柏10g，知母10g，茯苓20g，女贞子20g，墨旱莲20g，桑椹20g，山药15g，白茅根10g，白及10g。水煎，每日1剂，分2次温服。服药25剂后，视力右眼1.5，左眼0.7，近视力右眼1.5，左眼0.8。左眼底出血吸收，但玻璃体混浊仍较重，原方去白茅根、白及、生地黄，加熟地黄30g，昆布15g，海藻15g。连服半个月，双眼视力恢复，远、近均1.5，双眼玻璃体轻度混浊，除左眼视盘下方有一块黄色纤维机化物外，余症悉除，嘱其出院后服杞菊地黄丸6个月，每次9g，每日服2次，淡盐汤送下。追访6年余，未见复发。

案例2：刘某，男，42岁，农民，于1976年2月20日初诊。5年来双眼底反复出血达20余次，右眼失明已2月余。8年前曾患肺结核，至今常盗汗，口燥咽干，干咳暗哑，腰膝酸软。检查：视力右眼手动/眼前，左眼0.4；近视力右眼0，左眼0.6。双眼眼外正常；眼底检查：右眼内呈红光反射，眼底不能窥见；左眼玻璃体混浊，视网膜血管粗细不匀，并有增殖性改变及萎缩。舌质红，苔少，脉细数。诊断：①视网膜静脉周围炎（双眼）；②玻璃体积血（右眼）。辨证：肺肾阴虚证。治法：养阴清热、润补肺肾。方剂：百合固金汤加减。药物：百合20g，生地黄20g，熟地黄20g，浙贝母10g，桔梗10g，白芍10g，玄参15g，麦冬15g，沙参15g，地榆炭15g，白及10g，甘草5g。水煎，每日1剂，分2次温服。服药40剂后，视力右眼0.3，左眼0.8；

近视力右眼 0.5,左眼 1.2。盗汗、干咳已愈,但仍腰酸、纳呆。以原方加炒麦芽 15g,神曲 15g,山楂 15g,枸杞子 10g。服至 1976 年 7 月 24 日,查视力右眼 0.8,左眼 1.2;近视力右眼 1.5,左眼 1.5。双眼玻璃体轻度混浊,视盘正常,视网膜静脉管径部分不匀并伴白鞘,黄斑部中心凹反射清晰。改服百合固金丸,每次 9g,每日服 2 次,连服 3 个月。追访至今,未再复发。

案例 3:钟某,男,30 岁,工人,于 1977 年 10 月 8 日入院。左眼视力突然下降 2 月余,经某院诊断为视网膜玻璃体积血,治疗 1 个月后,视力恢复到 0.5,几天前又复失明,现伴有虚烦失眠,口干少津,腰酸梦遗。视力右眼 1.5,左眼手动 / 眼前;右眼底正常;左眼玻璃体高度混浊,眼底不能窥见。舌红少津,脉细数。诊断:①玻璃体积血(左眼);②视网膜静脉周围炎(左眼)。辨证:心肾不交证。治法:滋阴降火、交通心肾。方剂:黄连阿胶汤加减。药物:黄连 5g[酒炒],黄芩 10g,白芍 10g,阿胶 10g[烊化兑服],知母 10g,黄柏 10g,生地黄 30g,麦冬 15g,鸡子黄 2 枚,墨旱莲 20g,黑栀子 12g。水煎,每日 1 剂,分 2 次温服。服药 25 剂后,睡眠转佳,口干咽燥已愈,左眼视力提高到 0.7,眼底模糊,可见视网膜静脉充盈、管径粗细不匀、颞下支旁有白鞘;舌质红,苔少,脉细弱。原方去黄连、黄芩、黄柏、栀子,加女贞子 20g,桑椹 30g,枸杞子 10g,菊花 10g,石决明 15g[先煎],昆布 15g,海藻 15g。服至 1978 年 1 月 29 日,左眼视力恢复到 1.5,眼底静脉形态恢复正常,出血及渗出吸收,停药出院,至今未发。

(三) 体会

视网膜静脉周围炎多发生于青年男性,病程经过极为缓慢,其特点是视网膜反复出血与玻璃体积血,常累及双眼,造成视力严重减退,甚至失明。按五轮学说,瞳神属水轮,在脏属肾。《审视瑶函》:"五轮之中,四轮不能视物,唯瞳神乃照物者","唯此一点,烛照鉴视,空阔无穷者,是曰瞳神,此水轮也"。视网膜静脉周围炎,是外不见证的瞳神疾病,属中医学之"视瞻昏渺""云雾移睛""血灌瞳神""暴盲""青盲"等范畴。《灵枢·大惑论》:"目者,五脏六腑之精也。"《素问·上古天真论》:"肾者主水,受五脏六腑之精而藏之。"眼之所以能视万物,与肾精不断上承有密切关系。肾藏精,精生髓,髓通于脑,脑为髓海。肾精充沛则髓海丰满,思维灵巧,目光敏锐;若肾气不充,藏精不固,脑髓空虚,目失涵养则眼目昏暗。所以,《审视瑶函》有"真精者,乃先后二天元气所化之精汁;先起于肾,次施于胆,而后及乎瞳神也,凡此数者,一有所损,目病生矣"之说,可见肾精在眼的生理病理中占有重要地位。同时,肾为肝之母,肺之子,肝肾精血,互相资生,肺肾阴津,互相滋养。若肾病及肝,肝肾阴虚;或肾病及肺,肺肾阴虚;或肾水不足,心火独亢。脏腑功能失调,阴虚火旺,虚火上炎,火郁目络,均可导致血不循经而溢于络外。故视网膜静脉周围炎从肾论治,具有特殊意义。

经临床观察,本病以肝肾阴虚型最为多见,肺肾阴虚型次之,心肾不交型最少。在全身症状辨证的同时,还应特别注意观察眼底情况,若初起出血新鲜者,重用生地黄、白茅根、墨旱莲、地榆炭、黑栀子、白及等凉血止血类药物,效果较好,出血吸收较快;若眼内出血减少,则选加女贞子、桑椹、菊花、熟地黄等滋阴明目之类;视网膜增殖性病变出现,则选加昆布、海藻、石决明等软坚散结之品,以减少瘢痕组织;若眼内出血吸收,视力逐渐恢复,则重用熟地黄、枸杞子、山茱萸等滋补肝肾之药,以提高视力和控制复发;脾虚纳差者,可酌加炒麦芽、神曲、山楂之类,助脾胃消化,使滋而不腻,以达到治本的目的。

本病病程冗长反复,在治疗的任何阶段,都应注意保存阴精,以防相火妄动;同时切勿使用桃仁、红花、三棱、莪术等强烈破血之品而耗气伤阴。此外,患者应保持精神愉快,并注意适当休息,禁食辛辣,戒烟、酒等物。

十二、常见内障眼病的辨证论治

"障"是遮蔽之意,内障是以内而蔽。内障泛指水轮疾病,即包括发生于瞳神及其后的一切眼内组织的病变。本病的特点是眼外观端好,而只有视觉方面的改变,即视力障碍及视觉上的变化。

内障眼病多为七情过伤,过用目力及劳累过度等,导致精气耗损,血脉阻滞,脏腑经络气血功能失调引起,亦可由外伤所致。故内障眼病的成因极为复杂,临床辨证时须依据中医眼科的特点,明确眼与脏腑经络的关系,眼局部与全身的关系,审证求因。中医眼科将内障眼病分属于水轮疾患,且又因水轮属肾,故其病症与肾相关,所以古人对内障眼病的辨证多以肾为主,但现代的医疗仪器已被中医眼科临床广泛应用,从而增加了对内障眼病的病位、病因、病变等情况更加深入的了解。笔者在临床实践中体会到,若仅凭患者视力及视觉上的变化进行辨证施治是不够全面的,至于内障眼病的辨证,通过四诊收集客观资料后,再以八纲、脏腑、病因等方法辨证,进行分析归纳,继而运用中医眼科五轮学说等为辨证依据,并通过对患眼局部的详细检查,辨明病因、病位、病变等情况,再加以施治,严格做到四诊合参、八纲辨证,以确定其性质、治则、方药。

（一）辨证论治

1. 晶体疾病　晶体常见的疾患为晶体混浊。其原因有先天禀赋不足;撞击伤目;年老体衰,肝肾两虚,精血不足,致血不能上荣于目。治法:若年老体衰,肝肾两虚,精血不足或先天禀赋不足,治宜补益肝肾,益气明目,方用杞菊地黄丸合益气聪明汤之类;若是撞击目伤,治宜活血散瘀,方用四物汤加减,且可酌情加些退翳明目药物,如决明子、青葙子等。

2. 玻璃体疾病　玻璃体为神膏,为无色透明的胶状体,可因邻近组织的炎症、出血等疾患,或年老体弱,肝肾不足等,引起玻璃体混浊或积血或变性等病证。其辨证论治,凡湿热上泛,目中清纯之气被扰者,治宜清热利湿,方用猪苓汤加减;痰湿上扰清窍所致者,治以除湿祛痰,方用二陈汤加薏苡仁、车前子;因出血所致,治宜活血散瘀,方用四物汤加王不留行等;若久病不愈或年老体弱,肝肾不足,治宜滋补肝肾,方用六味地黄丸加天冬、麦冬、桑椹、女贞子等。

3. 视网膜血管疾病　血管疾患的常见症候有血管硬化、痉挛、充血、血栓、阻塞等。原因很多,也很复杂,有的是因为脏腑经络失调导致气血郁滞,甚则为瘀血内停所致,治宜补气活血散瘀。用药宜有所差别,若血栓形成或血管阻塞,用血府逐瘀汤,并可加入麝香以助通窍散瘀;若有出血,可加入止血药,如紫草、仙鹤草等;若血管痉挛或充血,方用桃红四物汤加钩藤、地龙等;若血管硬化,可加毛冬青、葛根、丹参之类扩张血管。

4. 视神经疾病　常见有炎症、水肿及萎缩等变化。

（1）炎症:炎症有视盘炎及球后视神经炎,常可致盲。病变中伴目珠疼痛,眼眶压痛及眼球转动时疼痛等均为肝气郁结之证,治宜疏肝解郁,方用丹栀逍遥散加郁金、香附等。

（2）水肿：主要指视盘的非炎性水肿，即被动性水肿，这是颅内压升高在眼部的表现。治疗时应首先针对病因，再依视盘水肿的程度及充血，毛细血管扩张的程度等论治，均属气滞血瘀之证，治宜行气活血散瘀，方用桃红四物汤加减。

（3）萎缩：主要指视神经纤维在各种病因影响下发生变性和传导功能障碍的疾患，即中医眼科所称的"青盲"，主要体征为视盘颜色变淡或苍白，皆由气血亏损，精气不能上荣于目所致，治宜补益气血、通窍明目，方用八珍汤或十全大补汤，加石菖蒲、枸杞子等。

5. 视网膜疾患 视网膜的组织结构复杂，精密而脆弱，是视功能的重要组织，因此，受到病理破坏时，视网膜的功能便可受到严重影响和损害，在临床上表现为水肿、渗出、出血、增殖性改变、退行性改变。

（1）水肿：常多发于稀松的视网膜内层，呈灰白色混浊，见于急性炎症早期或慢性炎症活动期，均由气机不运，气滞血瘀，水湿内停所致，治宜利水理气、祛湿消肿，方用五苓散合五皮饮加减。

（2）渗出：眼底疾患的各种急、慢性炎症皆可出现渗出。脏腑功能失调，则津液的化生与输布均受到影响，从而造成水湿停滞，痰湿郁结而形成渗出，可见渗出的病因为痰湿内停、上犯于目。"善治痰者，治其生痰之源"，所以对渗出的治疗，必须调整脏腑功能，治宜燥湿化痰，方用二陈汤加减。

（3）出血：视网膜出血，可根据其所在部位的深浅而呈现不同的形态，并有新旧之分。若位于浅表，呈火焰状，色鲜红，或位于深层，呈圆形出血，色深红，皆为新鲜出血；若出血日久，斑色黯旧或混杂白色渗出为旧血。如为新血，治宜止血祛瘀为主，方用宁血汤加减；若为旧血，治宜祛瘀为主，适当加入止血药，方用祛瘀汤加减。

（4）增殖性改变：视网膜病症经久不愈，因气血郁阻，痰湿结聚，凝结不散，形成结缔组织，为痰瘀互结，治宜祛痰除湿散结，方用四物汤合二陈汤加减。

（5）退行性改变：视网膜的退行性改变，可因先天不足，亦可因久病缠绵，致气血虚弱或肝肾亏损，精气不能上荣于目所致，治宜大补气血、补益肝肾，方用八珍汤加减。

(二) 体会

总之,内障眼病的辨证论治,应根据其病位所在、病情轻重及转归,按中医眼科五轮学说进行辨证。在五轮学说中内障眼病为水轮,内应于肾,又因肝肾同源,故其发病常责之于肝肾,其病因多由脏腑功能失调,外感邪气所致,其证有虚有实,亦见虚实夹杂,治疗时应审证求因。治疗虚证一般多以补肝肾,养阴血,益精气为主;实证常用清热泻火,利湿祛痰,疏肝理气,凉血止血,活血化瘀等法;虚实夹杂则需补虚泻实,以滋阴降火,柔肝息风,健脾利湿,益气活血等法为主。

十三、常见视网膜血管疾病的辨证论治

许多眼部或全身其他组织器官的疾患常影响视网膜血管。如破坏视网膜血管自动调节功能和屏障功能,就可能产生血管硬化、渗漏、水肿、出血、渗出和新生血管等。视网膜血管是反映心、脑、肾及血液循环系统等重要器官和组织病理变化的窗口。

《灵枢·大惑论》:"五脏六腑之精气,皆上注于目而为之精。精之窠为眼,骨之精为瞳子,筋之精为黑眼,血之精为络,其窠气之精为白眼,肌肉之精为约束,裹撷筋骨血气之精而与脉并为目系,上属于脑,后出于项中。"这就提示我们,在认识与研究视网膜血管疾病时,既要有丰富的眼科学知识,又要有全局观念,从整体的角度去看待视网膜血管疾病。

(一) 辨证论治

1. 视网膜动脉阻塞(络阻暴盲) 本病是一种急性发作、严重损害视力的眼病。其特征有三:①视力突然丧失;②后极部视网膜呈乳白色混浊;③黄斑区呈樱桃红色。伴面色萎黄,倦怠懒言;舌淡有瘀点,脉涩结代。此为心气亏虚,血动无力,血行滞缓,而致血络阻闭。治法:补气活血,化瘀通络。方用补阳还五汤加减:黄芪 30~100g,当归尾 6g,川芎 3g,赤芍 5g,桃仁 3g,红花 3g,地龙 3g,葛根 30g,丹参 15g,茺蔚子 10g,石菖蒲 10g。水煎,每日 1 剂,分 2 次温服。

方中重用黄芪,大补脾胃之气,令气旺血行,瘀去络通,为君药;当归尾长于活血,且有化瘀不伤血之妙,是为臣药;川芎、赤芍、桃仁、红花助当归尾活血祛瘀,地龙通经活络,均为佐药;加葛根通经活络,增加冠脉血流量和脑血流量,直接扩张血管,改善微循环,具有提高眼内微血管流量的作用;"丹参一味,功同四物",丹参集养血、活血、化瘀、止痛、生新血于一体,功效显著且性味平和,有补有散,祛瘀生新,活血不伤正;茺蔚子清肝活血明目;石菖蒲开窍豁痰、醒神益智;诸药合用,共奏补气活血,化瘀通络之功。

若高血压动脉硬化伴头晕者,加天麻 10g,石决明 20g[先煎],钩藤 12g[后下],以平肝潜阳;心慌心悸,失眠多梦者,加珍珠母 30g[包煎],酸枣仁 10g,首乌藤 12g,以镇静养心安神。

2. 视网膜静脉阻塞(络瘀暴盲) 视网膜静脉阻塞是一种对中老年人视力危害较大的眼病。其特征是阻塞处远端静脉扩张迂曲、血液瘀滞、出血和水肿。患者常伴急躁易怒,面赤颧红,口苦咽干;舌边红,苔薄黄,脉弦或兼细或涩。此为肝阳上亢,气血逆乱,血脉不畅,不循常道而溢于目内。治法:平肝潜阳,养阴通络。方用地龙丹参通脉汤:地龙 10g,丹参 12g,生地黄 15g,钩藤 10g[后下],石决明 15g[先煎],决明子 15g,知母 10g,黄柏 10g,牛膝 10g,茯苓 15g,茺蔚子 12g,木贼 6g,夏枯草 10g。水煎,每日 1 剂,分2 次温服。

方中地龙能清热通络,利尿消肿;丹参活血祛瘀,凉血宁心,祛瘀生新,行而不破;生地黄清热滋阴,凉血止血;钩藤清热平肝息风;石决明、决明子平肝潜阳明目;知母、黄柏养阴清热;牛膝补肝肾,强筋骨,逐瘀活络,引血下行;茯苓健脾利水渗湿;茺蔚子治风解热,顺气活血,养肝益心,安魂定魄,祛瘀导滞,善治高血压;木贼入肝,疏风凉血,为治眼之要药;夏枯草清肝开郁散结。诸药合用,共奏平肝潜阳,养阴通络之效。若见视网膜新鲜出血、渗出者,加黄芩 10g,槐花 10g,白茅根 10g,以凉血止血;日久出血不吸收者,加三七粉 3g[冲服],以活血化瘀;气虚视网膜水肿者,加黄芪 30g,以益气利水消肿;大便秘结者,加火麻仁 10g,或大黄 10g[后下],以泻热通腑;失眠梦多者,加珍珠母 30g[包煎],首乌藤 12g,以镇静安神。

3. 视网膜静脉周围炎(络损暴盲) 视网膜静脉周围炎常发生在青年

男性,双眼先后患病,并以反复玻璃体积血为特征,故又称青年性复发性玻璃体积血。患者常伴五心烦热,颧红唇赤,虚烦梦遗,口干咽燥;舌质红,苔少,脉细数。此为阴虚火旺,虚火上炎,灼伤血络,血溢脉外。治法:滋阴降火,凉血止血。方用知柏地黄二至汤加减:知母 10g,黄柏 10g,生地黄 15g,牡丹皮 10g,山药 15g,茯苓 20g,山茱萸 6g,泽泻 10g,女贞子 15g,墨旱莲 10g,桑椹 10g。水煎,每日 1 剂,分 2 次温服。

本方系著名眼科专家张怀安之经验方,常用于治疗肝肾阴虚、虚火上炎之玻璃体炎性混浊、玻璃体积血性混浊、慢性葡萄膜炎、中心性浆液性脉络膜视网膜病变、中心性渗出性脉络膜视网膜病变、视网膜静脉周围炎、糖尿病性视网膜病变、视网膜静脉阻塞、视神经炎等多种内外眼病。

初起出血者,加白及 10g,仙鹤草 15g,以凉血散瘀;若出血已止者,加三七粉 3g[冲服],以散血明目;玻璃体内有机化物者,可加昆布 10g,海藻 10g,牡蛎 10g[先煎],以软坚散结;血瘀者,可加丹参 10g,牛膝 10g,以活血化瘀;咳嗽盗汗者,加百部 10g,五味子 6g,浮小麦 15g,以滋肺敛汗;失眠多梦者,加酸枣仁 10g,首乌藤 15g,以养心宁神;肺阴不足者,可加沙参 10g,麦冬 10g,以滋肺养阴;肝气郁结者,可加柴胡 10g,茺蔚子 10g,以疏肝解郁。

4. 外层渗出性视网膜病变 外层渗出性视网膜病变即 Coats 病,又称为视网膜毛细血管扩张症,以青少年男性多见,常单眼发病,以眼底有大块白色渗出物和出血,晚期发生大面积视网膜脱离为特征。伴口舌生疮,心烦失眠,多梦盗汗,小便短赤;舌尖红或舌质红,苔少,脉细数。此为肾阴亏虚,心火上扰,灼伤血络,血溢目内。治法:滋阴降火,凉血散瘀。方用清营汤加减:水牛角 15g[先煎],生地黄 15g,金银花 15g,连翘 10g,丹参 10g,玄参 15g,黄连 3g,竹叶心 5g,麦冬 10g,地骨皮 10g,栀子 10g,昆布 10g,海藻 10g。水煎,每日 1 剂,分 2 次温服。

方中水牛角、生地黄清营凉血;金银花、连翘、黄连、竹叶心清热解毒,并透热于外,使入营之邪透出气分而解;玄参、麦冬清热养阴生津;地骨皮善于清虚热,能入血分清热凉血以止血;栀子清热除烦,凉血解毒;丹参活血祛瘀,清心除烦;昆布、海藻能消痰软坚散结,利水消肿。诸药合之,共奏清营凉血、解毒养阴、软坚散结之功。

若眼底出血多者,加三七粉 2g[冲服],茜草 10g,以凉血止血;视网膜水肿重者,加猪苓 10g,泽泻 10g,车前子 12g[包煎],以利水消肿;纳差便溏者,加白术 10g,神曲 10g,以健脾化食;失眠多梦者,加酸枣仁 10g,首乌藤 15g,以养心宁神。

5. 糖尿病性视网膜病变(消渴内障) 本病是糖尿病严重而常见的眼部并发症。主要是糖尿病引起视网膜毛细血管失去正常功能,以眼底出现微血管瘤、出血斑点、蜡样渗出和棉绒斑为特征。伴烦渴引饮,消谷善饥,小便频多混黄;舌红,苔少,脉细数。此为久病伤阴,虚火内生,扰于上窍,灼伤目中血络。治法:养阴清热,凉血散血。方用糖网专用方(经验方):生地黄 20g,葛根 15g,天花粉 15g,麦冬 15g,沙参 15g,五味子 5g,乌梅 10g,黄芪 15g,茯苓 15g,玄参 10g,女贞子 15g,墨旱莲 15g。水煎,每日 1 剂,分 2 次温服。

方中生地黄、玄参、麦冬清热养阴润燥,善治消渴为君药;葛根、天花粉、沙参、五味子、乌梅清热生津止渴,通经活络为臣药;黄芪入脾经,为补益脾气之要药;茯苓利水消肿;女贞子、墨旱莲滋补肝肾,凉血止血,补虚损,暖腰膝,壮筋骨,明眼目。全方配伍,养阴清热,凉血止血,使肝肾阴精得以充养,瘀阻脉络得以通行,使瘀血去、新血生,眼珠有所养。若眼底出血多者,加三七粉 3g[冲服],茜草 10g,以凉血止血;口渴心烦者,加生石膏 15g[先煎],知母 10g,以清热泻火,除烦止渴;阴虚火旺者,加知母 10g,黄柏 10g,以滋阴降火;热结便秘者,加大黄 10g[后下],以清热通腑;失眠多梦者加酸枣仁 10g,首乌藤 15g,养心宁神。

6. 高血压性视网膜病变 本病是指以视网膜小动脉普遍变细为特征,临床可见动脉变窄、管径不均、铜丝或银丝状改变,以及动静脉交叉压迹、视网膜内出血、水肿、渗出等病变。伴头痛目胀,面部潮红,急躁易怒,面红目赤,少寐多梦,口苦;舌质红,苔黄,脉弦。此为肝气上逆,直扰清窍,血不循经,溢于络外。治法:平肝潜阳,凉血散瘀。方用地龙煎:地龙 10g,生地黄 30g,山药 20g,白芍 10g,泽泻 10g,牡丹皮 10g,酸枣仁 10g,栀子 10g,生龙骨 20g[先煎],生石决明 20g[先煎],桑椹 20g,知母 10g,黄柏 10g,女贞子 15g,墨旱莲 15g。水煎,每日 1 剂,分 2 次温服。

方中地龙味咸,性寒,入肝肾二经,既能平肝息风,又能疏通经络;石决明、生龙骨平肝潜阳;酸枣仁养心安神;牡丹皮、生地黄、知母、黄柏、栀子清热凉血;桑椹、女贞子、墨旱莲滋肾养阴,益精凉血;山药健脾明目;泽泻清利湿热;白芍既能养血敛阴,又能清降虚热,还能调和血脉。诸药合用,共奏平肝潜阳,滋阴凉血,通络明目之功。

本方系著名眼科专家张怀安经验方,是专为肝阳上亢型高血压性视网膜病变而设。视网膜出血多者,加三七粉 3g[冲服],丹参 15g,以活血化瘀;视网膜水肿甚者,酌加茯苓 30g,白术 10g,薏苡仁 15g,车前子 10g[包煎],以利水消肿;头晕目眩者,加天麻 12g[另煎],钩藤 12g[后下],以平肝息风;失眠多梦者,加柏子仁 10g,首乌藤 15g,珍珠母 20g[包煎],以养心宁神;大便干结者,加决明子 15g,以润肠通便,清肝明目。

(二) 体会

中医认为,血液在正常生理情况下循行于脉中,沿脉管流行于全身各处,环周不息,运行不止。而脉管的完整性是维持血液正常运行的必要条件。《素问·五脏生成》说:"诸脉者皆属于目。"心主全身血脉,心气推动脉中血液,循环全身,上输于目。目中脉络虽纤细幽深,亦须血液源源不断地供给。心气旺盛,心血充足,眼受血养,才能维持正常的视觉功能。如果心主血脉的功能失常,就可能导致目中脉络失养或血脉瘀阻而发生视力障碍。肝主藏血,具有贮藏血液,调节血量的功能。由于目为肝窍,肝脉连目系,肝血可直接输送于目;且目中脉络丰富,需依赖血液不断地上行滋养,才能明视。所以,《素问·五脏生成》说:"肝受血而能视。"肝血旺盛,调节正常,才能维护眼的视觉功能。脾统血液,养目窍,目得血而能视,而眼中血液能正常地运行于脉络之中,全赖脾气统摄,若脾失统摄,则血液不循常道而溢于脉外。

视网膜血管疾病属于中医学的内障范围,称瞳神疾病。瞳神属肾,肾主藏精,视功能的发挥离不开血的濡养和心神的支配,而且视网膜的代谢与脾的运化亦有关。故视网膜血管疾病的发生多与脏腑、气血失调有关,尤其与肝、肾、心、脾的关系最为密切。急性期多因火热、气滞、血瘀、阴虚火旺、阴虚阳亢等所致;慢性期多与肝肾阴虚、心脾不足、久病生郁、病久兼瘀等有关。故视网膜血管疾病的辨证论治,应局部体征与整体辨证相结合,辨病与辨证相结合,尤其是辨病和分期论治相结合。急性期一般以实证为多,如清肝泻火、凉血止血、活血化瘀、益气活血等治法较为常用;慢性期和恢复期一般以虚证及虚实夹杂证为多,如补益肝肾、益气活血、清心宁神、养血明目等治法是常用法。视网膜血管疾病恢复期的治疗,提高视力是重要目的,多从滋补肝肾、解郁通窍着手。但用药不可过于滋腻,始终要注重活血药、明目药、降虚火药及补肝肾药的使用。

十四、常见黄斑部疾病的辨证论治

黄斑是视网膜上视觉最敏锐的部位,黄斑区中心无血管,但也易造成某些病理变化,当黄斑发生疾病后,视功能往往受到严重影响和损害,且不易恢复。中医认为,眼脏相关,故往往从整体角度去看待和诊治黄斑疾病。

(一) 辨证论治

1. 中心性浆液性脉络膜视网膜病变　本病多见于青壮年男性,常单眼或双眼发病,易反复发作,黄斑部水肿、色素上皮坏死和视网膜下纤维增生者视力难以恢复。症见视物不清,视大变小,头昏失眠,耳鸣腰酸;舌质红,苔少,脉细数,此为肝肾阴虚,虚火上炎。治法:滋阴降火。方剂:知柏地黄二至汤。药物:知母 10g,黄柏 10g,生地黄 15g,熟地黄 15g,山药 15g,山茱萸 6g,泽泻 10g,茯苓 15g,牡丹皮 10g,女贞子 15g,墨旱莲 10g,桑椹 10g。水煎,每日 1 剂,分 2 次温服。若黄斑水肿明显,加车前子 10g[包煎],以清热利水;眼病后期,热邪已去,去黄柏、知母,加柴胡 10g,当归 10g,五味子 5g,枸杞子 10g,以补肾明目。症见情志不舒,口苦咽干,胸胁胀满;舌红,脉弦者,此为肝经郁热,玄府阻闭,经气不利,气滞血瘀,精气不能上营于目。治法:疏肝解郁明目。方剂:舒肝明目汤。药物:柴胡 10g,当归 10g,白芍 10g,白术 10g,茯苓 10g,桑椹 20g,决明子 10g,女贞子 20g,桑寄生 10g,首乌藤 10g,甘草 5g。若黄斑水肿明显者,加茺蔚子 10g,车前子 10g[包煎],以活血利水;渗出多者,去甘草,加昆布 10g,海藻 10g,以软坚散结;眼胀头痛者,加夏枯草 10g,香附 10g,以清肝解郁止痛;肝郁化火者,加栀子 10g,黄柏 10g,以清肝泻火;肝肾阴虚者,加熟地黄 15g,枸杞子 15g,

以补益肝肾。

2. 老年性黄斑变性 本病是发达地区50岁以上人群中常见的致盲眼病。随着社会的老龄化,本病发病率增高。临床上可分为干性和湿性。症见视物模糊,眼底干性老年性黄斑变性之改变。伴头晕目眩,腰膝酸软,耳鸣或耳聋,双目干涩;舌质淡红,苔少,脉细弱。多因年老体衰,肝肾亏损,精气不能上荣,目失所养所致。治法:补益肝肾,益精明目。方剂:驻景丸加减。药物:楮实子15g,枸杞子10g,五味子5g,党参12g,熟地黄15g,肉苁蓉10g,菟丝子10g,丹参12g,郁金12g,葛根15g,山楂10g,炒麦芽10g。水煎,每日1剂,分2次温服。若渗出物多者,加鸡内金6g,昆布10g,以健脾散结消积;五心烦热,失眠盗汗,加知母10g,黄柏10g,地骨皮10g,以滋阴降火;头痛头晕,加石决明15g^[先煎],以平肝潜阳;失眠多梦者,加酸枣仁10g,首乌藤12g,以养心安神。症见视力突然下降,眼底湿性老年性黄斑变性之改变,伴神疲乏力,面色萎黄,纳差便溏,舌质淡胖嫩,脉细弱。多因脾虚气弱,脾不统血,血渗黄斑所致。治以健脾益气,养血活血。方剂:归脾汤加减。药物:白术10g,黄芪15g,当归10g,茯苓15g,党参10g,甘草5g,木香5g,远志5g,酸枣仁10g,龙眼肉10g,生地黄15g,墨旱莲10g。出血初期,酌加白茅根10g,三七粉3g^[冲服],以凉血止血;出血停止后,可加丹参15g,郁金10g,赤芍10g,炒麦芽10g,以活血化滞;心悸失眠者,加首乌藤15g,柏子仁10g,磁石15g^[包煎],以养心宁神。

3. 黄斑囊样水肿 本病不是一种独立疾病,常由其他病变引起。病理特征是视网膜内水肿含有蜂巢样囊腔。荧光素眼底血管造影显示:水肿来自中心凹周围通透性异常的视网膜毛细血管,呈现出多数小的渗漏点,及荧光在囊腔的积聚,由于Henle纤维的放射状排列则形成花瓣状。伴舌质紫暗或有瘀斑,脉弦涩者,多因脉络瘀滞,血瘀水停而成。治法:活血利水。方剂:活血利水汤(经验方)。药物:茯苓30g,猪苓10g,泽泻10g,白术10g,茺蔚子12g,丹参15g,赤芍10g,生地黄20g,车前子12g^[布包],泽兰10g,三七粉3g^[冲服]。水煎,每日1剂,分2次温服。若口渴引饮,便秘溺赤,加生石膏10g^[先煎],大黄10g^[后下],知母10g,以泻火解毒;失眠多梦者,加酸枣仁10g,首乌藤15g,以养心宁神。

4. 黄斑和色素上皮营养不良 此类疾病主要表现为黄斑和视网膜色

素上皮出现黄色物质沉着,以及细胞逐渐凋亡。常见的有:①Stargardt 病,其病理特征是在视网膜色素上皮(RPE)水平有弥漫性黄色斑点。仅出现在黄斑部者,称 Stargardt 病;若斑点散布于整个眼底,称眼底黄色斑点症(fundus flavimaculatus)。②Sest 病或称卵黄样营养不良、卵黄样变性。此外,还有弥漫性玻璃膜疣、图形状营养不良等少见病。症见视物不清,或兼视赤如白,舌质淡,苔少,脉沉细尺弱,指纹淡,多系先天胎禀不足,肝肾虚衰所致。治法:温阳益气,填精补髓。方剂:补肾地黄丸加减。药物:熟地黄 10g,泽泻 5g,牡丹皮 5g,茯苓 10g,山茱萸 3g,牛膝 5g,丹参 6g,枸杞子 6g,鹿角胶 2g[烊化兑服]。水煎,每日 1 剂,分 2 次温服。若小便频数或遗尿者,加金樱子 10g,益智仁 5g,以温肾暖脾。症见面色萎黄,舌质淡,苔滑,脉沉无力,多为先天不足,后天脾胃失调所致。治以补中益气,升举清阳。方剂:扶元散加减。药物:党参 10g,白术 10g,茯苓 15g,黄芪 10g,熟地黄 15g,山药 10g,甘草 5g,当归 10g,白芍 10g,川芎 3g,石菖蒲 6g,远志 5g,丹参 10g,生姜 6g,大枣 10g。若眼底黄白色沉着物多者,加红花 3g,山楂 10g,以活血化滞。

5. 黄斑裂孔　本病可因外伤、变性、长期黄斑囊样水肿、高度近视、玻璃体牵拉等引起。眼底表现为黄斑有一个 1/2~1/4PD 大小、边界清晰的暗红色孔,孔底可有黄色颗粒。中心视力明显下降。高度近视的黄斑裂孔,发生视网膜脱离的可能性很大,往往需行视网膜脱离复位术或玻璃体手术治疗。术前可用活血利水法,方用活血利水汤(参见黄斑囊样水肿);术后宜除风治损,方用除风益损汤:熟地黄 20g,当归 10g,白芍 10g,川芎 5g,藁本 10g,前胡 10g,防风 10g。水煎,每日 1 剂,分 2 次温服。初期一般将熟地黄易生地黄,白芍易赤芍,当归易当归尾;后期可加丹参 10g,天冬 10g,麦冬 10g,枸杞子 10g,以补血明目。

6. 黄斑视网膜前膜　视网膜前膜发生在视网膜内表面上,是由于视网膜胶质细胞及增生性玻璃体视网膜病变的移行、增生而成的纤维化膜。症见视物变形,视力下降,腰膝酸软,头晕失眠,舌质红,苔薄白,脉细,此为肝肾亏损,精血不足。治法:滋养肝肾。方剂:杞菊地黄丸加减。药物:熟地黄 15g,山药 12g,山茱萸 6g,泽泻 10g,茯苓 15g,牡丹皮 10g,枸杞子 10g,菊花 10g,丹参 10g,赤芍 10g。水煎,每日 1 剂,分 2 次温服。若饮食减少,去熟地黄,加党参10g,鸡内金6g,山楂10g,以健脾消食;头痛头晕,加石决明15g[先煎],以平肝潜阳;失眠多梦,加酸枣仁10g,首乌藤15g,以养心宁神。

（二）体会

黄斑区不但是眼球的光学焦点,也是眼功能结构的中心,它对日常生活起着重要作用,对于物体的颜色、精细形态、距离速度等的判断都要借助黄斑的功能。黄斑区中心无血管,这样可以维持最佳的功能状态,但也易造成某些病理变化,且不易恢复。

中医认为,眼与脏腑在生理上互相联系,病理上互相影响。黄斑为瞳神深部组织,瞳神为水轮,在脏属肾,肝肾同源,肾为藏精之所,肝为藏血之脏,肝血需靠肾精的滋养,肾精有赖于肝血的补充,目得精血之养才能视觉灵敏。肝肾不足,精血亏虚,阴虚火旺等,常可引起黄斑病变。肝主条达疏泄,肝的这一功能关系到整个人体气机的调畅。肝失疏泄,肝气郁滞,肝火上炎,皆可发生黄斑病变。脾为后天之本,气血生化之源,又主运化水湿,若脾虚水湿运化失常,可使黄斑水肿、渗出。总之,黄斑疾病的发生与肾、肝、脾的功能失调有关,因此明确脏腑病机,对黄斑疾病的辨证论治,具有重要的指导意义。黄斑疾病的虚证,多因脾虚气弱或肝肾亏损,气血不足,真元耗伤,精血不能上荣于目所致。实证可因脉络瘀滞,水湿内停,肝郁气滞,血络瘀阻所致。临床上更有虚实夹杂证,如脾虚气弱,脾不统血;阴虚火旺,血不循经。

黄斑病变的病因虽然复杂,但不外乎水肿、渗出、出血（新生血管形成）及瘢痕萎缩变性等方面,中医的辨证论治可围绕这几个方面进行,这样就可以达到执简驭繁的目的。中医治疗黄斑病变除做好辨证外,还要注意辨病,不同的黄斑病变,演变过程及预后有区别,治疗效果也截然不同,全身疾病所致者,更应兼顾或协助相关学科治疗,才能取到事半功倍的效果。

十五、眼病祛痰治验七法

凡能化除痰涎,对因痰所致之病及因病并见痰涌之证有治疗作用的方法,称为祛痰法。前人称"痰为百病之母",眼病中因痰所致者不乏其例,张健教授采用燥湿化痰、清热化痰、润燥化痰、温化寒痰、祛风化痰、软坚化痰、理气化痰七法治疗眼病,收到了较好疗效,现介绍如下,供同道参考。

1. 燥湿化痰法 五脏六腑之精气,皆禀受于脾土,而上续于目,脾虚湿胜,水湿凝聚成痰,痰阻络脉,致使清纯之气不能上承,而生内障。症见眼前黑花茫茫,形如蛛丝飘浮、蚊蝶飞舞、旌旗飘拂、蛇身环卷等现象,倏有倏无,其色或青或黑,或粉白或微黄,或赤色,仰视在上,俯视在下,胸痞不舒,肢倦体怠,头晕目眩,恶心欲吐;舌质红,苔滑腻,脉濡滑。治法:燥湿化痰。

案例:李某,女,30岁,教师,于1982年4月26日初诊,3个月前因患"妊娠中毒性视网膜病变",在外院经引产等治疗,视力基本恢复,但双眼前仍有黑影飞舞飘动,状若蚊蝇,且伴头重胸闷,心烦口苦,咳嗽痰多。检查:视力右眼1.0,左眼0.8,双眼外观端好,眼底可见玻璃体内有尘点状混浊;舌质淡红,苔白腻而厚,脉滑数。诊断:云雾移睛(双眼)。辨证:痰湿内聚,浊气上泛证。治法:燥湿化痰,健脾明目。方剂:二陈汤加减。药物:半夏10g,茯苓20g,陈皮10g,白术10g,炒枳壳10g,石决明20g[先煎],青葙子10g[包煎],桔梗10g,甘草5g。水煎,每日1剂,分2次温服。连服35剂,眼前黑影消失,余证悉除。

2. 清热化痰法 邪热内盛,煎熬津液,郁而成痰,痰火内生,上攻头目,变为绿风内障。症见瞳神散大,气色不清,视物昏蒙,头痛如裂,面赤口干,心烦欲吐;舌质红,苔黄腻,脉滑数或弦数。治法:清热化痰。

案例:黄某,女,56岁,农民,于1982年12月16日初诊。右侧头痛眼胀,视力锐减,伴恶心呕吐2天。检查右眼视力0.04,眼胞微肿,白睛混赤,抱轮尤甚,黑睛混浊,瞳神散大,色昏淡绿,目珠坚硬如石;舌苔黄腻,脉滑数。诊断:绿风内障(右眼)。辨证:肝经郁热,痰湿内阻证。治法:疏肝清热,利湿化痰。方剂:回光汤加减。药物:山羊角15g[先煎],玄参15g,知母10g,龙胆10g,黄芩10g,法半夏10g,荆芥10g,防风10g,僵蚕10g,菊花10g,桔梗10g,茯苓20g,车前子20g[包煎]。水煎,每日1剂,分2次温服。外用1%硝酸毛果芸香碱滴眼液滴患眼。服药5剂,头痛眼胀已除,黑睛清润,瞳神收敛,视力提高到0.4。原方再进15剂,诸症悉解,右眼视力恢复到1.0。

3. 润燥化痰法 肺阴不足,虚火炼液为痰,阻于脉络,上扰清窍。症见黑睛生翳,眼内干涩,羞明怕日,视物模糊,咽喉干燥,干咳少痰,大便秘结;舌质红,津少,脉细滑数。治法:润燥化痰。

案例:赵某,男,40岁,于1982年9月6日初诊。双眼羞明怕日,干涩不舒,反复发作,历时年余。并伴有干咳少痰,咽喉干燥,声音嘶哑。检查视力右眼0.5,左眼0.8,双眼抱轮微红,黑睛上有星点数个,色灰白,团聚而生;舌质红,苔少,脉细数。诊断:聚星障(双眼)。辨证:肺阴不足,痰火上扰证。治法:润燥化痰,退翳明目。方剂:贝母瓜蒌散加减。药物:川贝母10g,瓜蒌壳5g,天花粉10g,桔梗10g,麦冬10g,玄参15g,木贼6g,蝉蜕6g,刺蒺藜10g,青葙子10g[包煎]。水煎,每日1剂,分2次温服。连服24剂,诸症均愈,双眼视力恢复到1.2。

4. 温化寒痰法 脾阳不足,聚湿成痰,阻滞气机,津液不能上注于目,症见眼部外观端好,唯自觉视物昏蒙,日久失治,可变青盲。常伴有形寒肢冷,腰背酸痛,咳嗽胸满,纳呆便溏;舌质淡,苔滑,脉沉迟。治法:祛寒化痰。

案例:李某,女,27岁,农民,于1982年12月6日初诊。双眼视力逐渐下降年余,且伴咳唾痰涎,质清量多,胸膈痞满,动则气喘。检查视力右眼0.4,左眼0.5,双眼外观端好,眼底视盘颜色淡白,边界清晰;舌质淡,苔薄白,脉沉细。诊断:青盲(双眼)。辨证:脾肾阳虚,寒痰内停证。治法:温化寒痰,温补脾肾。方剂:理中化痰汤加减。药物:党参15g,白术10g,法半夏10g,茯苓15g,干姜3g,细辛3g,五味子5g,枸杞子15g,怀山药15g,熟附子10g[先煎],石菖蒲10g,炙甘草6g。水煎,每日1剂,分2次温服。服药32剂,喘咳告愈,双眼视力提高到1.0。

5. 祛风化痰法 "风为百病之长""痰为百病之源",脾胃内伤,湿浊不化,凝集为痰,外感风邪,风夹痰湿,阻于经脉。症见目珠转动失灵,视物成双,眩晕头痛;舌质淡红,苔薄白或白腻,脉弦数或滑数。治法:祛风化痰。

案例:陈某,男,46岁,农民,于1982年3月6日初诊。3天前突起头痛,视物成双,步履不稳,曾在外院诊断为"右眼外直肌麻痹"。检查右眼球呆定于内眦,外转失灵;舌苔白腻,脉滑数。诊断:风牵偏视(右眼)。辨证:风邪阻络证。治法:祛风化痰,舒筋活络。方剂:正容汤加减。药物:羌活10g,防风10g,荆芥10g,制白附子5g,胆南星5g,制半夏10g,木瓜10g,茯神 15g,钩藤 10g[后下],甘草 5g。水煎,每日 1 剂,分 2 次温服。共服 28 剂,诸症悉除,眼珠转动灵活,复像消失。随访年余,情况良好。

6. 软坚化痰法　脾胃蕴热,痰浊凝聚,结于胞睑,则胞生痰核。症见胞睑内生硬核,皮色如常,按之不痛,推之移动;舌质淡红,苔滑腻,脉滑。治法:软坚化痰。

案例:李某,女,19 岁,工人,于 1982 年 3 月 10 日初诊。近年来,常胸膈胀满,头晕纳呆,因双上睑反复长"睑板腺囊肿",在外院已手术 5 次,10 天前左上胞内又长一硬结。检查左上胞内可触及一黄豆大小的硬结,皮色如常,按之不痛,与皮肤不粘连;舌质淡,苔白滑,脉缓。诊断:胞生痰核(左眼)。辨证:脾胃蕴热,痰湿互结证。治法:软坚散结,利湿化痰。方剂:化痰散结汤加减。药物:半夏 10g,茯苓 15g,陈皮 10g,炒山甲 6g,皂角刺 6g,昆布 20g,海藻 20g,海螵蛸 10g,郁金 10g,白芷 6g。水煎,每日 1 剂,分 2 次温服。服药 21 剂,左眼肿核消除,再未复发。

7. 理气化痰法　七情郁结化火,灼液为痰,气机阻滞,目络闭塞,症见外不伤于轮廓,内不损于瞳神,倏然盲而不见,伴胸闷不舒,头晕欲吐;舌质红,苔薄白,脉滑数。治法:理气化痰。

案例:吴某,女,46 岁,于 1982 年 4 月 6 日初诊。2 天前突然发现右眼向上看不见物体,向下能看见,素有眩晕胸闷,恶心欲吐,痰多之候。检查右眼视力 0.06,眼珠外观端好,眼底检查右眼视盘颜色稍淡,边界清晰,颞上支动脉阻塞,沿该血管分布区视网膜呈乳白色混浊,黄斑区呈樱桃红色,中心凹反射尚可见;舌质淡,苔薄白,脉滑数。诊断:暴盲(右眼)。辨证:肝郁气滞,风痰阻络证。治法:疏肝解郁,理气化痰。方剂:逍遥散加减。药物:柴胡 10g,当归 10g,白芍 10g,白术 10g,茯苓 15g,半夏 10g,青皮 10g,石菖蒲 10g,郁金 10g,枳实 15g,丹参 20g,甘草 5g。水煎,每日 1 剂,分 2 次温服。服药 7 剂,右眼视力提高到 0.4,继用原方服至 6 月 20 日,全身舒畅,视力提高到 1.0 而停药。

体会:痰为人体功能失调的病理产物,同时又是致病因素,痰在机体各个组织器官之中,上下内外,无处不到,病变多端,不胜枚举,故有"百病多由痰作祟"的说法。很多眼病也是由于痰浊阻滞经络而成。

痰与饮,异名同类,稠浊者为痰,清稀者为饮,均由湿聚而成。但湿又源之于脾,故有"脾为生痰之源,肺为贮痰之器"之说;然痰与肾也有密切关系,如肾虚不能制水,则水泛为痰,故张景岳说"五脏之病,虽俱能生痰,然无不由乎脾肾"(《景岳全书》)。因此,治疗痰病时,不宜单攻其痰,应重视治生痰之本,即所谓"见痰休治痰""善治者,治其生痰之源"的道理。

此外,痰随气而升降,气壅而痰聚,气顺则痰消,故祛痰剂中,每配伍理气药物,《丹溪心法》:"善治痰者,不治痰而治气,气顺则一身之津液亦随气而顺矣。"总之,痰病延及于目,治之最为棘手,唯有知其所变,察其病本,分清虚实,辨明标本缓急,随证治之,才能应手取效。

(张 健 张 清 游 硕)

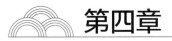

第四章

医 案 精 华

一、带状疱疹病毒性睑皮炎医案三例

带状疱疹病毒性睑皮炎属中医"风赤疮痍"范畴。是指由带状疱疹病毒感染三叉神经的半月神经节或三叉神经第一支所致的睑皮炎。中医认为此病多因风热毒邪上犯,或脾胃湿热内蕴,或肝胆湿热上乘胞睑所致。

祛风清热解毒法治带状疱疹病毒性睑皮炎 / 风热上犯证案

吴某,女,36岁,湖南省浏阳市某服装厂,工人。于2018年3月5日初诊。

主诉:右上睑红赤、刺痛、烧灼感,长水疱3日。

病史:患者于本月2日起右上睑刺痛、烧灼感,继而出现丘疹水疱,剧痛;伴发热、微恶风寒,头痛口渴,咳嗽咽痛。

检查:视力右眼0.8,左眼1.0。右眼上睑、前额皮肤潮红、肿胀,有簇状透明小疱,小疱基底有红晕,疱群之间的皮肤正常;舌质红,苔薄黄,脉浮数。

诊断:带状疱疹病毒性睑皮炎(右眼)。

辨证:风热上犯证。

治法:祛风清热解毒。

方剂:银翘荆防汤加减。

处方:金银花 20g,板蓝根 20g,蒲公英 20g,连翘 10g,荆芥 10g,防风 10g,柴胡 10g,桔梗 10g,黄芩 10g,赤芍 10g,薄荷 5g,甘草 5g。6 剂(中药配方颗粒)。

服法:每日 2 次,开水冲服。

外治:①0.1%更昔洛韦滴眼液,滴入眼睑内,一次 2 滴,每 2 小时一次,每日给药 5~6 次。②0.15%更昔洛韦眼用凝胶,外涂患处,适量,每日 3 次。

医嘱:①适当休息,提高身体抵抗力。②饮食宜清淡,忌食辛辣肥甘厚味。③保持皮肤清洁,切忌搔抓揉搓,以免变生他症。

二诊(2018 年 3 月 11 日):右眼上睑红肿渐消,胶黏结痂。继服原方 6 剂。

三诊(2018 年 3 月 17 日):右眼上睑红肿已消,皮肤表面结痂脱落,有散在凹痕而愈。

按:患者为外邪侵袭,风热之邪客于眼睑,损伤胞睑皮肤,故胞睑可见丘疹水疱;病邪在卫分,卫气被郁,开阖失司,则发热、微恶风寒;肺位最高,开窍于鼻,邪自口鼻而入,上犯于肺,肺气失宣,则咳嗽;风热蕴结成毒,侵袭肺系门户,则咽喉红肿而痛;邪热伤津,则口渴;舌质红,苔薄黄,脉浮数均为温邪初犯之象。治宜祛风清热解毒。银翘荆防汤方中,金银花、连翘清热解毒为君药;板蓝根、蒲公英、黄芩苦寒,配金银花、连翘清热解毒为臣药;薄荷、荆芥、防风祛风散邪,加赤芍以活血散瘀为佐药;柴胡解表、疏肝,桔梗引药上行,甘草调和诸药为使药。病程短,内服外涂,药证相合,则诸症得愈。

清脾除湿止痒法治带状疱疹病毒性睑皮炎／脾经湿热证案

陈某,男,65 岁,湖南省浏阳市浏阳河中路,退休工人。于 2018 年 4 月 15 日初诊。

主诉:右上睑红赤、刺痛、烧灼感、长水疱 5 日。

病史:患者于本月 10 日感冒发热后出现右上睑刺痛、烧灼感,继而长小水疱,痒痛难忍;伴发热、恶寒、头痛,大便秘结。

检查:视力右眼 0.6,左眼 0.8。右眼上睑、前额皮肤潮红、肿胀,有簇状透明小疱,小疱基底有红晕,疱疹的分布未越过睑和鼻的中心界线;舌质红,苔腻,脉滑数。

诊断:带状疱疹病毒性睑皮炎(右眼)。

辨证:脾经湿热证。

治法:清脾除湿止痒。

方剂:清脾除湿饮加减。

处方:赤茯苓 20g,白术 12g,苍术 10g,泽泻 10g,黄芩 10g,栀子 10g,连翘 10g,桔梗 10g,茵陈 10g,枳壳 10g,生地黄 10g,麦冬 10g,金银花 15g,板蓝根 15g,防风 10g,荆芥 10g,甘草 5g。6 剂(中药配方颗粒)。

服法:每日 2 次,开水冲服。

外治:①0.1% 更昔洛韦滴眼液,滴入眼睑内,一次 2 滴,每 2 小时一次,每日给药 5~6 次。②0.15% 更昔洛韦眼用凝胶,外涂患处,适量,每日 3 次。

医嘱:①饮食宜清淡,忌食辛辣肥甘厚味。②保持皮肤清洁,切忌搔抓揉搓,以免变生他症。

二诊(2018 年 4 月 21 日):右眼上睑红肿水疱已消。原方 6 剂。前额痂脱,留下大小不等之茶色凹陷瘢痕而愈。

按:此病因为脾经风邪上攻胞睑,故眼睑皮肤红赤、痒痛、灼热、起水疱;风热在表,故伴恶寒发热;在里则大便秘结;舌质红、苔腻、脉滑数,为湿热之候。清脾除湿饮加减方中,泽泻、赤茯苓、茵陈利湿清热;苍术、白术燥湿健脾;生地黄、麦冬滋阴清热;栀子、黄芩、连翘清热解毒;枳壳理气和中;荆芥、防风祛风止痒;金银花、板蓝根清热解毒;桔梗载药上行;甘草调和诸药;全方共奏清脾除湿之功。同时配合外用抗病毒药物,内外兼治,故取效迅速。

清利肝胆止痛法治带状疱疹病毒性睑皮炎／肝胆湿热证案

谢某,男,55 岁,长沙市人。于 2018 年 6 月 10 日初诊。

主诉:右上睑红赤、疼痛,长水疱 5 日。

病史:患者于本月 5 日右上睑刺痛、烧灼感,继而长小水疱,畏光流泪;伴小便短赤、口苦。

检查:视力右眼 0.8,左眼 0.6。右眼上睑、前额皮肤潮红、肿胀,有簇状透明小疱,小疱基底有红晕,疱疹的分布未越过睑和鼻的中心界线;舌质红,苔黄厚,脉弦数。

诊断:带状疱疹病毒性睑皮炎(右眼)。

辨证:肝胆湿热证。

治法:清利肝胆止痛。

方剂:龙胆泻肝汤加味。

处方:龙胆10g,生地黄10g,当归10g,柴胡10g,木通10g,泽泻10g,车前子10g,栀子10g,黄芩10g,金银花15g,板蓝根15g,地肤子10g,白鲜皮10g,羌活10g,防风10g,乳香5g,没药5g,生甘草5g。6剂(中药配方颗粒)。

服法:每日2次,开水冲服。

针刺:主穴选承泣、太阳、攒竹。配穴选合谷、四白、阴陵泉。手法:先选承泣直刺1寸,攒竹向下平刺0.5寸,四白平刺0.5寸,阴陵泉直刺1.5寸。每日1次。局部:选取无皮损处浅进针。

外治:①0.1%更昔洛韦滴眼液,滴入眼睑内,一次2滴,每2小时一次,每日给药5~6次。②0.15%更昔洛韦眼用凝胶,外涂患处,适量,每日3次。

医嘱:①适当休息,提高身体抵抗力。②饮食宜清淡,忌食辛辣肥甘厚味。③保持皮肤清洁,切忌搔抓揉搓,以免变生他症。

二诊(2018年6月16日):右眼上睑红肿水疱已消。原方6剂。眼睑痂脱而愈,留下少许瘢痕。

按:此案因肝胆实火,肝经湿热循经上扰所致。上扰则胞睑红赤疼痛,水疱簇生;下注则伴小便短赤等症。治以龙胆泻肝汤加味,方中龙胆大苦大寒,上泻肝胆实火,下清下焦湿热,为本方泻火除湿两擅其功的君药;黄芩、栀子具有苦寒泻火之功,在本方配伍龙胆,为臣药;泽泻、木通、车前子清热利湿,使湿热从水道排出;肝主藏血,肝经有热,本易耗伤阴血,加用苦寒燥湿,再耗其阴,故用生地黄、当归滋阴养血,以使标本兼顾。方用柴胡,是为引诸药入肝胆而设;加金银花、板蓝根以清热解毒;地肤子、白鲜皮、羌活、防风、乳香、没药祛风止痛;甘草有调和诸药之效。方中泻中有补,利中有滋,以使火降热清,湿浊分清,循经所发诸症皆可相应而愈。

二、眼睑寻常疣医案一例

眼睑寻常疣是由人乳头状瘤病毒感染所引起的一种眼睑皮肤良性肿瘤。中医称"疣目""千日疮""枯筋箭"，俗称"刺瘊""瘊子"等。寻常疣好发于青少年，多见于手指、手背、足缘等处，发生于眼睑的比较少见，皮肤和黏膜的损伤是引起感染的主要原因，初期表现为硬固的小丘疹，呈灰黄或黄褐色等，表面粗糙角化。术后容易复发。

清热利湿解毒消疣法治眼睑寻常疣／湿热上泛证案

游某，女，54岁，湖南省浏阳市荷花乡翟水村，村民。2018年4月14日初诊。

主诉：右上睑长肿块5个月。

病史：右上睑长肿块2年余，曾在当地诊断为麦粒肿（睑腺炎），曾5次手术，术后不久即复发。最后一次是2017年12月5日手术，术后10天即复发，伴有头身困重，食纳不佳。

检查：视力右眼0.8，左眼1.0；近视力右眼0.3，左眼0.3。右眼上睑外侧有一黄豆大小灰褐色赘生物，表面粗糙，质地坚硬，呈乳头瘤状增生。左眼外无异常。舌质红，苔黄腻，脉濡。

诊断：眼睑寻常疣（右上眼）。

辨证：湿热上泛证。

治法：清热利湿，解毒消疣。

方剂：清热除疣汤（自创方）。

处方：黄柏10g，苍术10g，薏苡仁50g，板蓝根10g，土茯苓10g，甘草5g。6剂（中药配方颗粒）。

服法：每日2次，开水冲服。

外治：手术除疣，排出脓液，刮净残余疣组织，术后压迫止血，先滴加替沙星滴眼液，后涂更昔洛韦眼用凝胶，纱布遮盖。

医嘱：治疗期间和治愈后的一段时间，尽量避免鱼、虾、蟹等海鲜产品，以及葱、蒜、辣椒、烟酒等刺激性食物。

2018 年 4 月 20 日复诊。头身困重减轻,右眼伤口愈后良好,眼睑皮肤微红,未留瘢痕。病理报告示:灰白组织 5 粒,直径 0.05~1cm 全取切片。镜下所见:鳞状上皮乳头增生,含纤维轴心,棘层增厚,表面角化不良,可见挖空细胞,真皮层较多炎细胞浸润。诊断意见:右上睑寻常疣,伴急慢性炎症。舌质红,苔黄腻,脉濡。原方 9 剂(中药配方颗粒)。服法:每日 2 次,开水冲服。

2019 年 5 月 24 日随访未再复发。

按:眼睑寻常疣比较少见,多因湿热上泛所致。治宜清热利湿,解毒消疣。清热除疣汤方中,黄柏、苍术、薏苡仁健脾渗湿;板蓝根、土茯苓、甘草清热解毒消疣。术后服用,对防止复发,起到了良好作用。

三、眼肌型重症肌无力医案二例

重症肌无力是一种累及神经肌肉接头突触后膜上乙酰胆碱受体的自身免疫性疾病,常见诱因有感染、手术、精神创伤、全身性疾病、过度疲劳等。确切的病因不是很明确。眼肌型重症肌无力是最常见的类型,其临床症状和体征主要局限在眼外肌,患者以眼睑下垂、复视为首发症状。可两眼同时或先后发病,晨起及睡眠后减轻,午后及疲劳时加重,双侧常不对称。可累及一眼的某些肌群及其他肌群。严重者眼球固定不动,眼睑闭合不全。

诊断主要依据:①受累肌无力的表现具有晨轻、下午或傍晚重,休息后可以恢复、劳动后加重的特点;②做受累肌的反复运动,如闭眼、睁眼,可暂时性瘫痪;③对可疑病例者,肌内注射新斯的明 5~10mg,15~30 分钟后症状缓解;④应通过胸片或 CT 检查以了解胸腺情况。

中医称"上胞下垂""睑废",多因脾虚气弱,清阳之气不升,无力抬举胞睑;或脾失健运,聚湿生痰,风痰阻络,胞睑经脉迟缓引发。

补中健脾,升阳益气法治眼肌型重症肌无力／脾虚气弱证案

梁某,女,2 岁,湖南涟源人,于 2012 年 12 月 23 日初诊。

主诉:双眼上睑下垂,晨轻暮重4月余。

病史:患儿于2012年8月开始出现双眼上睑下垂,晨起时较轻,下午或疲倦后加重。曾在外院诊断为"重症肌无力"。胸部CT检查:胸腺大小正常。口服溴吡斯的明15mg,每日3次,症状能暂时减轻。

检查:双眼上睑下垂,右眼上睑遮盖角膜1/3,左眼上睑遮盖角膜1/2,眼珠转动如常。舌质淡红,苔薄白,食指络脉在风关,色淡白。

诊断:眼肌型重症肌无力(双眼)。

辨证:脾虚气弱证。

治法:补中益气,升阳举陷。

方剂:补中益气汤。

处方:黄芪10g,红参2g,白术5g,炙甘草2g,当归3g,陈皮2g,升麻2g,柴胡2g。6剂(中药配方颗粒)。

服法:每日2次,开水冲服。

医嘱:忌食辛辣刺激食物,保持充足睡眠,慎避风寒,预防感冒,勿过劳。

二至五诊(2012年12月29日至2013年1月16日):上方已服18剂,症状减轻,尤以晨起时双眼睁开如常,大便溏。舌质淡红,苔薄白,指纹在风关,色淡红。口服溴吡斯的明15mg,改为每日2次,原方加山药5g,以补脾养胃。12剂。

六至十五诊:(2013年1月28日至2013年3月24日):上方已服54剂。双眼上胞下垂恢复正常,自行停服溴吡斯的明半个月,双眼珠活动自如。舌质淡,苔薄白,指纹在风关,色淡红。改服补中益气丸,小蜜丸,每次3g,每日3次,连服3个月,以善其后。

按:患儿脾虚中气不足,清阳不升,胞睑失养,致上胞无力上举而下垂。治宜补中益气、升阳举陷。补中益气汤方中黄芪补中益气,升阳固表为君药,量宜重用;配伍红参、白术、炙甘草健脾益气为臣药,与黄芪合用,以增强其补中益气之功;当归养血和营,协红参、黄芪以补气养血;陈皮理气和胃,使诸药不滞,共为佐药。并以少量升麻、柴胡以升陷,协助君药以升提下陷之气,共为佐使。诸药合用,使气虚得补,气陷得升,则诸症自愈。

益气升阳,祛风化痰法治眼肌型重症肌无力 / 脾虚气弱,风痰阻络证案

吴某,男,8 岁,湖南宁乡人,学生,于 2012 年 4 月 23 日初诊。

主诉:双眼上睑下垂月余,视物成双 1 周。

病史:患者于 3 月上旬起无明显诱因出现双眼上睑下垂,早晨起床时轻,下午加重,近 1 周来视物成双。伴饮食减少,体倦肢软,少气懒言。曾在外院诊断为"重症肌无力",胸部 CT 检查:胸腺大小正常。甲状腺功能化学发光法检查:未见异常。口服溴吡斯的明,30mg,每日 3 次,症状能暂时减轻。

检查:视力右眼 1.0,左眼 0.8。双上睑下垂遮盖 1/2 瞳神,眼珠转动失灵,内转和外转均受限。舌质淡红,苔白腻,脉滑。

诊断:眼肌型重症肌无力(双眼)。

辨证:脾虚气弱,风痰阻络证。

治法:益气升阳,祛风化痰。

方剂:升提汤。

处方:黄芪 20g,党参 10g,枳实 5g,柴胡 5g,羌活 6g,防风 6g,白术 10g,当归 6g,升麻 5g,制南星 3g,制白附子 3g,炙甘草 6g。7 剂。

煎服法:水煎,每日 1 剂,分 2 次温服。

医嘱:忌食辛辣刺激食物,保持充足睡眠,慎避风寒,预防感冒,勿过劳。

二至三诊(4 月 30 日至 5 月 14 日):上方已服用 14 剂。双眼上睑下垂明显减轻,仍视物成双,舌淡红,苔薄白,脉虚。原方加僵蚕 3g,木瓜 5g,钩藤 5g,以养血祛风。7 剂。

四至十四诊(5 月 21 日至 8 月 2 日):已服上方 72 剂,双眼上睑下垂已恢复正常,重影消失。检查:视力右眼 1.2,左眼 1.0。双眼眼裂大小对称,眼珠活动如常。停服溴吡斯的明,用升提汤去胆南星、制白附子,10 剂,碾为粉末,炼蜜为丸,每次服 6g,每日 3 次,以善其后。

按:患者脾虚中气不足,清阳不升,胞睑失养,上胞无力上提而下垂;阳气不足,风痰入络,则眼带受损,视物成双;眼珠转动失灵,舌质淡红,苔白腻,脉滑均为脾虚气弱,风痰阻络之证。治宜益气升阳、祛风化痰。升提汤

方中重用黄芪补中益气,升阳举陷为君药;柴胡、升麻疏肝解郁,升举阳气,党参、白术益气健脾为臣药;当归养血活血,枳实理气行滞,羌活、防风祛风散邪,胆南星、白附子燥湿化痰、祛风止痉,以治眼球运动失灵为佐药;甘草调和诸药为使药。方中重用补中益气之药,佐以益气健脾,养血活血之品以治本,兼以祛风化痰、燥湿化痰之品以治标,有标本同治之妙。

四、儿童异常瞬目综合征医案一例

儿童异常瞬目综合征,中医称为"小儿目劄",是指儿童双眼睑频繁眨动,不伴有面肌痉挛及其他全身症状的一种相对独立的眼睑反射异常疾病,多见于3~12岁的学龄前期和学龄期儿童,男孩多于女孩。中医认为幼儿是"稚阴稚阳"之体,肝气未盛,感邪之后,热扰肝经,易引发肝经风热而致目劄;或因饮食失节,脾胃受损,脾虚肝旺所致;或燥邪犯肺,津液耗损,目失濡润而发;或因风痰阻滞经络而成。

疏肝清热法治儿童异常瞬目综合征/肝经风热证案

患儿郑某,男性,7岁,家住湖南省长沙市,学生,于2016年6月20日初诊。

家长代诉:双眼不自主地频眨1年余。

病史:患儿从2015年6月开始出现双眼频眨,平时爱看电视、玩手机、平板电脑,偏食,近日来午寒午热,耳前后肿痛。

检查:视力右眼0.8,左眼0.8。双眼频眨,结膜微充血,角膜透明;舌质红,苔薄黄,脉浮数。

诊断:儿童异常瞬目综合征(双眼)。

辨证:肝经风热证。

治法:疏肝清热。

方剂:柴胡清肝饮加减。

处方:柴胡5g,黄芩5g,太子参5g,栀子5g,川芎3g,连翘5g,桔梗5g,僵蚕3g,钩藤10g,刺蒺藜5g,防风5g,蝉蜕5g,甘草3g。3剂(中药配方颗粒)。

服法:每日 2 次,开水冲服。

外治:双耳穴王不留行籽贴压,交替贴肝、肾、心、交感、皮质下、眼、目等穴,3 日 1 次,每日自行按摩贴压药物 3~5 次,每次 2~4 分钟,每穴 15~30 次。

西药:维生素 AD 胶丸,口服,一次 1 丸,每日 1 次。

医嘱:①积极锻炼身体,增强体质。②饮食宜清淡,富有营养。③尽量不要接触电子产品,如电视、电脑、手机等。

二诊(2016 年 6 月 23 日):双眼眨眼症状明显减轻;舌质红,苔黄,脉浮数。原方 6 剂。

三诊(2016 年 6 月 29 日):查视力右眼 1.2,左眼 1.2。痊愈,停服中药。

按:儿童异常瞬目综合征,是一种随着人们生活节奏加快,各种高科技电子产品问世,而日益增多的一种眼病,《幼幼集成》曰:"凡病或新或久,肝风入目,上下左右如风吹,儿不能任,故连札也。"患儿双目频眨,偏食,乍寒乍热,舌质红,苔薄黄,脉浮数,辨证为肝经风热,采用疏肝清热法。柴胡清肝饮加减方中,柴胡、黄芩疏肝清热为君药;太子参益气健脾为臣药;栀子、连翘清心解毒,川芎活血顺气,僵蚕、钩藤、防风、刺蒺藜、蝉蜕祛风化痰为佐药;桔梗载药上行,甘草调和诸药,共为使药。配合耳穴,内外合治,风去热解,目瞬自愈。加强锻炼身体,增强营养,节用目力,可防复发。

五、视频显示终端综合征医案二例

视频显示终端(visual display terminal,VDT)综合征,是由于长时间使用 VDT 操作(电脑、电视、手机、iPad 屏幕等)所引起的一系列症状。近年来,由于社会生活节奏加快、各种高科技电子产品问世,以眼睛疲劳干涩、颈痛肩痛、精神忧郁等症状为特征的"视频显示终端综合征"的患者急剧增加。中医认为本病多为肝郁化火,或肺肾阴虚,津伤血壅所致。

清肝解郁法治视频显示终端综合征/肝经郁热证案

杨某,男,27 岁,湖南省长沙市望城普瑞大道,硕士研究生。于 2016

年 7 月 25 日初诊。

主诉:双眼疲劳干涩、颈痛肩痛、精神忧郁 2 月余。

病史:患者近几个月来,因写论文、找工作、玩游戏,每日在电脑、手机荧屏前十几个小时,甚至通宵达旦,加之失恋,于今年 5 月下旬开始出现头昏脑涨,眼睛酸涩,肩膀酸痛,浑身不适,日胜一日,眼干、眼痒、眼部烧灼异物感、视物模糊、视力下降、眼部胀痛、眼眶痛等症状越来越明显,并伴有失眠多梦,精神忧郁,烦躁易怒,口苦咽干,颈痛肩痛,小便黄,大便燥。

检查:视力右眼 0.3,左眼 0.4;近视力双眼均 1.2;矫正视力双眼均 1.0。双眼结膜微充血,角膜透明;泪液分泌试验:双眼泪液分泌均为 3mm/5min;泪膜破裂时间:<3 秒;舌质红,苔薄黄,脉弦滑数。

诊断:视频显示终端综合征。

辨证:肝经郁热证。

治法:清肝解郁。

方剂:舒肝明目汤加减。

处方:柴胡 10g,当归 10g,白芍 10g,茯苓 10g,白术 10g,牡丹皮 10g,栀子 10g,桑椹 10g,女贞子 10g,决明子 10g,桑寄生 10g,首乌藤 10g,甘草 5g,百合 10g,枸杞子 10g,生地黄 10g。6 剂(中药配方颗粒)。

服法:每日 2 次,开水冲服。

外治:①双耳穴王不留行籽贴压,交替贴肝、肾、心、交感、皮质下、眼、目等穴,3 日 1 次,每日自行按摩贴压药物 3~5 次,每次 2~4 分钟,每穴 15~30 次。②桑叶 15g,菊花 15g,青皮 10g。煎水 1 000ml,先熏后洗双眼。每日 2 次。

医嘱:①避免熬夜、过用目力、风沙烟尘刺激,及勿滥用滴眼剂。②忌食辛辣炙煿等刺激性食物。

二诊(2016 年 8 月 1 日):双眼不适减轻。原方 6 剂。

三至六诊(2016 年 8 月 7 日至 2016 年 8 月 25 日):服药 18 剂,诸症消失。泪液分泌试验:双眼泪液分泌均为 12mm/5min;泪膜破裂时间:>10 秒。

按:《证治准绳》认为本病"乃火郁蒸于膏泽,故睛不清,而珠不莹润,汁将内竭"。今患者肝郁化火,津伤血壅,故眼内干涩,灼热刺痛;气郁化火,扰动心神,故烦躁易怒;其他全身症状及舌脉均为肝经郁热之候。舒肝明目汤是"湖湘张氏眼科"家传经验方之一,方由逍遥散衍化而来。方中柴胡疏肝解郁,使肝郁行以条达为君药;当归甘辛苦温,养血和血,且其味辛散,乃血中气药,白芍酸苦微寒,养血敛阴,柔肝缓急,当归、白芍与柴胡同用,补肝体而助肝用,使血和则肝和,血充则肝柔,共为臣药;木郁则土衰,肝病易传脾,故以白术、茯苓、甘草健脾益气,非但实土以防御木乘,且使营血生化有源,配首乌藤令心气安宁;决明子清肝明目;桑椹、女贞子、桑寄生补益肝肾,滋养肾精,加牡丹皮、栀子清热;百合、枸杞子、生地黄养阴生津为佐药;柴胡为肝经引经药和甘草共为使药。诸药合用,补而不滞,滋腻而不生湿。本方融疏肝、健脾、益肾为一炉,以疏肝解郁,舒畅气机为先,健脾渗湿,补益脾土为本,滋养肝脾,益精明目为根,共奏疏肝解郁,健脾益肾之功。药证相符,效如桴鼓。

补益肺肾法治视频显示终端综合征/肺肾阴虚证案

患者,男,25岁,英国人,教师,于2017年8月2日初诊。

主诉:双眼干涩,频繁眨眼、颈痛肩痛、精神抑郁2月余。

病史:患者近几个月来,因玩手机微信、电脑游戏,每日在荧幕前数小时,于今年6月初开始出现头昏脑涨,眼睛酸涩,肩膀酸痛,浑身不适,并眼干、眼痒、胀痛、眼部烧灼异物感、视物模糊、视力下降等症状,用多种抗疲劳及治疗眼干燥症眼药后,症状无缓解。并伴咽干口燥,干咳无痰,失眠多梦,精神抑郁,咽干,颈痛肩痛,小便黄,大便燥。

检查:视力右眼0.8,左眼1.0;近视力双眼均1.5;双眼结膜微充血,角膜透明;泪液分泌试验:双眼泪液分泌均为2mm/5min;泪膜破裂时间:<3秒;舌质红无津,脉细无力。

诊断:视频显示终端综合征。

辨证:肺肾阴虚证。

治法:补益肺肾。

方剂:百合润睛汤(张健经验方)加减。

处方:百合15g,密蒙花10g,天冬10g,麦冬10g,生地黄15g,玄参15g,熟地黄10g,当归10g,白芍10g,地骨皮10g,葛根15g,合欢花15g,炙甘草5g。6剂(中药配方颗粒)。

服法:每日 2 次,开水冲服。

外治:①双耳穴王不留行籽贴压,交替贴肝、肾、心、交感、皮质下、眼、目等穴,3 日 1 次,每日自行按摩贴压药物 3~5 次,每次 2~4 分钟,每穴 15~30 次。②桑叶 15g,菊花 15g,青皮 10g。煎水 1 000ml,先熏后洗双眼。每日 2 次。

医嘱:①避免熬夜、过用目力、风沙烟尘刺激,及勿滥用滴眼剂。②忌食辛辣炙煿等刺激性食物。

二诊(2017 年 8 月 8 日):双眼内不适减轻。原方 6 剂。

三至六诊(2017 年 8 月 14 日至 2017 年 9 月 2 日):先后加枸杞子、菊花,以清肝明目,服药 18 剂,诸症消失。泪液分泌试验:双眼泪液分泌均为 15mm/5min;泪膜破裂时间:>10 秒。

按:本患者由于过分依赖电脑、手机,及生活环境改变,以致肺肾阴虚,目失濡养。百合润睛汤方中,百合归肺心肾经,能养阴润肺,清心安神为君药;天冬、麦冬养阴润肺,益胃生津为臣药;生地黄、玄参清热凉血,养阴生津,熟地黄补血养阴,填精益髓,当归、白芍养血敛阴,柔肝止痛,地骨皮甘寒清润,能清肾之虚热,密蒙花归肝经,既能清肝,又能养肝,共为佐药;炙甘草坐镇中州,补益心肺之气,为使药;加葛根生津止渴,合欢花解郁安神。诸药合用,共奏滋阴润燥,补益肺肾之功效。

六、抽动秽语综合征医案一例

抽动秽语综合征,是一种表现为全身多部位不自主运动及发声的运动障碍性疾病。可能与纹状体多巴胺系统中多巴胺活动过度或多巴胺受体超敏有关。见于儿童,男性多见,表现为以头、面、颈部为主的全身多部位多变的肌肉快速收缩,如挤眉、瞬目、咧嘴、耸肩、转颈、躯干扭转、怪声或秽语等。典型表现为多发性抽动、不自主发声、言语及行为障碍;可伴有强迫观念、人格障碍,也可伴有注意力缺陷多动症。本病属中医"筋惕肉瞤""瘈疭""抽风""肝风"范畴,中医认为内因为先天不足,后天脾虚,或情志所伤,六淫所感,五志化火,导致痰火扰神。

清火涤痰法治抽动秽语综合征／痰火扰神证案

朱某,男,12 岁,家住湖南省长沙市,学生。于 2016 年 8 月 1 日初诊。

父母代诉:患儿双眼频眨,伴噘嘴皱眉、抽动鼻子、甩头、点头、颈部伸展和耸肩等 1 年余。

病史:患儿近 2 年来,每日玩手机游戏数小时,于 2015 年暑假开始出现双眼眨眼,伴点头、皱眉、噘嘴、嗅鼻等动作,以后逐步发展到耸肩、抬臂、扭腰、踢腿等肩、臂、躯干及下肢肌肉。发作频繁,每日可达数十次之多,最近发展到喉肌抽搐,出现轻咳、干咳、喊叫、犬吠、吼叫等声音。经外院儿科、神经内科诊断为“抽动秽语综合征”,曾做脑电图、磁共振等检查,未能发现明显病因,给予口服“氟哌啶醇”“匹莫齐特”“硫必利”“舒必利”等药物治疗无效,并因出现嗜睡、头昏、无力、抑郁、焦虑、烦躁口渴、大便秘结等副作用而停药。

检查:视力右眼 0.3,左眼 0.4;近视力双眼均 1.5;双眼矫正视力均 1.0。双眼 1 分钟约眨 30 次,头面、躯干、四肢肌肉抽动,喉中痰鸣;双眼结膜微充血,角膜透明,泪液分泌试验:双眼泪液分泌均为 3mm/5min;泪膜破裂时间:<3 秒;舌质红,苔黄腻,脉弦滑。

诊断:抽动秽语综合征。

辨证:痰火扰神证。

治法:清火涤痰。

方剂:礞石滚痰丸加减。

处方:礞石 10g[先煎],沉香 2g[后下],黄芩 10g,酒炒大黄 5g[后下],天麻 10g,天竺黄 3g,胆南星 3g,制白附子 3g,甘草 5g,全蝎 5g,防风 10g,僵蚕 5g,木瓜 10g,茯神 15g。7 剂。

服法:水煎,每日 1 次,分 2 次温服。

外治:①双耳穴王不留行籽贴压,交替贴肝、肾、心、交感、皮质下、眼、目等穴,3 日 1 次,每日自行按摩贴压药物 3~5 次,每次 2~4 分钟,每穴 15~30 次。②桑叶 15g,菊花 15g,青皮 10g。煎水 1 000ml,先熏后洗双眼。每日 2 次。

医嘱:①尽量少接触电子产品,多户外活动。②饮食宜清淡,且富有营养;忌食辛辣、炙煿、肥腻等食物。

二诊(2016年8月8日):便通症减;舌质红,苔黄腻,脉弦滑。原方去酒炒大黄。7剂。

三至十诊(2016年8月15日至2016年10月10日):先后去礞石,黄芩减半量,加郁金10g,菖蒲10g以开窍。共服药56剂,诸症渐减至消失。改服舒肝明目丸2个月,每日2次,每次9g,以资巩固疗效。

按:抽动秽语综合征发病率约为0.05/万,近年来有逐渐增多的趋势,起病急,病程长,应早发现、早治疗。中医认为五志可以化火,痰随火升,痰热上扰清窍,神明昏乱,故发病双眼频眨,伴噘嘴皱眉、抽动鼻子、甩头、点头、颈部伸展和耸肩等症;舌质红,苔黄腻,脉弦滑为痰火扰神之象。张秉成说礞石滚痰丸"通治实热老痰,怪证百病。夫痰之清者为饮,饮之浊者为痰,故痰者皆因火灼而成,而老痰一证,为其火之尤盛者也,变幻诸病多端,难以枚举"。礞石滚痰丸加减方中,礞石质重性坠,味咸软坚,长于下气坠痰,且可平肝定惊,凡实热痰积,内结不化,壅塞胶固所致的咳喘气逆痰稠、癫狂、惊痫等症,见大便秘结,苔黄厚而腻,脉滑数有力者,则用本品为主,辅以泻火通便降逆之酒炒大黄、黄芩、沉香等,使实热下泄,痰积通利;方中加天竺黄、胆南星、制白附子能清肝热,消顽痰,散郁结;僵蚕、全蝎、天麻、防风息风止痉;木瓜、茯神舒筋活络安神;甘草既能化痰,又能调和诸药。故肝木平气下而痰积通利,配合耳穴等外治,则诸症自除。

七、眼睑朗格汉斯细胞组织细胞增生症医案一例

朗格汉斯细胞组织细胞增生症是一组较罕见的单核-巨噬细胞异常增生性疾病。包括多种类型。主要发生在婴儿和儿童,也见于成人甚至老年人,不少报告提到男性患者居多。本病发病率约为1/200万~1/20万。

化痰散结法结合手术治眼睑朗格汉斯细胞组织细胞增生症/痰湿互结证案

郑某,男,22岁,湖南长沙人,大学生,于2012年7月1日初诊。

主诉:右上睑内生肿块 2 个月。

病史:患者于 5 月上旬起自觉右上睑内有少许异物感,有一芝麻大小肿块,未加注意,后逐渐长大,异物感加重,无痛痒。发病前无外伤史,家族中无类似病史。

检查:双眼视力均 0.2,矫正视力均 0.8;双眼近视力均 1.5。右上睑内外侧有一 6mm×6mm 肿物,形如"白木耳状",基底扁平,活动性差。局部皮肤无感染及溃疡,颈部及其他部位无浅表淋巴结肿大,肺部及颅骨 X 线检查正常。舌质淡红,苔白腻,脉滑。

诊断:眼睑朗格汉斯细胞组织细胞增生症(右眼上睑)。

辨证:痰湿互结证。

治法:化痰散结。

方剂:消痰饮加减。

处方:天花粉 10g,荆芥 10g,防风 10g,黄连 3g,枳壳 10g,浙贝母 10g,白芷 10g,法半夏 10g,陈皮 5g,甘草 5g。7 剂。

煎服法:水煎,每日 1 剂,分两次温服。

外治法:局麻下将右上睑内肿物全部切除,术中发现肿块与睑板粘连并波及睑缘,睑板变厚。

医嘱:忌酒、辛辣炙煿之品。

病理诊断:本院病理诊断报告示,(右上睑)送检查组织 3 粒,约芝麻、绿豆大小,镜下纤维组织增生灶性坏死,大量单核吞噬细胞内有少数细胞核浆比较高,轻度深染,考虑为炎性假瘤。请中南大学湘雅三医院病理会诊:(右上睑)HE 结合免疫组化,符合朗格汉斯细胞局灶增生,少许嗜酸性粒细胞浸润伴有坏死,请结合临床综合考虑,或切净后密切随诊以防复发可能。免疫组化:CD1a(+),S-100(+),CD45(+),CD68(+),CK(−),CD20(−),CD3(−),HMB45(−),MEL(−),CD138(−),Ki-67 阳性指数约 5%。

二诊(2012 年 7 月 7 日):右上睑内伤口愈合良好。本院 PET-CT 检查示:体部未见异常代谢活性增高灶。

三诊(2013 年 1 月 7 日):已随访 6 个月,眼睑无肿块复发,全身浅表淋巴结未扪及肿大。

四诊(2013 年 11 月 12 日):追访,双眼视力均 1.0(患者于 2013 年 8 月

22 日双眼行准分子激光上皮瓣下角膜磨镶术)。眼睑未见复发肿块,全身体格检查未见异常。

按:本例为罕见的眼睑朗格汉斯细胞组织细胞增生症(Langerhans cell histiocytosis,LCH)。该病的体征为眼睑肿块和继发同侧颈部淋巴结肿大。组织细胞的增殖性病变包括广泛的症候群,其范围从一般的良性孤立性病变到恶性广泛播散性损害。LCH 由 Lichtanstein 于 1953 年首先报道,其诊断多用于嗜酸性肉芽肿、Hand-Schüller-Christian 病和 Letterer-Siwe 病。本病的病因至今尚不清楚,随着现代分子生物学、遗传基因学的发展和临床研究的深入,认为本病是一种组织细胞反应性增殖性疾病,其疾病的发生、发展与染色体的不稳定性、基因变异等情况密切相关。该疾病的眼眶病变多源于骨质,最常见的是孤立性骨质损害,即嗜酸性肉芽肿。目前国内少有 LCH 表现为孤立性眼睑病变的报告。该疾病的诊断需临床、影像学和病理学检查三方面结合,病理检查包括印片及病理活检、免疫组化检查。免疫组化 S-100 阳性、CD68 阳性有助于确定朗格汉斯细胞,CD1a 对该病中的朗格汉斯细胞标记有极高的特异性。中医眼科专著《眼科纂要》指出:"眼瘤乃脾胃痰气所致,核结眼胞上,坚白不破,久则如盂如升之大……"治宜手术切除,术后服化痰散结之药以防止复发。

八、干燥综合征医案一例

干燥综合征是一种侵犯外分泌腺体,尤以侵犯唾液腺和泪腺为主的慢性自身免疫性疾病。主要表现为口、眼干燥,也可有多器官、多系统损害。受累器官中有大量淋巴细胞浸润,血清中多种自身抗体阳性。常与其他风湿病或自身免疫性疾病重叠。中医认为本病多为肺肾阴虚,津液不足不能上承于目所致。

滋阴润燥,补益肺肾法治干燥综合征/
肺肾阴虚,津液不足证案

蒋某,女,50岁,家住湖南省湘潭市。于2016年9月10日初诊。

主诉:双眼干涩、异物感、灼热感、眼痒,伴口干、鼻干2年余。

病史:患者于2014年秋季,绝经前后开始出现眼干涩、异物感、灼热感、眼痒、畏光、眼红、视物模糊、视物疲劳、分泌物呈黏丝状等眼部症状,并伴有口干、鼻干。曾辗转数家医院,诊断为"干眼症""干燥综合征",滴用过玻璃酸钠、甲基纤维素、硫酸软骨素、氯霉素等十余种滴眼剂,有的能稍微缓解症状,有的反而刺激双眼引起眼红、眼痒。

检查:视力右眼0.6,左眼0.6。双眼结膜微充血,泪膜破裂时间:<2秒;泪液分泌试验:双眼泪液分泌均为2mm/5min。口腔检查:舌系带周围唾液腺缺如,按摩唾液腺体亦不见分泌唾液。耳鼻喉检查:耳、鼻、喉部位有黏液性黏膜,鼻腔干燥结痂、黏膜萎缩、嗅觉不灵;喉咙干燥、声音嘶哑。舌质红无津,脉细无力。

诊断:干燥综合征。

辨证:肺肾阴虚,津液不足证。

治法:滋阴润燥,补益肺肾。

方剂:百合润睛汤加减。

处方:百合15g,密蒙花10g,天冬10g,麦冬10g,生地黄10g,玄参10g,熟地黄10g,当归10g,白芍10g,地骨皮10g,炙甘草5g。15剂(中药配方颗粒)。

服法:每日2次,开水冲服。

外治:桑叶15g,菊花15g,薄荷5g。放入杯内,用开水冲泡,水温适宜后闭目熏眼、洗眼,每日2次。

针刺治疗:穴选睛明、攒竹、丝竹空、瞳子髎、太阳、合谷,每日1次,平补平泻,得气后留针30分钟。

医嘱:①节用目力,保持心情愉悦,遵医嘱,定期复查。②忌食辛辣炙煿,饮食宜清淡为主,多吃蔬果,合理搭配膳食,注意营养充足。③注意口腔卫生。

二诊(2016年9月25日):视物较明,眼干、口干等症状缓解,大便溏;舌质红无津,脉细无力。原方去天冬,15剂。外治和针灸同前。

三至八诊(2016年10月10日至2016年12月24日):先后加桑白皮10g,牡丹皮10g,以清热;加石斛10g,天花粉10g,知母10g,以养阴生津;

加葛根 15g,乌梅 10g,以生津止渴;加神曲 10g,山楂 10g,麦芽 10g,以健脾胃、助消化;加陈皮 5g,砂仁 3g,以防黏腻碍胃。服药 75 剂,双眼干涩、异物感、灼热感、眼痒,伴口干、鼻干明显改善。偶有头晕耳鸣,腰膝酸软。检查视力右眼 0.8,左眼 0.8。双眼泪膜破裂时间:>10 秒;泪液分泌试验:双眼泪液分泌均为 10mm/5min。舌质红,苔薄黄,脉细数。改服六味地黄丸,每日 3 次,每次 9g,连服 3 个月,以资巩固疗效。

按:中医认为本病是"神水将枯",病因是"燥",燥有外燥、内燥两种,本病以内燥为多,《黄帝内经》有云"燥胜则干",金元著名医家刘河间在《素问玄机原病式》中指出:"诸涩枯涸,干劲皴揭,皆属于燥。"燥邪致使津伤液燥,诸窍失却濡养,而生内燥,阴虚液亏,精血不足,清窍失于濡润,病久瘀血阻络,血脉不通,可累及皮肤黏膜、肌肉关节,深至脏腑而成本病。本例初诊时,仍有明显肺肾阴虚,津液不足症状,治宜滋阴润燥,补益肺肾。百合润睛汤方中,百合归肺心肾经,能养阴润肺,清心安神;天冬、麦冬养阴润肺,益胃生津;生地黄、玄参清热凉血,养阴生津;熟地黄补血养阴,填精益髓;当归、白芍养血敛阴,柔肝止痛;地骨皮甘寒清润,能清肾之虚热;密蒙花归肝经,既能清肝,又能养肝;炙甘草坐镇中州,补益心肺之气。诸药合用,共奏滋阴润燥,补益肺肾功效。配合针灸及外治等治疗,症状得以明显改善。

九、急性泪腺炎医案二例

泪腺炎,中医称为"胞肿如桃",认为多因风热毒邪循经上乘,邪毒内侵,正邪相搏,上犯胞睑所致。

疏风清热解毒法治泪腺炎／风热毒攻证案

万某,女,36 岁,家住湖南省长沙市,工人。于 2015 年 12 月 13 日初诊。
主诉:双上睑肿胀 7 日。
病史:患者于 2015 年 12 月 6 日开始出现双上睑肿胀,红痛,继而加重。伴头目疼痛,发热恶寒。
检查:视力右眼 1.0,左眼 1.2。双眼睑红赤肿胀,以右为甚,双上眶缘可触及肿大的泪腺,压痛明显。CT眼眶平扫增强,三维成像检查所见:双侧泪腺肿胀,边缘模糊,增强后明显强化,双侧外直肌受累,余外眼形态正常,眼环连续。双眼晶状体结构清晰,双眼外直肌未见明显异常,球内未见明显异常密度影。双侧视神经连续。骨窗示眼眶诸骨无明显骨折征象。筛窦密度高。诊断:双眼泪腺改变,性质待定。舌质红,苔薄黄,脉浮数。

诊断:泪腺炎(双眼)。

辨证:风热毒攻证。

治法:疏风清热解毒。

方剂:散热消毒饮子加减。

处方:牛蒡子10g,羌活10g,黄连5g,黄芩10g,薄荷5g,防风10g,连翘10g,蒲公英15g,大青叶10g,赤芍10g,牡丹皮10g,夏枯草10g。6剂(中药配方颗粒)。

服法:每日2次,开水冲服。

医嘱:切勿挤压患病处,忌食辛辣炙煿,肥甘厚味,慎避风寒,预防感冒。

外治:野菊花10g,金银花15g,防风10g,桑叶15g,当归10g,黄连10g,薄荷10g。水煎,取汁做眼部湿热敷。

二诊(2015年12月19日):双眼睑红赤肿痛明显减轻,舌质红,苔薄黄,脉浮数。原方6剂。

三至八诊(2015年12月25日至2016年1月26日):原方先后去薄荷、黄连、大青叶,加黄芪15g,白术10g,以益气健脾。共服30剂,双眼睑肿胀逐渐消失,触摸眼眶泪腺部无肿块。2016年11月19日追访,双眼无异常。

按:泪腺炎临床并不常见,《世医得效方》认为本病是因"风毒流注五脏,不能消散,忽发突起痒痛,乃热极所致"。此例中医辨证为风热毒邪循经上乘,邪毒内侵,正邪相搏,上攻于胞睑,致眶上内脉络气血郁阻所致。治宜疏风清热解毒,散热消毒饮子方中黄连、黄芩、连翘、牛蒡子清热泻火,解毒散结;羌活、防风、薄荷辛散向上,祛风消肿;加蒲公英、大青叶,以增强清热解毒之力;赤芍、牡丹皮、夏枯草,消肿散结止痛。诸药合之,共奏清热解毒,祛风散邪,消肿散结止痛之功。配合眼部祛风清热解毒药物做湿热敷,如此内服外治则疗效快捷。

清热解毒散结法治泪腺炎／风火热毒证案

吴某,女,38岁,湖南省长沙市望城区格塘乡,居民。于2014年4月25日初诊。

主诉:右上睑红肿7天。

病史:患者于2014年4月18日开始右眼上睑皮肤红肿,22日去某医院就诊,CT眼眶三维成像示:右眼泪腺区可见一片软组织样密度影,边缘不清,平扫CT值为20HU左右,大小约1.5cm×1.2cm,病灶向前方局限性突出,局部相邻眼环受累,局限性增厚,且相应眼环右上缘及邻近右侧眼外肌受压、推移改变。右侧眼环完整,球内未见明显异常密度影,球后脂肪间隙清晰。眼外肌及神经未见明显异常增粗。左眼未见明显异常。双眼内外壁未见明显骨质异常。影像学诊断:右眼泪腺区占位:性质待定,泪腺肿瘤可能,请结合临床。经抗感染治疗3天未效。伴有头痛身热,恶风鼻塞。

检查:视力右眼1.0,左眼1.0。右上睑眼睑皮肤红肿,可扪及肿胀的泪腺包块,压痛。本院彩色B超报告示:超声测量右眼轴23mm,右眼球后间隙16mm,右眼晶状体厚度3.5mm;左眼轴23mm,左眼球后间隙15mm,左眼晶状体厚度3.6mm。超声所见:双眼晶体不厚,周边光滑。双侧玻璃体内透声可,球后壁未见明显异常光带。右侧上睑皮下可见4.6mm×3mm的稍低回声区,形态欠规则,边界欠清。彩色多普勒血流图(CDFI)示:右眼皮下结节内未见异常血彩。右眼动脉血流速为22.6Vp(cm/s),0.61RI;左眼动脉血流速为20.3Vp(cm/s),0.62RI。右眼视网膜中央动脉血流速为9.5Vp(cm/s),0.69RI;左眼视网膜中央动脉血流速为10.6Vp(cm/s),0.60RI。超声提示:①双眼未见明显异常声像。②右眼睑皮下稍低回声区,考虑炎性所致,建议复查。提示:泪腺炎(右眼)。舌质红,苔黄,脉浮数。

诊断:泪腺炎(右眼)。

辨证:风火热毒证。

治法:清热解毒散结。

方剂:普济消毒饮加减。

处方:黄芩10g,黄连5g,陈皮5g,甘草5g,玄参15g,连翘10g,板蓝根

10g,金银花 10g,牛蒡子 10g,薄荷 5g^[后下],僵蚕 5g,升麻 3g,柴胡 10g,桔梗 10g。5 剂。

服法:水煎,每日 1 剂,分 2 次温服。

医嘱:清淡饮食,忌食辛辣炙煿之品。

二诊(2014 年 4 月 30 日):右眼红肿减轻,头痛身热,恶风、鼻塞症状基本消失。舌质红,苔黄,脉浮数。原方 7 剂。

三诊(2014 年 5 月 7 日):右眼红肿消失,肿块已扪不到。舌质红,苔薄黄,脉浮数。上方稍作加减:黄芩 10g,黄连 3g,陈皮 5g,甘草 5g,玄参 15g,连翘 10g,板蓝根 10g,金银花 10g,牛蒡子 10g,僵蚕 5g,升麻 3g,柴胡 10g,桔梗 10g。7 剂。

四诊(2014 年 5 月 14 日):右眼肿块消失,诸羔亦除。

按:中医认为本病多属风热毒邪客于胞睑肌肤之间,以疏风清热、清肺化痰散结为治法。普济消毒饮主治感受风热毒邪,壅于上焦,发于头面之病。风热毒邪上攻头面,气血壅滞,以致头面红肿热痛,甚则目不能开;初起风热毒邪侵袭肌表,卫阳被郁,正邪相争,故恶寒发热;舌质红,舌苔黄,脉浮数,为表里热盛之象。毒邪宜清解,风热宜疏散,病位在上,宜因势利导,疏散上焦风热,清解上焦毒邪,故法当解毒散邪兼施,而以清热解毒为主。方中重用黄连、黄芩清热泻火,祛上焦头面热毒为君;牛蒡子、连翘、薄荷、僵蚕辛凉疏散头面风热为臣;玄参、金银花、板蓝根有加强清热解毒之功,配甘草、桔梗以清热解毒,引药上行,陈皮理气疏壅,散邪热郁结,共为佐药;升麻、柴胡疏散风热,并引诸药上达头面,且寓"火郁发之"之意,功兼佐使之用。诸药配伍,共收清热解毒,疏散风热之功。

十、春季角结膜炎医案一例

春季角结膜炎是指以双眼奇痒,睑结膜出现大而扁平的乳头及角膜缘附近结膜胶样隆起增生为特征的疾病,按部位分为睑结膜型、球结膜型和混合型。中医称为"时复目痒""时复症",认为该病多为脾胃湿热内蕴,复感风邪,风湿热邪相搏,滞于胞睑、白睛所致。

表里双解法治春季角结膜炎／表里俱实证案

患者陈某,女,51岁,湖南省株洲冶炼厂,工人。于2016年4月16日初诊。

主诉:双眼奇痒,眼红反复发作8年,加重20天。

病史:患者于2008年开始每年春夏季就会出现眼痒、眼红、异物感等症状,在当地医院诊为"过敏性结膜炎",曾用醋酸泼尼松龙滴眼液、妥布霉素地塞米松滴眼液等十余种外用药,及内服抗过敏药物,时而有效、时而无效,除冬季稍有缓解,从未治愈。近20天来双眼奇痒难熬,天热或揉眼后症状加剧,有白色黏丝状样眼眵,伴口干口苦,便秘溲赤。

检查:视力右眼0.6,左眼0.8。双眼睑结膜可见卵石样扁平乳头增生,球结膜充血(++),略显灰黄色,角结膜缘可见胶样隆起,眼眵黏丝状;结膜刮片:有大量嗜酸性粒细胞。过敏原检测报告示:牛奶、蛋黄、牛肉、花粉检测呈阳性。舌质红,苔黄腻,脉濡数。

诊断:春季角结膜炎(双眼)。

辨证:表里俱实证。

治法:表里双解。

方剂:防风通圣散加减。

处方:防风10g,荆芥10g,炒大黄10g,玄明粉5g,连翘10g,黄芩10g,赤芍10g,白术10g,栀子10g,当归10g,滑石15g,生石膏15g,薄荷5g,桔梗6g,川芎5g,蝉蜕5g,刺蒺藜10g,甘草3g。6剂(中药配方颗粒)。

服法:每日2次,开水冲服。

外治:龙胆[酒炒]3g,防风3g,生甘草3g,细辛3g(广大重明洗眼方)。水煎去渣,取清液用毛巾沾湿,冰箱冷藏后,午睡和晚上睡觉前做冷敷。暂停所有滴眼剂,远离过敏原。

医嘱:①发作期,为避免阳光刺激,可戴有色眼镜。②少食或不食辛辣厚味之品,以免加重病情。

二诊(2016年4月22日):双眼奇痒明显减轻,原方去大黄、玄明粉。再服6剂。

三诊(2016年4月28日):双眼痒基本消除。视力检查同前。双眼睑结膜淡红,球结膜充血减轻,舌质淡红,苔薄,脉滑。再服原方 6 剂,药尽而愈。停药随访 1 年,未再复发。

按:春季角结膜炎又名春季卡他性结膜炎、季节性结膜炎等,是反复发作的双侧慢性眼表疾病,占变应性眼病的 0.5%,有环境和种族倾向。主要影响儿童和青少年,20 岁以下男性多见,严重者危害角膜,可损害视力。笔者从医近 50 年,诊治眼病患者达 60 万人次以上,遇到春季角结膜炎至少有数百例,年龄最小者 10 个月,最大者 36 岁,绝大多数是 5~15 岁的男性。今偶遇 1 例 51 岁的女性。

《眼科菁华录》中所载之"时复症"与本病相类似,书中说:"类似赤热,不治自愈,及期而发,过期又愈,如花如潮,久而不治,遂成其害。"患者外感风邪,内有蕴热,其证表里俱实。风热之邪在表,上窜于目,痒痛并作;内有蕴热,肺胃受邪,则口干口苦,便秘溲赤。治当疏风散邪以解表邪,泻热攻下以除内实。防风通圣散加减方中,以防风、荆芥、薄荷疏风解表;蝉蜕、刺蒺藜祛风止痒;炒大黄、玄明粉泄热通便,配生石膏、黄芩、连翘、桔梗清肺胃之热;栀子、滑石清热利湿,使里热从二便而解;当归、川芎、赤芍养血活血;白术健脾燥湿;甘草和中缓急。诸药合用,则内外分消,风热湿去,目病向愈。外用药物冷敷及避免接触过敏原,有利于康复和防止复发。

十一、泡性结角膜炎医案一例

泡性结角膜炎是一种由微生物蛋白质引起的迟发型免疫性结膜炎,病变以结角膜泡性结节形成为特点。好发于春秋季,多发生于营养不良、体质虚弱的儿童和青少年,女性多于男性。

本病若病变局限于结膜,可归属于中医"金疳"的范畴;若病变在角膜缘有新生血管束状伸入,发展成束状角膜炎,可归属于中医"风轮赤豆"范畴。

滋润肺肾,化痰散结治泡性结角膜炎 / 肺肾阴亏,虚火上炎证案

刘某,男,16 岁,湖南湘潭人,学生。于 2014 年 8 月 22 日初诊。

主诉:双眼发红 7 天。

病史:患者于 7 天前出现双眼涩痛,泪热畏光,眼眵不多而黏。自购 0.25% 氯霉素滴眼液滴眼无效。患者近 1 年偶有干咳,咽干,头晕,午后潮热。

检查:视力右眼 0.3,左眼 0.25;近视力右眼 1.5,左眼 1.5;加镜右眼 1.0,左眼 1.0。双眼颞侧睑裂部球结膜局限性隆起疱疹性结节,呈灰红色,周围局限性充血,直径约 4mm。本院 X 线胸片示:气管居中,右上肺纹理明显增多、增粗、紊乱,见多发索条及斑点影,边界不清,右上肺可见一空洞,壁不厚,直径约 1.5cm,双肺门不大,纵隔心影居中无增大,双膈面整洁,肋膈角锐利。诊断:右上肺改变,考虑为肺结核并空洞形成,结合临床进一步检查。舌质红,苔少,脉细数。

诊断:①泡性结角膜炎(双眼);②空洞型肺结核。

辨证:肺肾阴亏,虚火上炎证。

治法:滋润肺肾,化痰散结。

方剂:百合固金汤加减。

处方:百合 10g,熟地黄 10g,生地黄 10g,当归 10g,白芍 10g,甘草 3g,桔梗 10g,玄参 10g,浙贝母 10g,麦冬 10g,连翘 10g,夏枯草 5g。7 剂。

煎服法:水煎,每日 1 剂,分 2 次温服。

外治:妥布霉素地塞米松滴眼液、0.1% 利福平滴眼液,交替滴双眼,一次 1 滴,每日各 3 次。

西药:疾病防控中心,接受正规抗结核方案治疗。

医嘱:①正规抗结核治疗,治必彻底。②补充营养,加强锻炼,增强体质。③忌辛辣厚味之品,以免助热伤阴。

二诊(2014 年 8 月 29 日):双眼涩痛,泪热畏光症状明显减轻,眼眵已无;干咳,咽干,头晕,午后潮热症状缓解。检查:矫正视力右眼 1.0,左眼 1.0。双球结膜隆起结节变平,颜色变淡。舌质红,苔少,脉细数。效不更方,原方 7 剂。

三诊(2014 年 9 月 5 日):双眼球结膜结节消失,涩痛、泪热畏光症状已愈。继续正规抗结核治疗。

按：白睛属肺，肺阴不足，虚火上炎，郁滞白睛，聚结为疬。喉为肺系，肾脉夹咽，肺肾两亏，津液不能上潮咽喉，加之虚火上攻，故干咳、咽干；头晕，午后潮热，舌质红，苔少，脉细数均为肺阴不足之象。百合固金汤中以生地黄、熟地黄为君，滋补肾阴亦养肺阴，熟地黄兼能补血，生地黄兼能凉血；臣以百合、麦冬滋养肺阴并能润肺止咳；玄参咸寒，协二地滋阴，且降虚火，君臣相伍，滋阴润肺，金水并补；佐以浙贝母，清热润肺，化痰止咳；桔梗载药上行，配伍连翘、夏枯草化痰散结，并利咽喉；当归、白芍补血敛肺止咳；佐使以甘草，调和诸药，且与桔梗为伍以利咽喉。诸药相合，滋阴凉血，止咳散结。

十二、丝状角膜炎医案一例

丝状角膜炎是一种慢性角膜病变，真正病因尚不清楚，其临床特征为一条或多条丝状物黏附于角膜上皮，开始像小的针头，在外观正常的上皮上呈半透明的隆起，后慢慢延长成数毫米的细小丝状物，常有游离的大泡末端，随着丝状体增长，可变弯曲，在其附着处下面可能有上皮下灰白色颗粒状混浊。患者常有异物感、畏光、流泪、睑痉挛以及瞬目反射增多等症状，临床上较常见，但缺乏特效药物治疗，且易复发。

祛风清热解毒法治丝状角膜炎／风热壅盛证案

杨某，男，32岁，家住湖南省长沙市望城区，工人。2018年2月22日初诊。

主诉：双眼异物感、畏光、流泪，反复发作4年，加重3天。

病史：患者从2014年2月起病，双眼出现眼干、畏光、流泪、睁眼不开。曾在多家医院诊断为"丝状角膜炎"，做全身检查未发现风湿病、糖尿病等病变，经用抗病毒、抗菌及营养角膜等多种药物，并做角膜绷带治疗，收效甚微，要求中医诊治。

检查：视力右眼0.25，左眼0.25；近视力右眼1.5，左眼1.5。矫正视力双眼均1.0。双眼睑高度痉挛，眼内混合充血（++），双眼角膜各有5条透明的长约3~5mm的丝状物，黏附于下方角膜上皮，一端固定，一端游离，其附着处下面角膜上皮下呈灰白色颗粒状混浊。泪液分泌：右眼3mm，左眼

2mm;眼压:右眼 12mmHg,左眼 11mmHg。舌质红,苔薄黄,脉浮数。

诊断:①丝状角膜炎(双眼);②眼干燥症(双眼);③屈光不正(双眼)。

辨证:风热壅盛证。

治法:祛风清热解毒。

方剂:银翘荆防汤。

药物组成:金银花 20g,板蓝根 20g,蒲公英 20g,连翘 10g,荆芥 10g,防风 10g,柴胡 10g,桔梗 10g,黄芩 10g,薄荷 5g,甘草 5g。9 剂(中药配方颗粒)。

服法:每日 2 次,开水冲服。

医嘱:①忌辛辣,少食油腻食物。②日光下应戴墨镜和遮阳帽,以保护眼睛免受光的损害。

二至三诊(2018 年 3 月 3 日至 2018 年 4 月 12 日):异物感、畏光、流泪、睑痉挛症状减轻。舌质红,苔薄黄,脉浮数。原方续服 9 剂。

四至八诊(2018 年 4 月 21 日至 2018 年 5 月 27 日):上方先后去薄荷、板蓝根;加黄芪 15g,白术 10g,以益气健脾固表。服 36 剂,双眼干、异物感、畏光、流泪、睑痉挛等症状消失。检查:视力右眼 0.3,左眼 0.3;近视力右眼 1.5,左眼 1.5,矫正视力双眼均为 1.2,双眼结膜无充血,角膜透明。

2019 年 9 月 13 日随访:停药至今,未再复发。

按:丝状角膜炎是一种容易复发的难治眼病。患者为风热之邪侵及眼睑、白睛和黑睛,风邪为甚,则见眼内异物感、畏光、流泪、睑痉挛等症状;舌质红,苔薄黄,脉浮为风热之征。治宜祛风清热解毒。银翘荆防汤方中,金银花、连翘清热解毒为君药;板蓝根、蒲公英、黄芩苦寒,配金银花、连翘清热解毒为臣药;柴胡疏肝解表,薄荷、荆芥、防风祛风散邪为佐药;桔梗引药上行,甘草调和诸药为使药。诸药合用,则风去热清毒解。后加黄芪、白术,有扶正祛邪、防止复发之效。

十三、蚕蚀性角膜溃疡医案一例

蚕蚀性角膜溃疡,中医称为花翳白陷症,是一种慢性、进行性、非感染性、边缘性、疼痛性角膜溃疡,也是一种比较难治的眼病。多见于成年人,男性多于女性。常单眼发病,也可双眼先后发病,相隔时间可达数年之久。自觉有剧烈的眼痛,溃疡由周边向中央发展,如果不继发感染,一般不穿孔,但可侵蚀整个角膜表面,最终形成广泛性角膜瘢痕,严重影响视力。中医认为,此病多有肝经伏热,又感风邪,形成肺肝风热,上攻于目;或风热已入里化热,火性炎上,灼损风轮;或脾失健运,肝失疏泄,木郁生火,火灼津液成痰,痰火上乘,熏蒸目窍;或肝血不足,久热伤阴,阴液耗损,目失所养。

疏风清热法治蚕蚀性角膜溃疡／肺肝风热证案

徐某,女,48 岁,工人。于 2014 年 8 月 12 日初诊。

主诉:右眼红痛生翳 10 日。

病史:患者于 8 月 2 日右眼出现眼痛、畏光、流泪,曾在外院检查,诊断为蚕蚀性角膜溃疡,建议行角膜移植术。患者左眼于 2 年前患蚕蚀性角膜溃疡,曾在外院做过 5 次角膜移植术和 1 次晶状体摘除术,已无光感。现右眼剧痛难睁,流泪,视力下降,伴口苦咽干,大便秘结。

检查:视力右眼 0.5,左眼无光感。右眼混合性充血(++),颞侧角膜上皮缺损、溃疡,呈潜掘状,略隆起,2% 荧光素钠染色裂隙灯显微镜下呈月牙状染色;左眼角膜全混浊并布满新生血管,眼内组织不可辨。舌质红,苔薄黄,脉浮数。

诊断:蚕蚀性角膜溃疡(双眼)。

辨证:肺肝风热证。

治法:疏风清热。

方剂:加味修肝散加减。

处方:羌活 10g,防风 10g,荆芥 10g,麻黄 5g^[蜜炒],菊花 10g,木贼 5g,刺蒺藜 10g,桑螵蛸 10g,栀子 10g,黄芩 10g,连翘 10g,大黄 10g,蝉蜕 5g,当归 10g,赤芍 10g,甘草 5g。6 剂(中药配方颗粒)。

服法:每日 2 次,开水冲服。

外治:①妥布霉素地塞米松滴眼液,滴右眼,每日 4 次;②1% 硫酸阿托品眼用凝胶,滴右眼,每日 2 次;③金银花 15g,蒲公英 15g,防风 10g。煎水,待温度适宜时熏眼,每日2次。

医嘱:忌辛辣炙煿之品及牛羊狗肉等发物。

二诊(2014年8月18日):便通症减;舌质红,苔薄黄,脉浮数。原方去大黄,6剂。

三至九诊(2014年8月24日至2014年10月5日):右眼疼痛消失。检查视力右眼0.6,左眼无光感。右眼睫状充血(+),角膜溃疡减轻,瞳孔药物性散大;舌质淡,苔薄黄,脉细数。改用退翳明目法。方剂:拨云退翳散。处方:防风10g,荆芥10g,柴胡10g,木贼10g,赤芍10g,青葙子10g[包煎],黄芩10g,决明子10g,甘草5g。6剂。停用1%硫酸阿托品眼用凝胶。

十至十二诊(2014年10月11日至2014年10月23日):右眼疼痛消失,视物较前清楚。视力右眼0.6,左眼无光感。右眼睫状充血消退,角膜仍留有瘢痕障迹,2%荧光素钠染色裂隙灯显微镜下检查呈阴性。嘱原方再进12剂,以退翳明目。随访1年,未复发。

按:蚕蚀性角膜溃疡,首先由Mooren报告,故也称Mooren角膜溃疡。本病在临床上比较常见,但由于病因不清,病情顽固,西医认为无特效的治疗方法,迄今仍被视为一种极为严重的致盲性眼病。《太平圣惠方》谓:"此为肝肺积热,脏腑壅实,而生此疾。"患者肺肝风热,肺热及肝,故黑睛周边骤起花翳;风热均盛,故白睛混赤,畏光流泪;风热阻滞脉络,气血运行受阻,故眼痛难忍;肺热移于大肠,津液少则大便秘结;口苦咽干,舌质红,苔薄黄,脉浮数,为热甚的表现。《银海精微》曰:"人之患眼生翳如萝卜花,或鱼鳞子,入陷如碎米者,此肝经热毒入脑,致眼中忽然肿痛,赤涩泪出不明,头痛鼻塞,乃是肝风热极,脑中风热极致使然也。宜服泻肝散,加味修肝散主之。"加味修肝散加减方中,羌活、蜜麻黄、荆芥、防风辛散外风,消肿止痛;栀子、黄芩、连翘、大黄清热泻火解毒,降火通便;菊花、木贼、蝉蜕、刺蒺藜祛风散热,退翳明目;当归、赤芍活血行滞,退赤消肿;《银海精微》认为桑螵蛸能祛风明目散翳;甘草调和诸药。诸药配合,可祛风清热,活血退翳明目。此例患者经中西医结合治疗,内外兼治,疗效颇佳。

十四、大泡性角膜病变医案一例

角膜上皮层形成水疱的状态称为大泡性角膜病变,以往称为大泡性角膜炎,实际上它并不是一种炎症,而是变性,是基质层特别是内皮层的异常,而致水分贮存在上皮层的结果。临床比较常见,病程较长,治疗困难,预后较差。

祛风活血法治大泡性角膜病变 / 气血瘀滞证案

龙某,女,40 岁,家住湖南省长沙市,工人。2019 年 2 月 16 日初诊。

主诉:右眼玻璃体切割术后眼内刺痛流泪 3 月余。

病史:患者右眼于 2018 年 11 月因外伤玻璃体积血、视网膜脱离曾在某院行玻璃体切割术,术后一直疼痛、畏光、流泪、睁眼不开。情志抑郁,急躁易怒,大便燥。

检查:视力右眼手动 / 眼前,左眼 0.8 ;近视力右眼 0,左眼 1.5。双眼前房较深,余外眼无异常。右眼睑高度痉挛,滴 1% 盐酸奥布卡因滴眼液两次后检查,球结膜混合充血,角膜弥漫性雾状混浊,有多个大小不一的混浊囊泡,隐约可见 6~10 点虹膜根部断离。眼压:右眼 15mmHg,左眼 16mmHg。舌质紫暗,周边有紫斑,脉弦涩。

诊断:①大泡性角膜病变(右眼);②视网膜脱离玻璃体切除术后(右眼);③外伤性虹膜根部断离(右眼)。

辨证:气血瘀滞证。

治法:祛风活血法。

方剂:川芎行经散加减。

处方:桔梗 10g,茯苓 15g,羌活 10g,蔓荆子 5g,白芷 10g,防风 10g,荆芥 10g,薄荷 5g,独活 5g,柴胡 10g,川芎 5g,炙甘草 5g,当归 10g,枳壳 10g,红花 5g,桃仁 10g,大黄 10g。6 剂(中药配方颗粒)。

服法:每日 2 次,开水冲服。

医嘱:①忌辛辣,少食油腻食物。②日光下应戴墨镜和遮阳帽,以保护眼睛免受光的损害。

二至三诊(2019 年 2 月 22 日至 2019 年 2 月 28 日):右眼疼痛、畏光、流泪症状减轻,大便已通畅。舌质紫暗,周边有紫斑,脉弦涩。原方去大黄。续服 6 剂。

四至十诊(2019 年 3 月 6 日至 2019 年 4 月 11 日):上方先后去川芎、独活、薄荷;加蝉蜕 5g,木贼 5g。服 36 剂,右眼痛、畏光、流泪等症状消失。检查:视力右眼 0.05,左眼 0.8;近视力右眼 0.4,左眼 1.0。右眼结膜无充血,角膜透明,6~10 点虹膜根部断离,瞳孔椭圆形。

按:大泡性角膜病变,常发生于绝对期青光眼、葡萄膜炎、内眼手术,化学伤后失明的眼球上。患者往往眼内有异物感,刺痛等症状,持久不退。角膜上皮失去光泽,有大小不等的透明水疱,破裂后可复发。角膜上皮水肿,失去光泽,其中有一个或数个大疱隆起(可达数毫米),疱内充满略显混浊的液体,由于瞬目时与眼睑相互摩擦,大疱可发生破裂,此时,因角膜神经暴露,故患者出现疼痛、羞明、流泪等严重刺激症状,破裂的大疱形成上皮缺损或卷丝,大疱可反复出现,反复破裂,最终以血管长入形成变性血管翳而告终。本例中医辨证为气血瘀滞,治以祛风活血法。方用川芎行经散加减。方中以枳壳、炙甘草和胃气为君;白芷、防风、荆芥、薄荷、独活疗风邪、升胃气为臣;川芎、当归、红花、桃仁行滞血,柴胡去结气,大黄泻热通腑,茯苓分利除湿为佐;羌活、蔓荆子引入太阳经,桔梗利五脏为使,则胃脉调,小肠、膀胱皆利,邪去凝行。

十五、慢性闭角型青光眼医案一例

慢性闭角型青光眼在发作期,眼前部没有充血,自觉症状也不明显,如果不查房角易误诊为开角型青光眼。本病发作时常有虹视,其他自觉症状如头痛、眼胀、视物模糊等,都比较轻微,眼压中等度升高,多在 40mmHg 左右,发作时房角大部分或全部关闭,充分休息和睡眠后,房角可再度开放,眼压下降,症状消失。随病情发展或反复发作,房角即发生粘连,继而眼压持续升高,晚期则出现视神经萎缩,视野缺损,最后失明。

疏肝清热,利湿化痰法结合虹膜激光切开术治慢性闭角型青光眼／肝经风热证案

李某,女,50岁,长沙市人。于2013年11月12日初诊。

主诉:双眼胀痛,视力下降1个月。

病史:患者今年10月中旬开始,眼胀,虹视,视力下降。伴右侧头痛,心烦,口干,恶心。

检查:查视力右眼0.8,左眼1.0;近视力右眼0.4,左眼0.3。试镜:右眼+150DS近视力0.8;左眼+200DS近视力0.8。双眼结膜无充血,角膜透明,前房略浅,右眼瞳孔直径3mm,左眼瞳孔直径2.5mm,右眼瞳孔相对性传入障碍。眼底检查杯盘比,右眼0.6,左眼0.5。眼压:右眼60mmHg,左眼28mmHg。视野:右眼MS(平均光敏感度):4.56(19),MD(平均缺损):–14.44,RF(可信度因子):0.83,PSD(模式标准差):5.78,SF(短期波动):2.47,CPSD(矫正的模式标准差):5.23;左眼MS:13.65(19),MD:–5.35,RF:0.75,PSD:5.13,SF:6.3,CPSD:4.16。超声生物显微镜房角检查:右眼前颞侧前房角开放,其余方位均关闭;左眼前颞侧和鼻侧前房角开放,其余方位均关闭。舌质红,苔黄腻,脉滑数有力。

诊断:①慢性闭角型青光眼(双眼);②老视(双眼)。

辨证:肝经风热证。

治法:疏肝清热,利湿化痰。

方剂:回光汤加减。

处方:山羊角15g^[先煎],玄参15g,知母10g,龙胆10g,荆芥10g,防风10g,法半夏10g,僵蚕6g,菊花10g,细辛3g,川芎5g,茯苓20g,车前子20g^[包煎],羌活10g,甘草5g。3剂。

煎服法:水煎,每日1剂,分2次温服。

外治法:1%硝酸毛果芸香碱滴眼液,滴双眼,每日3次;马来酸噻吗洛尔滴眼液,滴双眼,每日2次。

医嘱:调情志,避风寒,少食辛辣炙煿之品。

二诊(2013年11月15日):眼胀、头痛减轻,视力右眼0.8,左眼1.0,眼压:右眼28mmHg,左眼21mmHg。原方3剂。

三诊(2013年11月18日):视力右眼0.8,左眼1.0;眼压:右眼21mmHg,左眼18mmHg。局麻下双眼施行激光虹膜切开术。随访1年,眼压控制在正常范围之内。

按:患者眼胀,头痛,眼压增高,视力下降,为七情内伤,情志不舒,郁久化火,火动风生,肝气乘脾,聚湿生痰,痰郁化热生风,肝风痰火上扰清窍所致。治宜疏肝清热,利湿化痰。回光汤加减方中,山羊角疏肝经风热为君药;龙胆清肝胆湿热,僵蚕清热祛风止痛,玄参、知母、菊花养肝明目为臣药;法半夏、茯苓、车前子利湿化痰为佐药;羌活、荆芥、防风祛风散寒,细辛辛温开窍反佐,甘草调和诸药,川芎活血行滞止痛,引药上行为使药。诸药配伍,共奏疏肝清热、利湿化痰之功。肝平、热清、湿去、痰化则目安。配合西药降眼压、激光虹膜切开术,既能提高疗效,又能防止复发。

十六、原发性开角型青光眼医案一例

原发性开角型青光眼,中医称"青风内障",其特点是眼压虽然升高而房角始终是开放的,即房水外流受阻于小梁网-Schlemm管系统。中医认为多为肝郁气滞,气郁化火,致目中脉络不利,玄府郁闭,神水瘀滞而成。

疏肝清热法治原发性开角型青光眼/肝郁化火证案

黄某,男,43岁,湖南省冷水江市铁路职工。于2016年3月24日初诊。

主诉:双眼胀痛,视力下降2月余。

病史:患者于2个月前,常因情绪波动后头目胀痛、视蒙,伴情志不舒,胸胁满闷,食少神疲,心烦口苦。

检查:视力右眼0.5,左眼0.6。双眼外观无明显异常。测眼压:右眼38mmHg,左眼36mmHg。眼底可见双眼视盘上下方局限性盘沿变窄,杯/盘比等于0.8,颞侧颜色淡白。视野检查,右眼MS:8.36(19.85),MD:−11.49,RF:0.67,PSD:5.51,SF:5.64,CPSD:0。左眼MS:17.16(19.85),MD:−2.69,RF:0.92,PSD:2.91,SF:2.66,CPSD:1.19。超声生物显微镜检查房角:双眼均为宽角。舌质红,苔薄黄,脉弦数。

诊断:原发性开角型青光眼(双眼)。

辨证:肝郁化火证。

治法:疏肝清热。

方剂:舒肝明目汤加减。

处方:柴胡10g,当归10g,白芍10g,白术10g,桑寄生10g,桑椹10g,女贞子10g,茯苓10g,决明子10g,首乌藤10g,夏枯草10g,槟榔10g,车前子10g^[包煎],菊花10g,甘草5g。7剂。

服法:水煎,每日1剂,分2次温服。

外治:0.5%马来酸噻吗洛尔滴眼液,滴双眼,每日2次。

针刺:选用攒竹、睛明、承泣、球后、太阳、风池、合谷、内关、三阴交、阳陵泉等穴,每次选局部穴2个、远端穴3个,交替使用,每日1次,强刺激。

医嘱:调情志,避风寒,保持大便通畅,少食辛辣炙煿之品,忌饮浓茶、咖啡,适当控制饮水量。

二诊(2016年3月31日):自觉视物较明,眼胀减轻。眼压:右眼24mmHg,左眼22mmHg。舌质红,苔薄白,脉弦。原方去夏枯草,7剂。

三至八诊(2016年4月7日至2016年5月27日):先后加熟地黄滋阴补肾,枸杞子补肾明目。服药50剂,针刺30次。视力右眼1.0,左眼1.2。双眼眼压一直控制在16~20mmHg之间。视野,右眼MS:17.7(19.85),MD:−2.15,RF:0.88,PSD:6.02,RF:2.14,CPSD:5.64;左眼MS:19.2(19.85),MD:−0.65,RF:0.93,PSD:3.63,SF:7.48,CPSD:3.22。全身症状消失,患者能坚持工作。改服舒肝明目丸;0.5%马来酸噻吗洛尔滴眼液,改为每日滴双眼1次,并嘱其定期复查。

按:西医认为本病病因尚不完全明了,可能与遗传有关。《秘传眼科龙木论·青风内障》中认为本病多因虚所致,书中谓:"因五脏虚劳所作。"《审视瑶函·内障》则认为病因虚、实皆有,说:"阴虚血少之人,及竭劳心思,忧郁忿恚,用意太过者,每有此患。然无头风痰气火攻者,则无此患。"该例患者因肝郁气滞,气郁化火,致目中脉络不利,玄府郁闭,神水瘀滞则头目胀痛,视蒙;情志不舒,胸胁满闷,食少神疲,心烦口苦,舌质红,苔黄,脉弦数均为气郁化火之征。治宜疏肝清热。舒肝明目汤是张怀安教授治疗瞳神疾病的常用经验方之一,由逍遥散衍化而来,方中柴胡疏肝解郁,清热镇痛,配合当归、白芍养血柔肝,调和气血;柴胡升阳散热,配白芍以平肝,而使肝气条达;白术、甘草和中健脾;茯苓、车前子清热利湿,助甘草、白术健脾,配首乌藤令心气安宁;决明子清肝明目;桑椹、女贞子、桑寄生补益肝肾,滋养肾精;夏枯草、槟榔清肝、散结、利水;菊花清头风,且能明目。诸药合用,补而不滞,滋腻而不生湿。本方合疏肝、健脾、益肾为一炉,以疏肝解郁、舒畅气机为先,健脾渗湿、补益脾土为本,滋养肝脾、益精明目为根,共奏疏肝解郁明目,利湿健脾,补益肝肾之功。配合针灸,滴眼剂滴眼,可进一步增强降眼压的效果。

十七、青光眼睫状体炎综合征医案一例

青光眼睫状体炎综合征,又称青光眼睫状体炎危象,中医称"绿翳青盲",是前部葡萄膜炎伴青光眼的一种特殊形式,以既有明显眼压升高,又同时伴有角膜后沉着物的睫状体炎为特征。中医认为本病与机体气血津液的运行输布失常有关。肝的疏泄功能关系着整个人体气机的通畅,脾的运化对水湿津液的代谢至关重要。若七情所伤,肝失疏泄,气机郁滞,气血失调,气滞血瘀,神水淤积;或肝木犯脾,脾失健运,津液停聚,化为痰湿,上犯目窍,玄府不通,神水滞留则成本病。

清肝泻火法治青光眼睫状体炎综合征/肝火上炎证案

患者刘某,男,36 岁。2016 年 6 月 25 日初诊。

主诉:右眼胀痛,视蒙 3 日。

病史:患者右眼于 6 月 22 日开始眼胀不适,视物模糊,虹视,伴头痛面赤,口苦口干,急躁易怒,大便秘结。

检查:视力右眼 1.0,左眼 1.5。右眼睫状充血(+),角膜后壁有灰白色羊脂状沉着物,房水丁达尔征阳性,瞳孔稍大于左眼。眼压:右眼56mmHg,左眼18mmHg。房角检查:双眼房角开放。舌质红,苔黄,脉弦数。

诊断:青光眼睫状体炎综合征(右眼)。

辨证:肝火上炎证。

治法:清肝泻火。

方剂:加味龙胆泻肝汤加减。

处方:龙胆10g,黄芩10g,栀子10g,泽泻10g,木通10g,车前子10g,当归10g,柴胡10g,生地黄30g,羌活10g,防风10g,夏枯草10g,红花5g,赤芍10g,酒炒大黄10g,滑石15g,甘草5g。3剂(中药配方颗粒)。

服法:每日2次,开水冲服。

外治:① 0.5%马来酸噻吗洛尔滴眼液,滴右眼,每日2次。②普拉洛芬滴眼液,滴右眼,每日3次。

针刺:选用攒竹、睛明、承泣、球后、太阳、风池、合谷、内关、三阴交、阳陵泉等穴,每次选局部穴2个、远端穴3个,交替使用,每日1次,强刺激。

医嘱:调情志,避风寒,保持大便通畅,忌食辛辣炙煿之品,忌饮浓茶、咖啡,适当控制饮水量。

二诊(2016年6月28日):便通症减,视力右眼1.0,左眼1.5。眼压:右眼26mmHg,左眼16mmHg。原方去大黄,3剂(中药配方颗粒)。

三诊(2016年7月1日):眼部及全身症状消失。视力右眼1.2,左眼1.5。眼压:右眼18mmHg,左眼16mmHg。右眼充血消失,双眼瞳孔大小对称。

按:西医认为本病的发病原因尚不十分清楚,可能与过敏因素、病灶感染、下丘脑障碍、自主神经功能紊乱、睫状血管神经系统反应异常和房角发育异常有关。患者肝胆火热亢盛,热极生风,风火上攻头目,目中玄府闭塞,神水瘀阻则胀痛,视力突降,虹视;头痛面赤,口苦咽干,烦躁易怒,均为肝胆火热亢盛,热极生风之故;大便秘结,小便黄赤,舌质红,苔黄,脉弦数,均为肝火上炎之征。治宜清肝泻火。加味龙胆泻肝汤方中,龙胆大苦大寒,为泻肝胆之要药,为君药;黄芩、栀子清热降火为臣药;车前子、泽泻、木通、滑石清利湿热,当归、生地黄和血养阴,以防苦寒化燥伤阴,柴胡引药入肝,羌活、防风祛风止痛,大黄通便泻热,赤芍、红花活血化瘀,夏枯草清肝、散结、利水皆为佐药;甘草调和诸药,护胃安中,为佐使之用。本方的配伍特点是泻中有补,利中有滋,降中寓升,祛邪而不伤中,泻火而不伐胃,使火降热清,湿浊得利,循经所发之症皆可痊愈。配合针灸,局部滴消炎、降眼压滴眼剂可提高疗效。

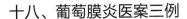

十八、葡萄膜炎医案三例

葡萄膜炎是一类由多种原因引起的葡萄膜炎症,本病多发生于青壮年人,常累及双眼,反复发作,可产生严重并发症和后遗症,是主要致盲性眼病之一。中医根据本病的临床特征,当葡萄膜炎症引起瞳孔缩小时,称为"瞳神紧小",当虹膜与晶状体发生粘连,出现瞳孔参差不齐,如梅花、锯齿状时,称为"瞳神干缺"。

祛风清热法治葡萄膜炎 / 肝经风热证案

叶某,男,23 岁,家住湖南省常德市,农民工。2014 年 12 月 9 日初诊。

主诉:右眼红肿胀痛,视力下降 5 天。

病史:患者于 5 天前出现眼珠疼痛,畏光流泪,视力下降。曾滴 0.25% 氯霉素滴眼液,口服阿莫西林胶囊,无效。

检查:视力右眼 0.3,左眼 1.0 ;眼压:右眼 15mmHg,左眼 16mmHg。右眼睫状充血(++),角膜后壁大量沉着物,房水闪光,虹膜纹理不清,呈泥土色,瞳孔小。眼底:右眼底窥不进;左眼底正常。舌质红,苔黄,脉浮数。

诊断:前葡萄膜炎(右眼)。

辨证:肝经风热证。

治法:祛风清热散邪。

方剂:新制柴连汤加减。

处方:柴胡 10g,黄连 10g,黄芩 10g,赤芍 10g,蔓荆子 10g,栀子 10g,木通 10g,荆芥 10g,防风 10g,甘草 10g,龙胆 10g,金银花 15g,蒲公英 15g。3 剂。

煎服法:水煎,每日 1 剂,分 2 次温服。

外治:① 1% 硫酸阿托品眼用凝胶、妥布霉素地塞米松滴眼液,交替滴右眼,每日 3 次。②先用煎服中药熏双眼,后用药渣布包,做眼部湿敷,每日 2 次。

医嘱:禁生冷凉水,调情志,戒烟酒,少食辛辣。

二诊(2014 年 12 月 12 日):眼痛流泪减轻,视物较明。检查:视力右眼

0.5,左眼1.0;右眼睫状充血(+),角膜后沉着物明显减少,瞳孔散大,虹膜6点处后粘连。舌质红,苔薄黄,脉浮数。原方去龙胆,7剂。

三诊(2014年12月19日):检查,视力右眼0.7,左眼1.0;右眼充血消失,角膜后沉着物仅3个,瞳孔散大形圆。舌质红,苔薄黄,脉浮数。原方7剂。停用1%硫酸阿托品眼用凝胶。

四诊(2014年12月26日):检查,视力右眼1.0,左眼1.0;右眼充血消失,角膜后沉着物仅1个,瞳孔直径约5mm,形圆。舌质红,苔薄黄,脉浮数。原方7剂,以散余邪。

按:外感风热,内侵于肝,循经上犯黄仁,黄仁受灼,展缩不灵而发为本病。风热壅于目,故眼痛视昏,抱轮红赤,畏光流泪;病邪灼伤神水,则神水不清,黑睛后壁有沉着物黏附;舌红苔黄,脉浮数均为风热之候。新制柴连汤方中,龙胆、栀子、黄连、黄芩清肝泻热;荆芥、防风、蔓荆子祛风清热;柴胡既可辛凉祛风,又可引药入肝;赤芍凉血退赤;木通利尿清热;金银花、蒲公英清热解毒;甘草调和诸药。合之共奏祛风清热、解毒散邪之功。药症相符,结合散瞳、抗感染治疗,病邪乃去。

祛风清热除湿法治葡萄膜炎／风湿夹热证案

戴某,女,46岁,农民。于2013年9月30日初诊。

主诉:左眼红赤、畏光、疼痛,视力下降5天。

病史:患者于9月25日突然左眼红痛,畏光流泪,社区医院用0.25%氯霉素滴眼液滴眼、青霉素肌内注射,未见好转。现夜间眼珠坠胀痛,视物模糊,口苦,头重胸闷,肢节酸痛。

检查:视力右眼1.0,左眼0.3。右眼外观正常;左眼睫状充血,角膜后壁有粉尘状沉着物,房水混浊,虹膜色泽污暗,瞳孔缩小,展缩失灵。眼压:右眼16mmHg,左眼18mmHg。舌质红,苔黄厚腻,脉濡数。

诊断:前葡萄膜炎(左眼)。

辨证:风湿夹热证。

治法:祛风清热除湿。

方剂:抑阳酒连散加减。

处方:独活6g,生地黄15g,黄柏10g,防己10g,知母10g,蔓荆子10g,前胡10g,防风10g,黄芩10g,羌活10g,白芷10g,寒水石15g,黄连5g,栀子10g,金银花10g,甘草3g。5剂。

煎服法:水煎,每日1剂,分2次温服。

外治法:①1%硫酸阿托品滴眼液,滴左眼,每日3次;妥布霉素地塞米松滴眼液,滴左眼,每日4次。②将内服方药渣布包,在温度适宜时进行左眼部熨敷,以利退赤止痛。

医嘱:少食辛辣炙煿之品,保持大便通畅。

二诊(2013年10月5日):夜间眼珠坠胀痛、口苦、头重胸闷已消除,视物较前清楚。检查:视力右眼1.0,左眼0.4。睫状充血,角膜后壁粉尘状沉着物减轻,房水混浊,虹膜色泽污暗,瞳孔药物性散大,直径约6mm,眼底正常。舌质红,苔薄黄,脉濡。原方去独活、寒水石、黄连,加茺蔚子10g,赤芍10g,牡丹皮10g,以活血退赤。7剂,水煎,每日1剂,分2次温服。

三诊(2013年10月12日):左眼红痛基本消除,已无夜间眼珠坠胀痛。检查:视力右眼1.2,左眼0.5。左眼睫状充血减轻,角膜后壁沉着物已消失,瞳孔药物性散大。舌质红,苔薄黄,脉濡。原方7剂,水煎,每日1剂,分2次温服。

四诊(2013年10月19日):左眼视物较前清楚。检查:视力右眼1.0,左眼0.8。左眼睫状充血消失,角膜透明,瞳孔药物性散大,眼底正常。舌质淡红,苔薄黄,脉细。予知柏地黄丸5瓶,每次9g,每日3次。停1%硫酸阿托品滴眼液。

按:患者因风湿与热邪相搏,风湿热邪黏滞重着,熏蒸肝胆,黄仁受损,视物模糊,眼珠夜间坠胀痛;风湿留于肢体,则肢节酸痛。治宜祛风清热除湿。抑阳酒连散加减方中,知母、黄柏、生地黄、寒水石清泻肾火;黄芩、黄连、栀子、金银花清热解毒燥湿;独活、羌活、防风、白芷、防己祛风除湿;蔓荆子、前胡宣散风热;甘草解毒调和诸药。诸药合用,为祛风清热除湿之剂,风去、热清、湿除则目明。除内服中药外,配合局部散瞳、激素、抗生素治疗,既可提高疗效,又能防止瞳神干缺。

祛风清热除湿法治葡萄膜炎／风湿夹热证案

喻某,男,30岁,工人。于2014年8月22日初诊。

主诉:双眼反复红痛,眼前有黑影,视力下降3月余。

病史:患者从今年5月开始双眼先后红痛,视力下降,曾在当地用"散瞳、激素、抗感染"等治疗,病情好转,但时而反复发作。现双眼视物模糊,眼前有黑点,眼球坠痛,头闷身重,肢节酸痛。

检查:视力右眼0.2,左眼0.3;近视力右眼0.4,左眼0.6。眼压:右眼15mmHg,左眼14mmHg。双眼睫状充血(+),虹膜后粘连,瞳孔缩小。眼底玻璃体混浊,视乳头充血边界不清,网膜晚霞样改变,黄斑中心凹反射不见。B超:双眼玻璃体内可探及少许细小点状的弱回声光点,余未见异常。舌质红,苔黄腻,脉濡数。

诊断:①葡萄膜炎(双眼);②玻璃体混浊(双眼)。

辨证:风湿夹热证。

治法:祛风清热利湿。

方剂:抑阳酒连散加减。

处方:独活10g,生地黄20g,黄柏10g,防己10g,知母10g,蔓荆子10g,前胡10g,羌活10g,白芷10g,甘草5g,防风10g,栀子10g,酒炒黄芩10g,寒水石15g,酒炒黄连5g。7剂。

煎服法:水煎,每日1剂,分2次温服。

外治:① 1%硫酸阿托品眼用凝胶、妥布霉素地塞米松滴眼液,交替滴双眼,每日3次。②先用煎服中药熏双眼,后用药渣布包,做眼部湿敷,每日2次。

医嘱:禁生冷凉水,调节情志,戒烟酒,少食辛辣。

二至五诊(2014年8月29日至2014年9月18日):原方去独活、防己、蔓荆子、前胡、栀子、寒水石、黄连,加玄参10g,菊花10g。共服21剂,自觉视物较明,头闷身重、肢节酸痛消失。查视力右眼1.0,左眼1.5;近视力右眼0.8,左眼0.8。眼压:右眼15mmHg,左眼15mmHg。双眼结膜无充血,角膜透明,双眼瞳孔药物性开大,虹膜有两处轻度的后粘连。眼底视乳头充血边界清,视网膜晚霞样改变,黄斑中心凹反射可见。舌质淡红,苔薄黄,脉弦细。停药至今,未见复发。

按:风湿与热邪相搏,风湿热邪黏滞重着,阻滞于中,清阳不升,浊阴上泛,故头闷、眼球坠痛;湿热熏蒸肝胆,则抱轮红赤,神膏混浊;湿性黏滞,故发病较缓,病势缠绵,且易反复;身重,肢节酸痛,舌质红,苔黄腻,脉濡数均为湿热黏滞所致。抑阳酒连散由抑阳缓阴之药组成,方中以生地黄补肾水真阴为君;独活、黄柏、知母俱以益肾水为臣;蔓荆子、羌活、防风、白芷,群队升阳之药为佐;甘草、黄芩、栀子、寒水石、防己、黄连寒而不走之药为使,唯欲抑之,不欲祛除;凡用酒制者,为引导药。

十九、虹膜角膜内皮综合征医案一例

虹膜角膜内皮综合征(iridocorneal endothelial syndrome),简称ICE综合征,是表现为角膜内皮异常、进行性虹膜基质萎缩、广泛周边虹膜前粘连、前房角关闭及继发性青光眼等症状的一组疾病,其病因及发病机制目前尚不清楚。多数患者经多次手术后眼压仍逐渐升高,终因大泡性角膜病变及难以控制的晚期青光眼而丧失视功能。临床上此病多见单眼发病者,双眼患病者少见。中医认为多由外感风湿,内蕴热邪,致风湿郁而化热,熏蒸黑仁、黄仁所致。

祛风清热除湿法治虹膜角膜内皮综合征／风湿夹热证案

蒋某,男,39岁,农民工。于2018年1月12日初诊。

主诉:双眼视力模糊、畏光及间歇性虹视3月余。

病史:患者于2017年10月初,双眼出现视物模糊,曾在当地诊断为"虹膜睫状体炎""继发性青光眼",用激素、抗感染、降眼压等药物治疗,眼病反复发作,视力急剧下降。伴肢节肿胀,酸楚疼痛。

检查:视力右眼0.2,左眼0.3;近视力右眼0.3,左眼0.5;矫正视力无助。眼压:右眼28mmHg,左眼26mmHg。双眼睫状充血(++),角膜水肿,虹膜萎缩,尤其周边较甚,瞳孔小,呈椭圆形。超声生物显微镜检查:右眼中半前房深1.65mm,左眼中半前房深1.55mm,双眼虹膜萎缩,房角关闭。

舌质红,苔薄黄腻,脉濡数。

诊断:虹膜角膜内皮综合征(双眼)。

辨证:风湿夹热证。

治法:祛风清热除湿。

方剂:抑阳酒连散加减。

处方:独活 5g,生地黄 15g,黄柏 10g,防己 5g,知母 10g,蔓荆子 5g,甘草 5g,前胡 10g,防风 10g,栀子 10g,黄芩 10g,寒水石 15g,羌活 10g,白芷 10g,黄连 5g,车前子 10g。15 剂(中药配方颗粒)。

服法:每日 2 次,开水冲服。

外治:布林佐胺噻吗洛尔滴眼液,滴双眼,每日 2 次;普拉洛芬滴眼液,滴双眼,每日 3 次。

医嘱:节用目力,避免辛辣炙煿之品,戒烟酒,饮食宜清淡,以防助湿生热。

二诊(2018 年 1 月 27 日):自觉视力模糊、畏光症状减轻,虹视消失。视力右眼 0.3,左眼 0.4;近视力右眼 0.5,左眼 0.6。眼压:右眼 18mmHg,左眼 16mmHg。双眼睫状充血(+),角膜水肿减轻,虹膜萎缩如前,尤其周边较甚,瞳孔小,呈椭圆形。原方去独活、防己,加蝉蜕 5g,木贼 5g,以退翳明目。15 剂(中药配方颗粒)。

服法:每日 2 次,开水冲服。

三至五诊(2018 年 2 月 11 日至 2018 年 4 月 11 日):患者因家庭比较困难,每月就诊一次,原方先后去羌活、白芷、栀子、黄连、寒水石,加荆芥 10g,茺蔚子 10g,薏苡仁 15g,以清热除湿。肢节肿胀、酸楚疼痛消失,双眼视物较明,眼压控制在正常范围,滴眼液滴的次数减量至停用,视力右眼 0.5,左眼 0.5;近视力右眼 0.6,左眼 0.8。改服滋阴明目丸,每日 3 次,每次 10g,连服 2 个月,以资巩固疗效。2018 年 6 月 12 日复查,双眼眼压正常,病情稳定。

按:虹膜角膜内皮综合征(ICE 综合征)是一种疑难性眼病,西医主要针对角膜水肿与继发性青光眼进行治疗。由于此类继发性青光眼的房水引流道,被膜状组织及虹膜周边前粘连阻塞,故早期宜采用减少房水生成的药物治疗,比改善房水流畅度的药物有效。常用的有 β 受体阻滞药,如马来酸噻吗洛尔滴眼液;α₂ 受体激动药,如酒石酸溴莫尼定滴眼液;房水生成抑制剂,如布林佐胺滴眼液等。为减轻角膜水肿,可加辅助治疗,如眼部滴高渗盐水,戴软性接触眼镜。此外,多瞳症患者亦可佩戴中心区有孔的不透明接触眼镜,以提高视力。对角膜水肿而眼压正常或仅轻度增高,且无视盘及视野改变的青光眼,可行角膜移植术,其成功率约为 70%,但术后多需加用抗青光眼药物。若视盘已损害,最终多需手术治疗,以控制眼压。可选用的手术有滤过性手术、房水引流物植入术,晚期病例可试行睫状体冷冻或激光光凝术。在做滤过性手术时,可联合应用抗代谢药物,如5-氟尿苷或丝裂霉素 C,可能对长期控制眼压有益,但尚无有关的临床研究报道。由于 ICE 综合征为慢性进行性疾病,术后内皮细胞与类后弹力膜样的组织仍继续生长,不但可直接长入滤过泡内,覆盖滤过泡内壁,且可越过角巩膜手术区,向虹膜角膜角内生长。因此,随着时间的推移及病程发展,对眼压与角膜水肿的控制也越来越困难。有人提出在做滤过性手术时,可试用电烙烧灼切口边缘,以防术后内皮细胞增生导致手术失败。功能性滤过泡仅能维持 5~10 年,往往虽重复手术,眼压仍不能得到控制,可试行Nd:YAG 激光重新开放阻塞的房水引流滤过道,获得眼压降低,但病程始终仍在继续进行中,最终因角膜内皮细胞丧失导致大泡性角膜病变及难以控制的晚期青光眼,从而丧失视功能。最近报道,在内皮细胞体外培养实验中用免疫毒素可抑制细胞增生。如果实验证实病毒颗粒出现在角膜内皮中,可研究采用抗病毒治疗。

中医方面,《原机启微》曰:"足少阴肾为水,肾之精上为神水,手厥阴心包络为相火,火强抟水,水实而自收,其病神水紧小。"患者因风湿与热邪相抟,风湿热邪黏滞重着,熏蒸肝胆,黄仁受损,畏光且视物模糊;湿热熏蒸肝胆,故抱轮红赤,黄仁受损;风湿留于肢体,则肢节肿胀,酸楚疼痛;舌质红,苔黄厚腻,脉濡数,均为风湿夹热之候。抑阳酒连散加减方中,知母、黄柏、生地黄、寒水石清泻肾火;黄芩、黄连、栀子清热解毒燥湿;独活、羌活、防风、白芷、防己祛风除湿;蔓荆子、前胡宣散风热;甘草解毒调和诸药。诸药合用,为祛风清热除湿之剂,风去、热清、湿除,配合外用降眼压、抗感染治疗,则眼病向愈。

二十、外伤性脉络膜破裂医案一例

外伤性脉络膜破裂为眼球顿挫伤的常见并发病之一,晚期如合并出血性浆液性视网膜病变,则严重影响视力。病变大多位于眼底后极部,沿视盘周围分布,可单独存在,亦可多发。其形态多为弧形,亦有蟹爪形、蝶形等。眼底荧光素血管造影早期,病变即透见荧光;中期显强荧光,边界清晰,显影均匀,直至造影后期亦很少出现染料渗漏。如不合并严重黄斑部病变,大多数这类患者可保持有用的黄斑功能。晚期如发生视网膜脱离或出血性浆液性视网膜病变,则视力预后不佳。应用中西医结合治疗本病,可提高疗效。

除风治损法治外伤性脉络膜破裂／气滞血瘀证案

邓某,男,42 岁,湖南长沙人,工人,于 2013 年 6 月 24 日初诊。

主诉:头部外伤后致左眼前黑影飘浮、视力下降 2 月余。

病史:患者于 4 月 4 日不慎从二楼摔下,头部受伤,即送某医院救治,诊断为重型颅脑损伤,双侧额颞中脑损伤,外伤性蛛网膜下出血,头皮血肿,肺损伤,肺部感染,经治疗后身体基本恢复,但左眼前黑影飘浮,视力极差,眼内微痛。

检查:视力右眼 1.0,左眼 0.02 ;近视力右眼 0.8,左眼 0.1。左眼加镜无助。双眼结膜无充血,角膜透明,前房深浅正常,瞳孔大小对称,光反射存在。眼压:右眼 16mmHg,左眼 15mmHg。眼底右眼正常;左眼玻璃体内有点状和条状混浊物漂移,脉络膜撕裂出血。B 超检查:左眼黄斑部见局限性扁平隆起的回声光带,表面光滑,光带薄与球壁回声间显示窄的无回声间隙。提示:左眼底病变,视网膜部分浅脱离。光学相干断层成像检查:左眼玻璃体积血,视网膜前部大片密集高反射信号遮蔽下方组织。眼底下荧光素血管造影检查:左眼视盘边界清,荧光充盈,视网膜血管未见异常,造影静脉期黄斑区弧形荧光,晚期未见荧光素渗漏,黄斑区及颞侧见暗影遮挡背景荧光。舌质淡红,苔薄白,脉细涩。

诊断:①外伤性脉络膜破裂(左眼);②玻璃体积血(左眼)。

辨证:气滞血瘀证。

治法:除风益损。

方剂:除风益损汤加减。

处方:藁本 10g,防风 10g,前胡 10g,当归 10g,熟地黄 10g,白芍 10g,川芎 5g,丹参 10g,红花 3g,桃仁 10g,三七 2g[冲服]。7 剂。

煎服法:水煎,每日 1 剂,分 2 次温服。

二至五诊(2013 年 7 月 1 日至 7 月 22 日):上方已服 21 剂。左眼视物较明,眼前黑影减少。查视力右眼 1.0,左眼 0.3。双眼外观正常。眼科 B 超检查:左眼玻璃体内可探及少量的中低回声光点,未见视网膜及脉络膜脱离征象。提示:左眼玻璃体混浊。原方 7 剂。

六至十诊(2013 年 7 月 29 日至 2013 年 8 月 26 日):原方先后去红花、桃仁,加天冬 10g,牛膝 10g,服药 28 剂,左眼黑影消失,视物较明。视力右眼 1.0,左眼 1.0;眼压:右眼 16mmHg,左眼 16mmHg。眼科 B 超检查:左眼玻璃体暗区透声好,玻璃体内未见异常回声。提示:左眼玻璃体积血已吸收。眼底脉络膜撕裂伤口平复。原方加枸杞子 10g,黄芪 15g,以健脾益气,补肾明目。

十一诊(2013 年 9 月 10 日):上方已服 15 剂。查视力右眼 1.0,左眼 1.0,眼压:右眼 16mmHg,左眼 16mmHg。光学相干断层成像检查:右眼黄斑部视网膜各层面未见异常。左眼复查:黄斑部视网膜表面片状高反射信号消失,玻璃体黄斑牵拉,黄斑前膜,网膜增厚,原方 15 剂。

十二至十七诊(2013 年 9 月 25 日至 2013 年 12 月 10 日):原方去川芎、红花、桃仁,生地黄易熟地黄,赤芍易白芍,当归尾易当归,加枸杞子 10g,黄芪 10g。共服中药 76 剂,左眼眼前黑影消失,视物清晰。查视力右眼 1.0,左眼 1.0。左眼玻璃积血及眼底出血吸收。

按:患者系外伤引起的脉络膜破裂,玻璃体积血。目以血为本,眼被损伤则络脉损,血为之病。除风益损汤方中用四物汤(熟地黄、当归、白芍、川芎)补血敛阴,活血行气,四者相伍,补而不滞,能使营血调和;受伤之际,七情内移,卫气衰惫,外风入侵,故用藁本、前胡、防风通疗风邪。藁本入足太阳膀胱经,前胡入手太阴肺经,盖太阳主一身之表,肺合皮毛,二药相配,使入侵之邪仍从皮毛肌肤而出。方中加丹参、红花、桃仁、三七等以增活血化瘀之功。

二十一、玻璃体积血医案五例

玻璃体积血是因周围组织出血,积于玻璃体内所致,常继发于眼外伤或视网膜血管性疾病,是造成视力危害的一种常见疾病。出血量少时视力轻度减退,眼前黑影飘动,属中医"云雾移睛"范畴;出血多时视力可突然下降,甚至仅有光感者,又需从"暴盲"论治。

祛风活血法治外伤性玻璃体积血／气滞血瘀证案

刘某,男,56岁,工人,于2019年7月28日初诊。

主诉:右眼被皮带击伤后视力下降15天。

病史:患者于2019年7月13日不慎被皮带击伤右眼,即送某医院救治,诊断为眼球钝挫伤、前房积血,继发性青光眼,经滴马来酸噻吗洛尔、酒石酸溴莫尼定、布林佐胺、醋酸泼尼松龙滴眼液等治疗半个月稍见好转,而求中医治疗。现右眼前胀痛,视力极差,并伴右侧头痛,大便秘结。

检查:视力右眼手动／眼前,左眼1.0;近视力右眼0,左眼0.4。右眼睑痉挛,混合充血(++),角膜雾状混浊,房水混浊,前房下方积血,液面占角膜后2/5,瞳孔散大,对光反射消失,眼内一片红光,眼底窥不进。左眼外正常。眼压:右眼56mmHg,左眼15mmHg。眼部B超检查:右眼玻璃体积血。舌质淡红,苔薄黄,脉细涩。

诊断:①外伤性玻璃体积血(右眼);②继发性青光眼(右眼);③外伤性瞳孔散大(右眼)。

辨证:气滞血瘀证。

治法:祛风活血。

方剂:川芎行经散加减。

处方:桔梗10g,茯苓15g,羌活10g,蔓荆子5g,白芷10g,防风10g,荆芥10g,薄荷5g,独活5g,柴胡10g,川芎5g,炙甘草5g,当归10g,枳壳10g,红花5g,桃仁10g,大黄10g。6剂(中药配方颗粒)。

服法:每日2次,开水冲服。

二诊(2019年8月3日):便通症减,右眼视物较明。查视力右眼0.04,

左眼1.0。右眼内充血明显减轻,前房积血吸收,瞳孔散大。眼压:右眼28mmHg,左眼14mmHg。原方去大黄,6剂。

三至八诊(2019年8月10日至2019年9月15日):服药36剂,右眼充血消失,前房积血和玻璃体积血全部吸收,视力恢复到0.8;眼压:右眼14mmHg,左眼13mmHg。眼部B超检查:右眼玻璃体积血已吸收。

按:患者系外伤引起眼内出血,继发性青光眼。川芎行经散加减方中,以枳壳、甘草和胃气为君;白芷、防风、荆芥、薄荷、独活疗风邪、升胃气为臣;川芎、当归、红花、桃仁行滞血,柴胡去结气,大黄泻热通腑,茯苓分利除湿为佐;羌活、蔓荆子引入太阳经,桔梗利五脏为使,则胃脉调,小肠、膀胱皆利,邪去凝行。气行则血行,气血通畅,则积血消散,眼压自然恢复正常。

滋阴降火法治玻璃体积血/阴虚火旺证案

杨某,男,62岁,湖南长沙人,退休工人。于2014年4月23日初诊。

主诉:左眼视力突然下降3天。

病史:患者于4月20日早上左眼前突然出现黑影,视力骤降。在当地医院诊断为玻璃体积血(左眼),经治疗无明显好转。伴有五心烦热,颧红口干。

检查:视力右眼1.2,左眼0.06。双眼外观正常。托吡卡胺散瞳查眼底:右眼玻璃体可见丝状混浊物随眼球运动而动;左眼玻璃体积血,整个眼底均不能窥见。B超:右眼玻璃体内可探及少量点状的中低度回声光斑,余未见明显异常。左眼玻璃体腔内可探及中低度回声光点,汇集成团状,未见视网膜和脉络膜脱离征象。提示:右眼玻璃体轻度混浊;左眼玻璃体积血。血压:120/80mmHg;空腹血糖值:6.1mmol/L。舌质红,苔薄黄,脉弦细数。

诊断:①玻璃体积血(左眼);②玻璃体混浊(右眼)。

辨证:阴虚火旺证。

治法:滋阴降火。

方剂:知柏地黄二至汤加减。

处方:知母10g,黄柏10g,生地黄20g,牡丹皮10g,泽泻10g,山茱萸

5g,茯苓 20g,山药 10g,墨旱莲 10g,女贞子 10g,桑椹 10g,生蒲黄 10g[包煎],白茅根 10g,车前子 10g[包煎]。7 剂。

煎服法:水煎,每日 1 剂,分 2 次温服。

医嘱:饮食以清淡为宜,忌食辛辣油腻之品。

二诊(2014 年 4 月 30 日):左眼视物较明,五心烦热,颧红口干减轻。视力右眼 1.2,左眼 0.3。舌质红,苔薄黄,脉弦细数。原方 7 剂。

三至六诊(2014 年 5 月 7 日至 2014 年 5 月 28 日):服药 21 剂后,双眼视力均为 1.2,近视力均为 0.3。左眼玻璃体积血吸收。

按:玻璃体积血是眼外伤或眼底血管性疾病造成视力危害的一种常见并发症。一方面,积血使屈光间质混浊,妨碍光线达到视网膜,而且对玻璃体结构和邻近组织产生一定影响;另一方面,机体对积血的反应可使血液逐渐被清除,在不同的病例,玻璃体积血的后果有很大不同,应根据原发伤病、玻璃体积血量的多少、出血吸收的情况及眼部反应的表现等,适时恰当进行临床处理。本例西医经检查找不到明显病因,中医根据其五心烦热、颧红口干、舌质红、苔薄黄、脉弦细数等典型症状,考虑为阴虚火旺,虚火上炎,血不循经溢于络外所致。采用滋阴降火法,疗效显著。

滋阴降火法治玻璃体积血/阴虚火旺证案

胡某,女,45 岁,教师,于 2014 年 5 月 23 日初诊。

主诉:右眼视力下降 1 年。

病史:2013 年 5 月初右眼视力急降,曾在外院诊断为"视网膜静脉主干阻塞 - 缺血型(右眼)""高血压视网膜病变(双眼)"。曾行视网膜激光光凝等治疗无效。伴有头晕耳鸣,五心烦热,颧红口干。

检查:视力右眼手动/眼前,左眼 1.0;近视力右眼 0,左眼 0.5。双眼外观正常。托吡卡胺散瞳看眼底:右眼玻璃体积血,眼底窥不进;左眼视网膜动脉变细,A:V=1:2,交叉压迹明显。B 超:右眼见大量密度均为中低回声光斑及一中高回声带。提示:右眼玻璃体积血并机化。血压:180/110mmHg。舌质红,苔薄黄,脉弦细数。

诊断:①玻璃体积血(右眼);②高血压性视网膜病变(双眼)。

辨证:阴虚火旺证。

治法:滋阴降火。

方剂:知柏地黄二至汤加减。

处方:知母10g,黄柏10g,生地黄20g,牡丹皮10g,泽泻10g,山茱萸5g,茯苓20g,山药10g,墨旱莲10g,女贞子10g,桑椹10g,生蒲黄10g^[包煎],白茅根10g,车前子10g^[包煎]。7剂。

煎服法:水煎,每日1剂,分2次温服。

口服药:硝苯地平缓释片,每次1片,每日2次。

医嘱:饮食以清淡为宜,忌食辛辣油腻之品。

二诊(5月30日):右眼视物较明,舌质红,苔薄黄,脉弦细数。原方7剂。

三至四诊(6月7日至6月14日):上方已服14剂,双眼视力均为1.2,近视力均为0.5。右眼玻璃体积血吸收。血压140/92mmg。

按:热邪易伤阴,病久阴亏火旺,虚火灼伤脉络,络损血溢于外,故病情迁延,眼内出血;头晕耳鸣、五心烦热、颧红口干均为阴虚火旺之候。知柏地黄二至汤为六味地黄丸加知母、黄柏合二至丸(墨旱莲、女贞子),再加桑椹组成。方中六味地黄丸滋补肝肾之阴,加知母、黄柏清降虚火;女贞子、墨旱莲、桑椹益肝补肾,使阴足火降;加生蒲黄、白茅根、车前子活血利水以促进玻璃体积血吸收。

活血化瘀法治玻璃体积血/瘀血内停证案

徐某,女,28岁,于2014年10月30日初诊。

主诉:右眼视力下降半年。

病史:患者于2014年4月中旬突然右眼视力下降,曾在外院诊为"玻璃体积血",当时正怀孕8个月,未予特殊治疗。现右眼视力全无,身体无其他不适。

检查:视力右眼光感,左眼1.2;眼压右眼14mmHg,左眼16mmHg。双眼外观(-),眼底:右眼玻璃体积血,眼底窥不进;左眼底正常。光学相干断层扫描:右眼屈光间质不清,眼底窥不进;左眼正常。B超检查:右眼眼底光带增厚,玻璃体内光带牵拉。提示:右眼玻璃体积血。眼底下照相图像注释:右眼屈光间质混浊,隐约可见大量黄白色增殖膜及暗红色漂浮物。

试镜结果:右眼光感,加镜无助;左眼(-)。舌质紫红,脉弦。

诊断:玻璃体积血(右眼)。

辨证:瘀血内停证。

治法:活血化瘀。

方剂:血府逐瘀汤。

处方:牛膝 10g,桃仁 10g,红花 5g,当归 10g,川芎 5g,赤芍 10g,生地黄 15g,枳壳 10g,柴胡 10g,桔梗 10g,甘草 5g。7 剂。

服法:煎服,每日 1 剂,分 2 次温服。

医嘱:忌食肥甘厚腻,戒恼怒。

二诊(2014 年 11 月 7 日):服药 7 剂,右眼手动/眼前,左眼 1.2;右眼玻璃体积血稍吸收。舌质红,苔薄黄,脉弦。原方加丹参 15g,三七粉 2g[冲服],7 剂。

三至十二诊(2014 年 11 月 14 日至 2015 年 1 月 16 日):上方先后去甘草,加昆布 10g,海藻 10g。共服药 63 剂。检查:视力右眼 0.2,左眼 1.2。右眼玻璃体积血部分吸收,有机化物牵引视网膜,眼底模糊,可见视盘大小色泽正常,黄斑裂孔 1/3 视盘大小,色红。舌质淡红,苔薄黄,脉弦细。继用滋阴补肾明目法调理。

按:玻璃体积血是因玻璃体周围组织出血积于玻璃体所致,常继发于眼外伤或视网膜血管性疾病。本例西医认为病因不明。因瘀血停于眼内时间较久,故采用活血化瘀法治疗。血府逐瘀汤中取桃红四物汤与四逆散之主要配伍,加下行之牛膝和上行之桔梗而成。方中桃仁破血行滞而润燥,红花活血祛瘀以止痛,共为君药。赤芍、川芎助君药活血祛瘀;牛膝入血分,性善下行,能祛瘀血,通血脉,并引瘀血下行,使血不郁于胸中,瘀热不扰清窍,为臣药。生地黄甘寒,清热凉血,滋阴养血;合当归养血,使祛瘀而不伤正;合赤芍清热凉血,以清瘀热;三者养血益阴,清热活血为佐药。桔梗、枳壳,一升一降,宽胸行气,桔梗并能载药上行;柴胡疏肝解郁,升达清阳,与桔梗、枳壳同用,尤善理气行事,使气行则血行,亦为佐药。甘草调和诸药,为使药。合而用之,使血活、瘀化、气行,则诸症可愈。方中加丹参、三七以

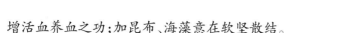

增活血养血之功;加昆布、海藻意在软坚散结。

滋阴降火法治玻璃体积血/阴虚火旺证案

刘某,女,54岁,教师。于2017年10月11日初诊。

主诉:右眼视力下降3日。

病史:患者于2017年10月9日,右眼无明显诱因而视力突然下降,曾在外院诊断为"玻璃体积血",建议住院,患者惧怕手术,遂来中医就诊。伴头晕耳鸣,五心烦热,口燥咽干。无糖尿病、高血压等病史。

检查:视力右眼光感,左眼1.0;眼压右眼16mmHg,左眼18mmHg。0.5%托吡卡胺滴眼液散瞳查眼底:右眼玻璃体积血,眼底一片暗红,无法窥及;左眼底正常。舌质红,苔薄黄,脉细数。

诊断:玻璃体积血(右眼)。

辨证:阴虚火旺证。

治法:滋阴降火。

方剂:知柏地黄二至汤加减。

处方:生地黄20g,山药10g,山茱萸5g,茯苓15g,泽泻10g,牡丹皮10g,知母10g,黄柏10g,女贞子10g,墨旱莲10g,桑椹10g,白茅根15g。6剂(中药配方颗粒)。

服法:冲服,每日2次。

医嘱:调情志,忌食肥甘厚腻、辛辣炙煿之品。

二诊(2017年10月16日):视物较明。视力右眼0.4,左眼1.0;右眼玻璃体积血部分吸收,眼底模糊,可见乳头及部分血管。舌质红,苔薄黄,脉细数。原方6剂。

三至八诊(2017年10月22日至2017年11月22日):先后去知母、黄柏,加枸杞子10g,菊花10g。共服药30剂。右眼视物清楚,头晕耳鸣、五心烦热、口燥咽干等症状已愈。检查:视力右眼0.8,左眼1.0。0.5%托吡卡胺滴眼液散瞳查眼底:右眼玻璃体积血吸收,眼底下清晰可见。舌质红,苔薄,脉细。嘱服杞菊地黄丸,每日2次,每次9g,连服2个月,以巩固疗效。

按:《银海指南》提出本病的病机为"属相火上浮,水不能制"。患者阴虚火旺,虚火上炎,灼伤脉络,络损血溢于外,故见病情迁延,眼内出血反复发作;肝肾阴虚,故头晕耳鸣;阴虚火旺,故五心烦热;虚火灼伤津液,则口燥咽干;舌质红、苔薄、脉细均为阴虚火旺之候。知柏地黄二至汤加减方中,六味地黄汤滋补肝肾之阴,加知母、黄柏滋阴降火;白茅根凉血止血,女贞子、墨旱莲、桑椹补益肝肾,滋阴止血。全方共奏滋阴降火,凉血止血,补益肝肾之功。证药相符,则药到病除。

二十二、视网膜动脉阻塞医案一例

视网膜动脉阻塞,中医称为"络阻暴盲",是一种可导致突然失明的严重眼病。因发病区域的视网膜内层血液供应中断,发生急性缺氧,致视力急剧损害或丧失,后极部视网膜呈乳白色,黄斑区樱桃红。常单眼发病,以中老年人多见,多数伴有高血压。西医认为视网膜对暂时性缺血耐受时间约100分钟,延误诊治,将永久失明,预后不良。

中医认为本病主要是眼内血络阻塞,气血逆乱,目窍失养,玄府不利,神光郁遏所致。导致血络阻塞的因素,多为愤怒暴悖,气血逆乱,血络瘀阻;或年老阴亏,肝肾不足,肝阳上亢,气血并逆;或心气亏虚,血动乏力,血行滞缓。

理气活血通窍法治视网膜动脉阻塞/气滞血瘀证案

黄某,男,74岁。2014年4月4日初诊。

主诉:右眼视力突然下降1日。

病史:患者2014年4月3日上午7时许,右眼突然失明,素有高血压,急躁易怒,胸胁胀满,头昏头痛。

检查:视力右眼光感,左眼0.8;近视力右眼0,左眼0.2。右眼瞳孔大于左眼,直接对光反射迟钝,间接对光反射存在。1%托吡卡胺滴眼液散瞳,可见双眼晶状体周边楔状混浊,玻璃体混浊。右眼视网膜动脉细,反光增强,A∶V=1∶2,视网膜呈乳白色混浊、水肿,以后极部为甚,黄斑区透见脉络膜红色背景,呈樱桃红色。左眼视网膜动脉细,反光增强,A∶V=1∶2,交叉有压迹。眼光学相干断层扫描:右眼玻璃体后脱离,视网膜内层水肿、增厚,视网膜内层与外层之间暗区增宽;左眼黄斑前膜。血压:170/90mmHg。舌质紫暗,脉弦。

诊断:①视网膜动脉阻塞(右眼);②老年性白内障(双眼);③玻璃体混浊(双眼);④黄斑前膜(左眼);⑤高血压性视网膜病变(双眼)。

辨证:气滞血瘀证。

治法:理气活血通窍。

方剂:通窍活血汤加减。

处方:赤芍 10g,桃仁 10g,红花 5g,川芎 5g,生姜 10g,黄芪 30g,天麻 10g,泽兰 10g,车前子 10g,郁金 10g,香附 10g,红枣 10g,钩藤 10g,石决明 15g。6 剂(中药配方颗粒)。

服法:每日 2 次,开水冲服。

医嘱:忌食肥甘厚腻,戒恼怒。

二诊(2014 年 4 月 10 日):服药 6 剂,右眼手动 / 眼前,左眼 0.8 ;眼底检查同前。舌质红,苔黄,脉弦长。原方加丹参 10g。6 剂(中药配方颗粒)。

服法:每日 2 次,开水冲服。

三至十诊(2014 年 4 月 16 日至 2014 年 6 月 3 日):上方先后去生姜、红枣,加地龙 5g。服药 48 剂,视力右眼 0.1,左眼 0.8 ;近视力右眼 +3.00SD=0.15,左眼 +3.00SD 联合散光 +1.50SD×140°轴 =0.8。眼底检查:视网膜水肿已吸收。眼光学相干断层扫描:右眼复查视网膜水肿消失,黄斑中心凹上方、颞侧视网膜内层厚度变薄;左眼少量前膜。改服杞菊地黄丸,每次 9g,每日 2 次,连服 2 个月,以资巩固疗效。

按:本例的主要病机为气滞导致血行瘀阻。气血冲和,百病不生。患者素有高血压,急躁易怒,暴怒则伤肝,肝气不畅,气滞而致血瘀,血瘀而络阻,目络瘀阻,精血无以上承,神光失养而暴发失明;肝气不畅,则胸胁胀满;肝阳不越,则头昏头痛;舌质紫暗、脉弦,均为气滞血瘀之征。通窍活血汤加减方中,赤芍、川芎、桃仁、红花活血化瘀,祛瘀通络;黄芪大补元气,使气旺以促血行,瘀去络通;天麻、钩藤、石决明平肝潜阳明目;郁金、香附疏肝理气;泽兰、车前子利小便,消视网膜水肿而能明目;大枣甘温益气,缓和药性,合而用之,使血活、瘀化、气行,则诸症可愈。

二十三、单眼一过性黑矇医案一例

单眼一过性黑矇,中医称"暴盲",是指一只眼突然发生的、短暂的视力丧失,常见于老年人,发作时莫名其妙地一只眼突然失明,过一分钟或几分钟恢复如常,常反复发作,严重者可出现半身麻木、肢体突然活动不灵,甚至偏瘫等。中医认为本病多因气虚血行乏力,血不充脉,目窍失养所致。

益气活血通络法治单眼一过性黑矇/气虚血瘀证案

刘某,男,72 岁,于 2016 年 6 月 25 日初诊。

主诉:右眼突发视物模糊 1 日。

病史:患者于昨日下午 3 时开始右眼出现阵发性视力丧失,1 日之内已发作 3 次,每次持续 2~3 分钟。既往有高血压、高胆固醇血症病史,一直在服用降血压及降脂药物。伴短气乏力,倦怠懒言。

检查:视力右眼 0.4,左眼 0.5。双眼晶状体周边部轻度车轮状混浊。眼压:双眼均为 16mmHg。散瞳查眼底:双眼视乳头大小色泽正常、边界清楚,视网膜动脉血管变细,A:V=1:2,右眼视网膜动脉颞上支有一运动栓子,栓子随血液循环而流动。血压:150/90mmHg。舌质淡红,舌尖和舌下有瘀斑,脉结代。

诊断:一过性黑矇(右眼)。

辨证:气虚血瘀证。

治法:益气活血通络。

方剂:补阳还五汤加减。

处方:生黄芪 100g,当归 6g,赤芍 5g,地龙 3g,川芎 3g,红花 3g,桃仁 3g,丹参 10g,路路通 10g。3 剂(中药配方颗粒)。

服法:每日 2 次,开水冲服。

针刺:主穴取睛明、风池、球后。配穴取外关、合谷、光明。毫针针刺,每日 1 次,留针 30 分钟。

二诊(2016 年 6 月 28 日):自觉全身症状改善,服药后 3 日内仅发作一次,且持续时间短。舌质淡红,仍有瘀斑,脉结代。原方 6 剂。针刺同前。

三诊(2016年7月3日):服药后,一过性黑矇未再发作,右眼底视网膜动脉栓子消失。按原方加减,嘱其调情志,忌肥甘油腻及烟酒刺激之物,定期复查。2016年7月12日复查,右眼黑矇未再发作。

按:单眼一过性黑矇类似中医"暴盲",《抄本眼科》曰:"不害疾,忽然眼目黑暗,不能视见,白日如夜。"其病机为"元气下陷,阴气上升"。患者气虚血行乏力,血不充脉,目窍失养,故见暴盲。全身症状及舌脉均为气虚血瘀之候。补阳还五汤加减方中,重用生黄芪,甘温大补元气,使气旺以促血行,瘀去络通,为君药;当归活血通络而不伤血,为臣药;赤芍、川芎、红花、桃仁、丹参助当归活血化瘀,为佐药;路路通、地龙通经活络,力专善走,并引诸药药力直达络中,为佐使药。药证相符,结合针灸,病症则除。

二十四、视网膜静脉阻塞医案一例

视网膜静脉阻塞是各种原因引起视网膜中央静脉的主干或分支发生阻塞,以阻塞远端静脉扩张迂曲、血流瘀滞、出血和水肿为特征的病变,是最常见的视网膜血管病,也是致盲眼病之一。多见于中老年人,单眼发病,偶见于双眼,多伴有高血压、动脉硬化、糖尿病等全身性疾病。

本病中医无对应病名,以发病急、外眼正常而视力骤降,乃至失明的特点,应属于中医学"暴盲"和"视瞻昏渺"范畴,现代亦称"络瘀暴盲"。

滋阴降火,活血化瘀法治视网膜静脉阻塞／阴虚火旺证案

杨某,男,23岁,退伍军人,于2013年8月28日初诊。

主诉:右眼视力下降9个月,视物变形6个月。

病史:患者于2012年12月下旬突感右眼视力下降,在部队医院检查诊断为"视网膜静脉主干阻塞",经激素、活血化瘀中成药等治疗,视力稍有好转。但3个月后出现视物变形,经治疗无效,建议中医治疗。患者伴有头晕目眩,耳鸣,五心烦热,梦遗,口干咽燥。

检查:视力右眼0.3,左眼1.5;近视力右眼0.5,左眼1.5。双眼外观正常。眼压右眼18mmHg,左眼17mmHg。眼底右眼视盘充血、水肿,边界模

糊,视网膜水肿,静脉高度迂曲怒张,色紫红而呈现节段状,以视盘为中心,视网膜呈火焰状出血斑,黄斑水肿。B超:右眼玻璃体内中等低回声光点,余未见明显异常;左眼后节未见明显异常。眼光学相干断层扫描:右眼玻璃体后脱离,黄斑囊样水肿,激光斑与色素上皮相对应;左眼黄斑部视网膜各层面扫描未见异常。眼底荧光素血管造影:右眼可见视网膜静脉充盈时间延长,出血区遮蔽荧光,阻塞区毛细血管扩张,荧光素渗漏、静脉管染色、黄斑囊样水肿。舌质红,苔少,脉细数。

诊断:①视网膜静脉阻塞(右眼);②黄斑囊样水肿(右眼)。

辨证:阴虚火旺证。

治法:滋阴降火,活血化瘀。

方剂:知柏地黄二至汤加减。

处方:知母10g,黄柏10g,生地黄20g,牡丹皮10g,泽泻10g,山茱萸5g,茯苓20g,山药10g,墨旱莲10g,女贞子10g,桑椹10g,丹参10g,泽兰10g,三七粉2g[冲服]。7剂。

煎服法:水煎,每日1剂,分2次温服。

医嘱:避免情绪激动,戒烟酒,忌辛辣,多食蔬菜水果及清淡饮食。

二诊(2013年9月4日):自觉视物较明,其他同前。原方7剂。

三至十六诊(2013年9月11日至2013年12月26日):守原方服用,视力渐复,全身情况渐愈。检查:视力右眼0.8,左眼1.5;近视力右眼1.2,左眼1.5。双眼外观正常。眼底出血吸收,静脉基本恢复常态。眼光学相干断层扫描:右眼黄斑囊样水肿消失。停服汤药,改服杞菊地黄丸,每次9g,每日2次,连服3个月,以资巩固疗效。

按:肝肾阴虚,虚火上炎,扰于目窍,以致血脉瘀阻,血不循经而致血溢络外,遮蔽神光则视物模糊。患者伴头晕目眩,耳鸣,五心烦热、梦遗,口干咽燥,舌质红,苔少,脉细数,这些均为阴虚火旺征象。知柏地黄二至汤方中,生地黄、知母、黄柏滋阴降火;山药、山茱萸滋补脾肾;泽泻配生地黄泻肾降浊;牡丹皮配山茱萸泻肝火;茯苓配山药健脾渗湿;墨旱莲、泽兰既活血祛瘀,又能利水消肿;女贞子甘苦凉,桑椹归肝肾经,二者能滋肾养肝,配墨旱莲甘酸寒,养阴益精,凉血止血;丹参、三七入肝经血分,功善止血,又能祛瘀,既止血不留瘀,又化瘀不伤正,对眼内出血,无论有无瘀滞均可应用,以有瘀滞者最宜。诸药合用,使肝肾阴液恢复,虚火下降,散血不留瘀,目病得愈。

二十五、视网膜静脉周围炎医案二例

视网膜静脉周围炎,又称Eales病,或青年复发性视网膜玻璃体积血,其特点是视网膜周边部血管发生阻塞性病变,尤以静脉血管有白鞘,视网膜出血为主,晚期产生新生血管,导致反复发作玻璃体积血。多发于20~41岁男性,双眼常先后发病。反复发作者,视力明显减退。

视网膜静脉周围炎无对应的中医病名,据眼症表现可分属于"云雾移睛"、"暴盲"等范畴。多因肝肾阴虚或肺肾阴虚,虚火上炎,热入血分,灼伤脉络,眼内出血;或因肝胆火旺,迫血妄行,血溢眼内;或因气虚不能摄血,血溢络外;或因湿热熏蒸,浊气上泛而致。

凉血止血,滋阴润肺法治视网膜静脉周围炎 / 肺肾阴虚,虚火上炎证案

孙某,男,21岁,湖南邵阳人,个体户,于2013年9月9日初诊。

主诉:左眼视力下降半个月。

病史:患者于8月24日左眼前突然出现黑影,视力下降。在院外诊断为"眼底出血",给服"复方血栓通胶囊",未效。现左眼视物模糊,眼前有黑影飘动,咽喉燥痛,手足心热,骨蒸盗汗。患者于今年1月初出现胸痛、干咳和呼吸困难,在市结核病医院诊断为"结核性胸膜炎",经抗结核药"异烟肼、利福平、乙胺丁醇、吡嗪酰胺"四药联合治疗,现已基本痊愈。

检查:视力右眼0.6,左眼手动/眼前。双眼外观正常。眼压:右眼18mmHg,左眼21mmHg。右眼玻璃体丝状混浊,视盘大小、颜色正常,杯/盘=0.3,视网膜颞下方可见大片出血,静脉血管充盈、迂曲,伴有白鞘。左眼玻璃体积血,眼底窥不进。本院医学影像检查报告示:双侧胸廓对称,双肺野透亮度尚正常,双肺纹理走行尚清晰,心影大小如常,双侧肋膈角稍变钝。印象:①双肺未见明显器质性病变;②双侧胸膜稍增厚,请结合临床。舌质红,苔少,脉细数。

诊断:①视网膜静脉周围炎(双眼);②玻璃体积血(左眼);③结核性胸膜炎(恢复期)。

辨证:肺肾阴虚,虚火上炎证。

治法:养阴润肺,凉血止血。

方剂:百合固金汤合二至汤加减。

处方:百合 12g,熟地黄 10g,生地黄 10g,当归 10g,白芍 10g,桔梗 10g,玄参 15g,浙贝母 10g,麦冬 10g,女贞子 10g,墨旱莲 10g,桑椹 10g,甘草 3g。7 剂。

服法:水煎,每日 1 剂,分 2 次温服。

医嘱:①保持心情愉快,避免紧张及烦躁暴怒。②饮食宜清淡,忌肥甘油腻之品及烟酒刺激之物。③本病可能反复出血,应坚持长期观察和治疗。

二至三诊(2013 年 9 月 16 日至 9 月 23 日):眼前暗红色阴影变淡,眼前丝状物减少,视物较前清楚,口干口苦减轻,心情较前舒畅,偶尔有睡眠欠佳。检查:视力右眼 0.8,左眼 0.1。右眼视网膜颞下方出血部分已吸收,但血管旁仍有白鞘;左眼玻璃体积血减轻,隐约可见几段血管。舌质红,苔薄黄,脉细数。原方加生蒲黄 10g^[包煎],以止血化瘀。7 剂。

四至九诊(2013 年 9 月 30 日至 11 月 6 日):服药 35 剂,眼前暗影变淡,眼前丝状物消失,视物较前清楚,口干口苦已除,心情舒畅,睡眠佳。检查:视力右眼 1.0,左眼 0.5。右眼视网膜出血大部分已吸收;左眼玻璃体积血大部分已吸收,模糊可见视盘大小色泽正常,视网膜周边部静脉旁有白鞘。舌质红,苔薄黄,脉细。原方去生蒲黄、甘草,加昆布 10g,海藻 10g,以软坚散结。7 剂。

十至十四诊(2013 年 11 月 13 日至 12 月 11 日):服上方 28 剂,视物较前清楚。检查:视力右眼 1.5,左眼 1.0。双眼底出血吸收,但视网膜血管旁仍有白鞘。舌质红,苔薄黄,脉弦。嘱服知柏地黄丸 2 个月。

按:患者因肺肾阴虚,虚火上炎导致眼底脉道损伤、血溢脉外而遮蔽神光,视力受损。治宜养阴润肺,凉血止血。百合固金汤合二至汤加减,方中百合甘苦微寒,滋阴清热,润肺止咳;生地黄、熟地黄并用,既能滋阴养血,又能清热凉血,共为君药。麦冬甘寒,协百合以滋阴清热,润肺止咳;玄参咸寒,助二地滋阴壮水,以清虚火,均为臣药。当归治咳逆上气,伍白芍以养血和血;浙贝母润肺化痰止咳;桔梗载药上行,清利咽喉,化痰散结,俱为佐药。甘草清热泻火,调和诸药,为使药。诸药合而成方,滋肾保肺,金水并调,可使阴血渐充,虚火自清,以达固护肺气之目的。合二至丸加桑椹,以补益肝肾,滋阴止血,诸药合用,使肺肾阴液恢复,肝肾得补,肺金得固,则眼内出血诸症自愈。

凉血止血,滋阴降火法治视网膜静脉周围炎 / 肝肾阴虚,虚火上炎证案

刘某,男,30岁,湖南双峰人,农民。于2014年9月12日初诊。

主诉:双眼视力下降半年,右眼失明4天。

病史:患者于2014年3月1日右眼前突然出现黑影,视力下降。在外院诊断为"Eales病",在眼底荧光素血管造影(FFA)指导下病变区光凝4次;左眼2014年5月20日出现同样症状,曾在FFA指导下病变区光凝2次,仍不能控制其病情反复发作。于2014年9月8日右眼前又突然出现暗红色阴影,视力骤降。伴头晕耳鸣,口燥咽干。

检查:视力右眼手动/眼前,左眼0.6。双眼外观正常。眼压:右眼15mmHg,左眼16mmHg。右眼玻璃体积血,眼底一片红光,无法窥见。左眼视盘大小、颜色正常,杯盘比=0.3,视网膜颞侧静脉周边可见片状出血,静脉血管充盈、迂曲,伴有白鞘。B超:双眼玻璃体内见低回声光带,右眼颞侧见高回声膜性隆起光带,隆起度低,动度(−),双眼视网膜增厚,球壁粗糙。提示:双眼玻璃体混浊机化;眼底病变。本院医学影像检查报告示:双侧胸廓对称,双肺纹理稍增多,气管居中,心影不大,双膈面光滑,肋膈角锐利。诊断:心肺未见明显异常。舌质红,苔少,脉细数。

诊断:①视网膜静脉周围炎(双眼);②玻璃体积血(右眼)。

辨证:肝肾阴虚,虚火上炎证。

治法:滋阴降火,凉血止血。

方剂:知柏地黄二至汤加减。

处方:生地黄30g,白茅根30g,墨旱莲30g,山药10g,茯苓10g,泽泻10g,牡丹皮10g,山茱萸10g,知母10g,黄柏10g,女贞子10g。7剂。

服法:水煎,每日1剂,分2次温服。

医嘱:①平时应注意保持心情愉快,避免紧张及烦躁暴怒。②饮食宜清淡,忌肥甘油腻之品及烟酒刺激之物。③本病可能反复出血,应坚持长期观察和治疗。

二诊(2014年9月19日):右眼前暗红色阴影变淡,视物较前清楚,头晕耳鸣、口燥咽干已除,偶尔睡眠欠佳。检查:视力右眼0.3,左眼0.6。右眼玻璃体积血减轻,模糊能见视盘;左眼视网膜颞侧出血部分吸收,但血管旁仍有白鞘。原方7剂。

三至七诊(2014年9月26日至2014年10月24日):服上方28剂后,右眼前暗红色影已除,视物较前清楚,头晕耳鸣、口燥咽干等症渐消。检查:视力右眼0.5,左眼0.8。双眼视网膜出血吸收,但血管旁仍有白鞘。嘱服知柏地黄丸2个月,以巩固疗效。

按:患者素体阴虚,真阴暗耗,虚火内生,损伤目络,血溢脉外,视网膜出血,眼前固定暗红色阴影。方中生地黄、知母、黄柏滋阴降火;山药、山茱萸滋补脾肾;泽泻配生地黄泻肾降浊;牡丹皮配山茱萸泻肝火;茯苓配山药健脾渗湿;白茅根、墨旱莲凉血止血,清热利尿,可泻火凉血,荡涤伏热;女贞子甘苦凉,滋肾养肝,配墨旱莲甘酸寒,养阴益精,凉血止血。诸药合用,使肝肾阴液恢复,虚火下降,则眼内出血诸症自愈。

二十六、视网膜蔓状血管瘤医案一例

视网膜蔓状血管瘤,即静脉曲张和先天性视网膜静脉吻合,扩张的血管为视网膜动脉和视网膜静脉直接相连的短路血管。部分患者可出现视网膜渗出、出血、玻璃体积血、视网膜大动脉瘤、新生血管性青光眼和视网膜中央静脉阻塞等。

本病中医无对应病名,当眼底出血、视力骤然下降时属"暴盲"范畴。

滋阴降火法治视网膜蔓状血管瘤伴玻璃体
积血/阴虚火旺证案

彭某,女,65岁,湖南长沙人,退休工人。2014年10月2日初诊。

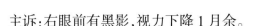

主诉:右眼前有黑影,视力下降1月余。

病史:患者于今年8月底突然右眼视力下降,在外院诊断为"玻璃体积血",检查血压、血糖正常,经服活血化瘀中成药未效。伴头晕目眩、颧赤唇红,口干。

检查:视力,右眼手动/眼前,左眼0.6;近视力右眼0,左眼0.25。眼压:右眼18mmHg,左眼17mmHg。试镜:右眼加镜无助;左眼0.8。眼底:双眼晶状体轻度混浊;右眼玻璃体积血,眼底窥不进。左眼未见异常。舌质红,苔少,脉细数。

诊断:①玻璃体积血(右眼)、视网膜蔓状血管瘤? ②老年性白内障(双眼)。

辨证:阴虚火旺证。

治法:滋阴降火,活血祛瘀。

方剂:知柏地黄二至汤加减。

处方:知母10g,黄柏10g,生地黄20g,牡丹皮10g,泽泻10g,山茱萸5g,茯苓20g,山药10g,墨旱莲10g,女贞子10g,桑椹10g,丹参10g,三七粉2g[冲服],毛冬青10g。10剂。

煎服法:水煎,每日1剂,分2次温服。

医嘱:避免悲观与急躁情绪,忌辛辣,多食蔬菜、水果及清淡饮食。

二诊(2014年10月12日):右眼视物较明,头晕目眩、颧赤唇红、口干症状减轻。检查:视力右眼0.4,左眼0.6;近视力右眼0.2,左眼0.25。右眼晶状体轻度混浊,玻璃体积血部分吸收,模糊可见几段血管充盈。血压:140/80mmHg。舌质红,苔少,脉细数。原方15剂。

三诊(2014年10月27日):自觉视力恢复正常,头晕目眩、颧赤唇红、口干症状消失。检查:视力右眼0.8,左眼0.8;近视力右眼0.4,左眼0.5。右眼底玻璃体积血已吸收。眼底右眼鼻上支静脉迂曲,颞下支静脉充盈迂曲。眼底荧光素血管造影:右眼视网膜血管迂回扩张,造影可见异常动静脉交通、充盈迅速,晚期末梢血管可见局限性染色。左眼荧光图正常。诊断:视网膜蔓状血管瘤(右眼)。原方15剂。

四诊(2014年11月12日):停煎服中药,改服六味地黄丸,每次9g,每日2次,连服3个月,以资巩固疗效。

五诊随访(2015年2月25日):患者情况良好,无复发,视力右眼0.8,左眼0.8;近视力右眼0.4,左眼0.5。双眼晶状体轻度混浊,右眼底静脉迂曲减轻。CT:颅内未见血管畸形。

按:视网膜蔓状血管瘤是一种先天性视网膜动静脉的直接吻合,使动静脉均极度扩张、迂曲,形成血管瘤样畸形。如同时伴有同侧眼眶、面部及中枢神经系统的动静脉直接吻合,称为 Myburn-Mason 综合征。本病多见于青年,多为单眼发病。大多数患者无明显的自觉症状,少部分患者眼底病变范围非常广泛,则有明显的视力下降。眼底表现为视网膜动静脉极度迂曲、扩张,有的甚至卷曲、盘旋呈蚯蚓状。动静脉有直接的吻合支,因二者管径均明显增粗,不易区分。眼底出血时视力下降。本例除辨病外,根据患者全身兼见头晕目眩、颧赤唇红、口干等症状,结合舌脉等情况,辨为阴虚火旺,虚火上炎,灼伤脉络致血溢目外。知柏地黄二至汤中的知母、黄柏养阴清热;方中的六味地黄丸填精滋阴补肾,生地黄易熟地黄,旨在凉血散瘀;合二至丸加桑椹补益肝肾,滋阴止血;加入丹参、三七、毛冬青以助活血化瘀。

二十七、特发性息肉样脉络膜血管病变医案一例

西医认为本病的发病机制尚不明确,无特效药物治疗。中医认为本病多因肝肾阴虚,虚火上炎,血不循经,溢于络外而成。

滋阴降火法治特发性息肉样脉络膜血管病变/阴虚火旺证案

候某,男,48岁,湖南省长沙市人,于2015年11月27日初诊。

主诉:右眼视力突然严重下降伴视物变形3日。

病史:患者最近工作比较劳累,于2015年11月24日右眼视力突然严重下降伴视物变形。双目干涩,头晕目眩,耳鸣,腰膝酸软,失眠多梦,口燥咽干。

检查:视力右眼0.3,左眼0.8。双眼外观无异常。眼压:右眼16mmHg,左眼17mmHg。双眼泪液分泌均为6mm/5min;泪膜破裂时间:<8秒;眼底:右眼黄斑部2PD大小出血病灶,边界清晰;左眼正常。荧光素眼底血管造

影:右眼造影黄斑部见 2×2PD 大小出血遮蔽荧光,随造影时间性推移,遮蔽荧光区内见斑片状强荧光渗漏,至晚期强荧光渗漏增强,至后极部见斑点状透见荧光。提示:特发性息肉样脉络膜血管病变(右眼)。光学相干断层成像(2015 年 11 月 27 日):右眼出血性神经上皮脱离,色素上皮脱离,色素上皮见小的隆起。舌质红,苔薄黄,脉细数。

诊断:特发性息肉样脉络膜血管病(右眼)。

辨证:阴虚火旺证。

治法:滋阴降火法。

方剂:知柏地黄二至汤加减。

处方:知母 10g,黄柏 10g,生地黄 20g,牡丹皮 10g,泽泻 10g,山茱萸 5g,茯苓 20g,山药 10g,墨旱莲 10g,女贞子 10g,桑椹 10g,生蒲黄 10g,白茅根 10g,三七粉 2g,车前子 10g。9 剂(中药配方颗粒)。

服法:每日 2 次,开水冲服。

医嘱:①保持充足睡眠,勿过度劳累;②忌食辛辣炙煿,戒除烟酒。

二诊(2015 年 12 月 6 日):右眼视物变形明显好转,舌质红,苔薄黄,脉细数。15 剂。

三至十诊(2015 年 12 月 21 日至 2016 年 3 月 25 日):原方先后去知母、黄柏、生蒲黄、三七、车前子,生地黄易为熟地黄,加枸杞子 10g,菊花 10g,以补肾明目。服药 90 剂,右眼视物清晰,头晕目眩、耳鸣、腰膝酸软等症状消失。检查:视力右眼 0.8,左眼 1.2。右眼底出血吸收,黄斑中心凹反射可见。

按:患者肝肾阴虚,水不涵木,肝阳偏亢,上扰清窍,故眼底出血,头晕目眩;肝肾阴虚,精血不能上达,故目失濡养,双目干涩;肾精不足,不能濡养清窍,髓海失养,则耳鸣;肾阴不足,故腰膝酸软;虚火上扰,心神不宁,故失眠多梦;口燥咽干、舌质红、苔薄黄、脉细数皆为阴虚失濡,虚热内炽之征。采用知柏地黄二至汤加减治疗,疗效卓著。

二十八、点状内层脉络膜病变医案一例

点状内层脉络膜病变是一种少见的多灶性脉络膜视网膜炎症性疾病,

典型病变多发生于青年女性近视患者,表现为后极部散在分布的黄白色病变,位于视网膜色素上皮和内层脉络膜水平,通常不伴有眼前段和玻璃体炎症,多数患者视力预后良好,有视网膜下新生血管膜往往影响患者视力。属中医"视瞻昏渺"范畴。

养心健脾,益气摄血法治点状内层脉络膜病变／心脾两虚证案

杨某,女,31岁。2019年4月12日初诊。

主诉:双眼前有暗点,视力进行性下降1年。

病史:患近视15年,原戴镜视力尚可,于2018年3月开始双眼前有暗点,视力下降,视物模糊,曾在当地诊断为"视网膜脉络炎",以治疗视力无明显改善,伴有困倦乏力,食纳不佳,少寐易醒,月经超前,量少色淡。

检查:视力右眼0.08,左眼0.2;近视力右眼0.4,左眼0.5。戴镜右眼0.2,左眼0.4。双眼前房较深,余外眼无异常。眼压:右眼15mmHg,左眼16mmHg。视野,右眼MS:12.79(21),MD:-8.21,RF:0.56,PSD:6.26,SF:5.45,CPSD:3.07;左眼MS:16.87(21),MD:-4.13,RF:1,PSD:3.08,SF:2.37,CPSD:1.98。眼底:双侧眼底屈光间质尚清,均用-8D可见多发性散在的黄白色圆形病变,50~300μm大小,位于视网膜色素上皮和内层脉络膜水平,主要集中于后极部,视网膜色素上皮紊乱,右眼黄斑陈旧渗出,中心凹反射不见。眼部A超:眼轴右眼25.55mm,左眼25.90mm。眼部B超:双眼屈光间质异常。荧光素眼底血管造影检查:早期呈强荧光,晚期荧光素渗漏,右眼显示脉络膜新生血管膜。光学相干断层成像检查:右眼黄斑中心视网膜外层见高反射隆起,视网膜外层结构紊乱,其下脉络膜反射增高;左眼黄斑中心感光层和色素上皮层结构紊乱,黄斑下方部分视网膜外层结构紊乱,其下组织反射增高。舌质淡红,苔薄白,脉缓。

诊断:①点状内层脉络膜病变(双眼);②脉络膜新生血管(右眼);③屈光不正(双眼)。

辨证:心脾两虚证。

治法:养心健脾,益气摄血。

方剂:归脾汤加减。

处方:黄芪15g,党参5g,当归5g,白术5g,茯神10g,远志3g,酸枣仁

5g,大枣 10g,龙眼肉 5g,山药 10g,广木香 2g,砂仁 2g,炙甘草 3g,三七粉 2g,白茅根 10g。15 剂(中药配方颗粒)。

服法:每日 2 次,开水冲服。

医嘱:①保持心情愉快,避免情绪激动和精神过度紧张,不过度劳累。②忌辛辣,少食油腻食物。③日光下应戴墨镜和遮阳帽,以保护眼睛免受光的损害。

二至三诊(2019 年 4 月 27 日至 2019 年 5 月 12 日):仍视物模糊,精神较前好转,食量增加。检查:视力同前,黄斑部未见新出血。舌质淡红,苔薄白,脉缓。原方加生地黄 10g,赤芍 5g,15 剂。以促进活血化瘀。

四至十诊(2019 年 5 月 27 日至 2019 年 8 月 25 日):上方先后去大枣、龙眼肉、阿胶;加丹参 10g,牛膝 10g。服 90 剂。检查:视力右眼 0.2,左眼 0.3 ;近视力右眼 0.6,左眼 1.0。戴镜右眼 0.4,左眼 0.8。双眼外观正常。眼光学相干断层扫描检查视网膜平复。嘱服归脾丸 2 个月。

按:患者心脾两虚,眼底受损。治宜养心健脾,益气摄血。归脾汤加减方中,党参、黄芪、白术、炙甘草、山药、大枣甘温补脾益气;当归、阿胶补血养心;茯神、酸枣仁、龙眼肉甘平养心安神;远志交通心肾而定志宁心;砂仁、木香理气醒脾;三七止血活血,化瘀生新,散血明目。

二十九、脉络膜骨瘤医案一例

脉络膜骨瘤是一种发生于脉络膜组织的良性肿瘤,主要由成熟骨组织构成。因肿瘤生长及视力变化缓慢,所以临床就诊年龄明显晚于肿瘤发生年龄。单眼发病多见,双眼发病仅占 28%,在双眼病例中有多个家系报道呈现出遗传倾向。具体病因不明。脉络膜骨瘤的发生可能与外伤、炎症的异位骨化有关,也可能与长期服用某些药物,引起钙骨沉着有关。

养心健脾,益气摄血法治脉络膜骨瘤／心脾两虚证案

李某,女,8 岁。2019 年 2 月 25 日初诊。

代诉:双眼进行性视力下降半个月。

病史:2019年2月10日体检发现左眼视力差,伴有困倦乏力,食纳不佳,少寐易醒。

检查:视力右眼0.8,左眼0.06;近视力右眼1.5,左眼0.1。加镜无助。双眼外眼无异常。眼底:右眼未见异常,左眼视网膜黄斑部及鼻侧有2片圆形渗出并有出血灶,黄斑中心凹反射不见。眼部B超:双眼球壁回声不光滑,局部球壁声增强,遮蔽其后组织回声,降低增益其声减弱,但不消失。提示:双眼球壁病变,请结合临床。眼底荧光素血管造影:①右眼ICG(吲哚菁绿血管造影):早期后极部可见上下两个1.5×2.5PD大小及3×4PD大小椭圆形相对弱荧光斑,中心位于病灶范围内。②左眼脉络膜循环时间正常。③左眼ICG:早期后极部可见5×5PD大小不规则形弥漫弱荧光,上下均达上下方血管弓处,病灶边缘可见脉络膜血管扩张;中期病灶内散在脉络膜血管荧光渗漏,晚期病灶边界模糊。④左眼视盘颞侧1/4PD处及黄斑中心可见2处圆形焦点状脉络膜下新生血管染色,其周缘可见环形及弧形出血性遮蔽荧光。提示:双眼脉络膜骨瘤并发左眼脉络膜下新生血管。光学相干断层成像检查:右眼黄斑中心凹形态可见,中心凹厚度约为137mm,视网膜各层未见异常反射。左眼黄斑中心凹形态明显变浅,中心凹厚度约为156mm,中央及鼻侧色素上皮细胞下团状高反射信号,鼻侧神经上皮局限性浅脱离。胸片正侧位片:双肺未见实质性病变,双肺门不大,纵隔居中,主动脉弓不宽,心影不大,双膈顶光滑,肋膈角锐利。舌质淡红,苔薄白,脉缓。

诊断:①脉络膜骨瘤(双眼);②脉络膜新生血管(左眼)。

辨证:心脾两虚证。

治法:养心健脾,益气摄血。

方剂:归脾汤加减。

处方:黄芪15g,党参5g,当归5g,白术5g,茯神10g,远志3g,酸枣仁5g,大枣10g,龙眼肉5g,山药10g,广木香2g,砂仁2g,炙甘草3g,三七粉2g,白茅根10g。30剂。

服法:每日2次,开水冲服。

医嘱:①保持心情愉快,避免情绪激动和精神过度紧张。②忌辛辣,少食油腻食物。③日光下应戴墨镜和遮阳帽,以保护眼睛免受光的损害。

二诊(2019年3月26日):双眼底出血变淡,食量增加。检查:视力同前,黄斑部未见新出血。舌质淡红,苔薄白,脉缓。原方加赤芍5g,以增活血祛瘀之力。30剂。

三至十六诊(2019年4月25日至2019年8月25日):上方先后去大枣、龙眼肉、阿胶;加丹参10g,茺蔚子10g,牛膝10g,以活血化瘀。服120剂。检查:视力右眼1.0,左眼0.3;近视力右眼1.5,左眼0.5。双眼外观正常。左眼黄斑部出血吸收。嘱服归脾丸2个月。

按:患者心脾两虚,血失统摄,目中血络受损而致黄斑部出血。治宜养心健脾,益气摄血。方用归脾汤加减。

三十、中心性浆液性脉络膜视网膜病变医案三例

中心性浆液性脉络膜视网膜病变(central serous chorioretinopathy,CSC),是以黄斑部及其附近局限性浆液性神经上皮脱离为特征的常见眼底病变。近年来,吲哚菁绿血管造影的出现,为进一步研究CSC提供了新的方法,也对其发病机制有了新的认识。CSC多见于中青年男性,多为单眼发病,有自愈和复发倾向。中医称本病为"视瞻有色",多为肝肾阴虚,虚火上炎;或情志不畅,肝气不舒,郁而化热,湿热上泛清窍所致。

滋阴降火法治中心性浆液性脉络膜视网膜病变/阴虚火旺证案

袁某,男,34岁,长沙市人,于2016年7月29日初诊。

主诉:右眼前有淡黄色暗影,伴视物变形,视力下降7日。

病史:于2016年7月22日因工作劳累后,右眼前出现淡黄色暗影,视力下降,视物变形、变小、变远。右眼1年前曾患"中心性浆液性脉络膜视网膜病变",经半年治疗基本痊愈。伴头晕耳鸣,腰膝酸软,口干咽燥。

检查:视力右眼0.4,左眼1.0。双眼外观正常。0.5%托吡卡胺滴眼液散瞳查眼底:右眼黄斑部水肿,有黄白色渗出物;左眼黄斑部有色素沉着,中心凹反射弱。眼底荧光素血管造影:右眼视网膜动脉充盈时间(11秒/13秒)。双眼黄斑中心凹鼻侧上方点状强荧光,随造影时间延长可见荧光渗

漏边界扩大。右眼晚期黄斑区见池样荧光积存。左眼中心凹鼻侧下方点状透见荧光。吲哚菁绿血管造影:双眼黄斑中心凹鼻上方点状强荧光,晚期边界扩大,右眼见池样荧光积存。左眼见环形强荧光,晚期随背景荧光而减弱,黄斑区可见点片状弱荧光。提示:双眼中心性浆液性脉络膜视网膜病变。眼光学相干断层扫描:右眼神经上皮局限性脱离合并色素上皮脱离,两者之间可见渗出物。左眼黄斑区视网膜厚度颞侧及下方增厚。舌质红,苔薄黄,脉弦细数。

诊断:中心性浆液性脉络膜视网膜病变(双眼)。

辨证:阴虚火旺证。

治法:滋阴降火。

方剂:知柏地黄二至汤加减。

处方:知母 10g,黄柏 10g,生地黄 15g,山药 10g,茯苓 10g,泽泻 10g,牡丹皮 10g,山茱萸 5g,女贞子 10g,桑椹 10g,墨旱莲 10g,泽兰 10g,车前子 10g。6 剂(中药配方颗粒)。

服法:每日 2 次,开水冲服。

医嘱:①保持心情愉快,避免情绪激动和精神过度紧张,不宜过度劳累。②忌辛辣,戒酒,少食油腻食物。

二至十诊(2016 年 8 月 4 日至 2016 年 9 月 26 日):上方先后去泽兰、车前子,加枸杞子 10g,菊花 10g,以补益肝肾而明目,共服中药 52 剂,视物较前清晰,视物变形消失。检查:视力右眼 1.2,左眼 1.2。眼光学相干断层扫描:双眼病灶消失。

按:患者因肝肾亏虚,精血不足,虚火上炎,则视物模糊,视物变形,视瞻有色。治宜滋阴降火,方用知柏地黄二至汤加减方。方中六味地黄汤滋补肝肾之阴,加知母、黄柏滋阴降火;女贞子、桑椹、墨旱莲益肝补肾;泽兰、车前子利水消肿。全方共奏补肝益肾,滋阴降火,利水消肿之功。

疏肝清热法治中心性浆液性脉络膜视网膜病变／肝经郁热证案

姚某,女,42 岁,会计,于 2018 年 6 月 4 日初诊。

主诉:右眼眼前有暗影,视力下降 12 日。

病史:患者于 2018 年 5 月 22 日劳累后发现右眼眼前有暗影,视力下降,伴胁肋胀痛,嗳气叹息,月经后期。

检查:视力右眼 0.6,左眼 1.0。0.5% 托吡卡胺滴眼液散瞳查眼底:右眼视网膜黄斑部水肿呈圆形反光轮,并有黄白色点状渗出,中心凹反射不见。眼光学相干断层成像检查:右眼神经上皮脱离,色素上皮见小的脱离。舌质淡红,苔薄黄,脉弦数。

诊断:中心性浆液性脉络膜视网膜病变(右眼)。

辨证:肝经郁热证。

治法:疏肝清热。

方剂:舒肝明目汤加减。

处方:柴胡 10g,白芍 10g,茯苓 10g,当归 10g,白术 10g,桑寄生 10g,决明子 10g,合欢皮 10g,首乌藤 15g,栀子 10g,猪苓 10g,车前子 10g,苍术 10g,甘草 3g。15 剂(中药配方颗粒)。

服法:每日 2 次,开水冲服。

医嘱:①保持心情愉快,避免情绪激动和精神过度紧张,不宜过度劳累。②忌辛辣,戒酒,少食油腻食物。

二诊(2018 年 6 月 19 日):右眼视物较明,眼前暗影变淡。视力右眼 0.8,左眼 1.0。眼底同前。舌质淡红,苔薄黄,脉弦数。原方 15 剂。

三至七诊(2018 年 7 月 4 日至 2018 年 9 月 2 日):原方先后加女贞子 10g,墨旱莲 10g,桑椹 10g,枸杞子 10g,以滋阴补肾,养肝明目。共服药 60 剂,右眼视物清楚,眼前暗影消失,胁肋胀痛、嗳气叹息等症状渐愈。视力右眼 1.0,左眼 1.0。0.5% 托吡卡胺散瞳查眼底:右眼视网膜黄斑部水肿消失,中心凹反射可见。左眼底正常。光学相干断层成像:右眼同一断面视网膜下积液吸收,视网膜脱离区恢复正常。舌质淡红,苔薄黄,脉弦细。嘱服舒肝明目丸,每日 2 次,每次 9g,连服 2 个月,以巩固疗效。

按:《证治准绳》认识本病:"……当因其色而别其证以治之。若见青绿蓝碧之色,乃肝肾不足之病,由阴虚血少,精液衰耗,胆汁不足,气弱而散……若见黄赤者,乃火土络有伤也……"肝主疏泄,性喜条达,情志不畅,肝气不舒,郁久化热,湿热上犯,故见眼前暗影,黄斑水肿,黄白色点状渗出;情志不舒,肝木不能条达,则肝体失于柔和,以致肝郁血虚,则两胁作痛;情志不舒,则嗳气叹息;舌质淡红、苔薄黄、脉弦数均为肝经郁热之候。舒肝明目汤以疏肝解郁,舒畅气机为先;加猪苓、车前子、苍术健脾渗湿,补益脾土为本;用合欢皮、栀子清心除烦,滋养肝脾,益精明目为根。全方共奏疏肝解郁,利湿健脾,清心除烦之功。

利水化湿法治中心性浆液性脉络膜视网膜病变／湿浊上泛证案

杨某,女,48 岁,农民,于 2019 年 5 月 5 日初诊。

主诉:右眼眼前灰黄色固定暗影,视物变形 15 日。

病史:患者近半年来由于夫妻关系紧张,心中不悦,忧思过度,于 2019 年 4 月 20 日右眼眼前突然出现灰黄色固定暗影,视物变形、变小、变远,视力下降;伴胸闷,纳呆呕恶,大便溏稀。

检查:视力右眼 0.3,左眼 1.2。0.5% 托吡卡胺滴眼液散瞳查眼底:右眼底后极部可见一椭圆形水肿之反光轮,黄斑中心凹光反射消失。光学相干断层成像检查:右眼神经上皮脱离,色素上皮脱离。眼底荧光素血管造影:右眼黄斑部可见一墨渍样渗漏点,周边少量散在的透见荧光斑点。舌苔滑腻,脉滑。

诊断:中心性浆液性脉络膜视网膜病变(右眼)。

辨证:湿浊上泛证。

治法:利水化湿。

方剂:三仁汤加减。

处方:苦杏仁 10g,滑石 20g,通草 5g,淡竹叶 10g,白豆蔻仁 3g,厚朴 10g,薏苡仁 15g,法半夏 10g,猪苓 10g,车前子 10g。15 剂(中药配方颗粒)。

服法:每日 2 次,开水冲服。

医嘱:①保持平和心态,充足睡眠,避免过度用脑及体力劳动,少玩手机,少看电视及书报。②合理饮食,注意营养均衡,忌辛辣,少食油腻食物。

二诊(2019 年 5 月 20 日):右眼视物较明,眼前暗影变淡。视力右眼 0.4,左眼 1.2。眼底同前。舌苔滑腻,脉滑。原方 15 剂。

三至七诊(2019 年 6 月 4 日至 2019 年 7 月 19 日):原方先后加女贞子 10g,墨旱莲 10g,菊花 10g,枸杞子 10g,以滋阴补肾,养肝明目。共服药 45 剂,右眼视物清楚,眼前暗影消失,胸闷、纳呆呕恶、大便溏稀等症状渐愈。

视力右眼 1.0,左眼 1.2。0.5% 托吡卡胺散瞳查眼底:右眼视网膜黄斑部水肿消失,中心凹反射可见。左眼底正常。光学相干断层成像:右眼视网膜脱离区恢复正常。舌质淡红,苔薄白,脉濡。

按:患者忧思过度,内伤于脾,脾失健运,则水湿上泛于目,故见眼前灰黄色固定暗影,视物变形、变小、变远,视力下降;胸闷,纳呆呕恶,大便溏稀等全身症状。治宜利水化湿。三仁汤方中以滑石为君,清利湿热;薏苡仁、苦杏仁、白豆蔻仁"三仁"为臣,其中薏苡仁淡渗利湿以健脾,使湿热从下焦而去;白豆蔻仁芳香化湿,利气宽胸,畅中焦之脾气以助祛湿;苦杏仁宣利上焦肺气,"盖肺主一身之气,气化则湿亦化"。佐以通草、淡竹叶甘寒淡渗,助君药利湿清热;法半夏、厚朴行气除满,化湿和胃理气;猪苓、车前子利小便,明目。诸药相合,使三焦湿热上下分消,水道通利,湿浊除,眼复明。

三十一、急性视网膜色素上皮炎医案一例

急性视网膜色素上皮炎是一种以视网膜色素上皮的急性炎症为特征的疾病,典型表现为黄斑区暗灰色簇状的小点状病变,病变周围有黄白色晕环环绕,通常伴有视力下降。中医认为本病多见于急性热病后,并与肺、肝、脾、肾等脏腑功能失调有关。

宣肺疏风,凉血清热法治急性视网膜色素上皮炎 / 肺经风热证案

刘某,男,38 岁。于 2016 年 5 月 15 日初诊。

主诉:左眼视力突然下降,伴视物变形 3 日。

病史:患者近日来连续加班,过度劳累,以致出现感冒发热,头痛眼胀,咽喉红肿疼痛,咳嗽,痰黏黄等症状;左眼视力下降,视物变形。

检查:视力右眼 1.0,左眼 0.4。双眼外观正常,左眼底黄斑区有暗灰色成簇的点状病变,每簇有 3~4 个点状病变,病变周围出现黄白色晕环改变,均位于视网膜色素上皮水平。荧光血管造影:左眼可见黄斑部簇状荧光斑点及中黑外亮的环状灶。舌质红,苔薄黄,脉浮数。

诊断:急性视网膜色素上皮炎(左眼)。

辨证:肺经风热证。

治法:宣肺疏风,凉血清热。

方剂:银翘散加减。

处方:金银花 15g,板蓝根 15g,连翘 10g,鱼腥草 15g,竹叶 10g,荆芥 10g,桔梗 10g,薄荷 3g,牛蒡子 10g,甘草 5g,黄芩 10g,牡丹皮 10g,芦根 30g。6 剂(中药配方颗粒)。

服法:每日 2 次,开水冲服。

医嘱:①节用目力,注意休息。②忌吃生冷食物,饮食宜清淡为主,多吃蔬果,合理搭配膳食,注意营养充足。③忌烟酒。

二诊(2016 年 5 月 21 日):视物较明,全身发热症状缓解,最近心情抑郁,急躁易怒,胸胁闷胀;舌质红,苔黄,脉弦数。临床表现见肺经风热消失,以肝经郁热为主,法随证立,方从法出,证变法亦变,药亦随证转,改用疏肝健脾,清热解郁法,方用舒肝明目汤加减:柴胡 10g,当归 10g,白芍 10g,白术 10g,桑寄生 10g,桑椹 20g,女贞子 20g,茯苓 15g,决明子 10g,首乌藤 10g,牡丹皮 10g,炒栀子 10g,川芎 5g,甘草 5g。15 剂(中药配方颗粒)。每日 2 次,开水冲服。

三至五诊(2016 年 6 月 5 日至 2016 年 7 月 5 日):先后增加泽泻 10g,车前子 10g,以渗湿,消黄斑水肿;加郁金 10g,丹参 10g,以活血化瘀;加熟地黄 15g,以滋阴养血。服药 30 剂。左眼视力恢复正常,视物变形已不明显,心情亦较前开朗乐观,诸症渐减至消失,偶有头晕耳鸣,腰膝酸软。检查左眼视力 1.0,检眼镜检查下已难以看到病变,黄白色晕环状改变也随之消失。改服六味地黄丸,每日 3 次,每次 9g,连服 2 个月,以资巩固疗效。

按:本例患者由于连日加班,工作劳累,身体抗病能力减弱(感冒),由病毒侵犯机体所致。初诊时,仍有明显肺经风热表现,故治疗以宣肺疏风,凉血清热。方用银翘散加减,方中金银花、板蓝根、连翘、鱼腥草清热解毒、辛凉透表,为君药;辅以薄荷、荆芥,辛散表邪、透热外出;竹叶清热除烦,芦根清热生津止渴,协助金银花、连翘清热透表;桔梗、牛蒡子、甘草合用,宣肺祛痰、清利咽喉,合为佐使药;加牡丹皮、黄芩,凉血清热。诸药合用既能透表,又能解毒,还能凉血清热。服药 6 日后肺经风热消失,临床以肝经郁热表现为主,改用舒肝明目汤,疏肝健脾,清热解郁,并随症加减而愈。愈后根据全身症状,施以六味地黄丸,以滋阴补肾,既能巩固疗效,又能防止复发。

三十二、特发性视网膜血管炎医案一例

特发性视网膜血管炎,又名动脉瘤和视神经视网膜炎综合征、IRVAN综合征,是一种新近被注意的罕见致盲性眼病。主要的眼底表现为广泛分布的小动脉瘤、视网膜血管炎及视神经视网膜炎。中医认为本病多因肝肾阴虚,水不涵木,上扰清窍所致。

滋阴降火法治特发性视网膜血管炎／阴虚火旺证案

夏某,女性,47 岁,湘潭市人。于 2016 年 5 月 4 日初诊。

主诉:双眼前有黑影、视力下降 2 个月。

病史:患者 2016 年 3 月开始双眼前有黑影、视力下降,曾在外院诊断为"葡萄膜炎、玻璃体混浊",曾用"醋酸泼尼松"及"硫唑嘌呤"等药物治疗,自觉症状无缓解。现双眼眼前黑影增多,视物模糊,伴满月脸,头晕目眩,两目干涩,口燥咽干,五心烦热,月经量少。

检查:视力右眼 0.4,左眼 0.5。双眼外观正常。眼压:右眼 15mmHg,左眼 16mmHg。眼底视网膜静脉血管管径不匀,部分血管有白鞘并新生血管,视网膜散在出血、渗出。视网膜血管造影仪检查:双眼屈光介质混浊,周边部眼底逐渐显示轻微云雾样渗漏,视网膜后极部及周边散在多个结节样亮荧光斑点,部分表现动脉瘤扩张,晚期视盘轻微渗漏。舌质红,苔少,脉细数。

诊断:特发性视网膜血管炎(双眼)。

辨证:阴虚火旺证。

治法:滋阴降火。

方剂:知柏地黄二至汤加减。

处方:知母 10g,黄柏 10g,生地黄 20g,牡丹皮 10g,茯苓 20g,泽泻

10g,山茱萸 6g,山药 15g,墨旱莲 10g,女贞子 10g,桑椹 10g。7 剂。

服法:每日 1 剂,分两次温服。

二诊(2016 年 5 月 11 日):自觉症状改善,口燥咽干减轻,舌质红,苔少,脉细数。原方 7 剂。

三至十二诊(2016 年 5 月 18 日至 2016 年 7 月 21 日):先后加猪苓 10g,车前子 10g[包煎],以清热利湿明目;加石斛 5g,枸杞子 10g,以养阴益肾明目。共服药 63 剂,自觉眼部及全身症状消失,双眼视力均恢复到 0.8,眼底玻璃体混浊减轻,动脉瘤消失。嘱其注意休息,保证充分睡眠,生活有规律,劳逸适度,注意保暖,避免受凉,防止感染,定时检查,加强锻炼,提高机体抗病力。

按:特发性视网膜血管炎中医无此病名,类似"视瞻昏渺",《审视瑶函》强调本病的病因"有多端……昏渺各寻缘"。该病例为肝肾阴虚,水不涵木,上扰清窍,故头晕目眩;肝肾阴虚,精气不能上达,目失濡养,则两目干涩,口燥咽干;阴精不足,血海不足,则月经量少;五心烦热,舌质红,苔少,脉细数等皆为阴虚失濡,虚热内炽之征。知柏地黄二至汤系著名眼科专家张怀安经验方,常用于治疗肝肾阴虚,虚火上炎的眼底病。药物由六味地黄丸加知母、黄柏合二至丸(墨旱莲、女贞子)加桑椹组成。方中六味地黄丸滋补肝肾之阴,加知母、黄柏清降虚火;女贞子、墨旱莲、桑椹益肝补肾,使阴足火降,诸症自除。

三十三、急性区域性隐匿性外层视网膜病变医案二例

急性区域性隐匿性外层视网膜病变是一种多见于年轻人的特发性炎性眼病,常累及外层视网膜的较大区域,出现单眼或双眼闪光感及急性进展性视野缺损。视野缺损常以生理盲点扩大开始,视网膜电图(ERG)、自发荧光、荧光造影及 ICG 血管造影、眼光学相干断层扫描检查提示病变位于视网膜色素上皮 - 光感受器细胞复合体。中医认为本病多由情志不畅,肝气不舒,郁久化热,上犯清窍;或肝肾阴虚,虚火上炎,灼伤目络而致视物昏蒙。

疏肝解郁法治急性区域性隐匿性外层视网膜病变／肝经郁热证案

宋某,女,35岁。于2017年9月25日初诊。

主诉:右眼前有雾霾样遮挡伴闪光,视力下降半个月。

病史:近几个月来工作压力大,家庭不和睦,心情抑郁,于2017年9月10日感觉右眼前有雾霾一样的东西,又像是闪光,中心点看东西被遮住了,只能通过余光看。伴胁肋胀痛,嗳气叹息,小便短赤。

检查:视力右眼0.2,左0.4;近视力右眼0.3,左眼1.5;矫正视力右眼0.3,左眼1.0。双眼外观正常。检眼镜下见右眼视乳头界清,杯盘比=0.3,A∶V=2∶3,视网膜平伏,后极部视网膜下见少量点状病灶。左眼各项检查均未见明显异常。视野检查提示右眼生理盲点扩大,鼻侧局限性视野缺损。眼光学相干断层扫描检查:提示右眼黄斑区视网膜近视乳头部分区域光感受器细胞IS(内段)/OS(外段)层缺失,该处RPE层反射信号降低,提示该区域视网膜外层病变。眼底下荧光素血管造影检查:提示右眼动脉充盈时间变长,视乳头边界清,黄斑拱环形态存在,黄斑区及后极部可见少量散在强荧光,后期荧光未见增强。吲哚菁绿血管造影检查:提示双眼视乳头边界清晰,后期见后极部眼底少量斑驳弱荧光。右眼全视野视网膜电流图暗适应3.0反应的a波幅值重度降低,b波幅值轻中度降低,暗适应震荡电位各子波幅值重度降低;明适应3.0反应的a、b波幅值重度降低,明适应30Hz反应PEAK波幅值重度降低。多焦视网膜电流图提示右眼黄斑振幅密度降低,近视乳头区域明显。舌质红,苔薄黄,脉弦数。

诊断:①急性区域性隐匿性外层视网膜病变(右眼);②屈光不正(双眼)。

辨证:肝经郁热证。

治法:疏肝解郁。

方剂:舒肝明目汤加减。

处方:柴胡10g,当归10g,白芍10g,茯苓10g,白术10g,牡丹皮10g,栀子10g,桑椹10g,女贞子10g,决明子10g,桑寄生10g,首乌藤10g,黄柏10g,甘草5g。6剂(中药配方颗粒)。

服法:每日2次,开水冲服。

医嘱：节用目力，避免过度劳累及情绪波动。

二至十五诊（2017年10月2日至2018年1月5日）：原方先后去黄柏、栀子，加生地黄15g，以养阴清热；加枸杞子10g，菊花10g，以补肾明目。右眼前阴影、雾霾样、闪光感消失。视力右眼0.4，左眼0.4；近视力右眼1.0，左眼1.5；矫正视力右眼0.8，左眼1.0。改服舒肝明目丸，每日3次，每次10g，连服2个月，以资巩固疗效。2018年7月5日追访，双眼无异常。

按：急性区域性隐匿性外层视网膜病变是近年来才逐步被认识的眼底疾病，随着各种高分辨率检查仪器的使用，确诊病例开始增加，但是西医认为目前没有特别的针对性疗法。本例中医根据眼与全身体征，辨证为肝经郁热，治以疏肝解郁法，主方以舒肝明目汤加减，方中柴胡疏肝解郁清热，配合当归、白芍养血柔肝，调和气血；柴胡升阳散热，配白芍以平肝，而使肝气条达；白术、甘草和中健脾；茯苓清热利湿，助甘草、白术健脾，配首乌藤，令心气安宁；决明子清肝明目；牡丹皮、栀子、黄柏清热凉血，活血化瘀；桑椹、女贞子、桑寄生补益肝肾，滋养肾精。诸药合用，补而不滞，滋腻而不生湿。本方融疏肝、健脾、益肾为一炉，以疏肝解郁、舒畅气机为先，健脾渗湿、补益脾土为本，滋养肝脾、益精明目为根，共奏疏肝解郁明目，利湿健脾，补益肝肾之功。

滋阴降火法治急性区域性隐匿性外层视网膜病变／阴虚火旺证案

姚某，男，25岁，公司职员，于2018年1月15日初诊。

主诉：左眼前暗影伴闪光，视力下降1个月。

病史：患者于2017年12月上旬左眼前突然出现暗影、闪光，视力骤降。伴有五心烦热，颧红口干。

检查：视力右眼1.0，左眼0.3。双眼外观正常。左眼视野缺损、生理盲点扩大。托吡卡胺散瞳查眼底：右眼底正常，左眼后极部视网膜下见少量点状病灶。FFA检查无明显异常，眼光学相干断层扫描检查左眼视网膜部分区域IS/OS层缺失，RPE层反射信号降低，提示该区域视网膜外层病变。舌质红，苔薄黄，脉弦细数。

诊断：急性区域性隐匿性外层视网膜病变（左眼）。

辨证:阴虚火旺证。

治法:滋阴降火。

方剂:知柏地黄二至汤加减。

处方:知母 10g,黄柏 10g,生地黄 20g,牡丹皮 10g,泽泻 10g,山茱萸 5g,茯苓 20g,山药 10g,墨旱莲 10g,女贞子 10g,桑椹 10g,车前子 10g。9 剂(中药配方颗粒)。

服法:每日 2 次,开水冲服。

医嘱:①节用目力,避免过度劳累及情绪波动。②饮食以清淡为宜,忌食辛辣油腻之品。

二诊(2018 年 1 月 24 日):左眼视物较明,五心烦热,颧红口干减轻。右眼 1.2,左眼 0.3。舌质红,苔薄黄,脉弦细数。原方 9 剂。

三至十二诊(2018 年 2 月 2 日至 2018 年 4 月 15 日):服药 72 剂后,视力右眼 1.2,左眼 0.6。左眼眼前暗影、闪光感及全身症状消失,眼底后极部视网膜点状病灶吸收。

按:本例急性区域性隐匿性外层视网膜病变,中医根据其五心烦热,颧红口干,舌质红,苔薄黄,脉弦细数等典型症状,辨证为肝肾阴虚。肝肾阴虚,虚火上炎,灼伤目络以致视物昏蒙。治疗采用滋阴降火法,方用张老的知柏地黄二至汤加味,疗效显著。

三十四、视网膜色素变性医案一例

视网膜色素变性,中医称为"高风内障",是一种遗传性进行性慢性眼病,多侵犯双眼,为视神经和视网膜退行变性和萎缩所致。以夜盲、视野缩小、眼底骨细胞样色素沉着和光感受器功能不良为特征。男性多于女性,常见一家人同患此病,近亲结婚子女尤为多见。且本病患者及其家人常可同时有精神紊乱、癫痫或智力减退等症状,也有时伴有聋哑或先天性畸形等症。中医认为本病多由禀赋不足,命门火衰,阳虚无以抗阴,阳气陷于阴中,不能自振,目失温煦所致;或素体真阴不足,阴虚不能济阳,阴精亏损,阳气不能为用而病;或脾胃虚弱,气血不足,养目之源匮乏,致目不能视物。

滋补肝肾法治视网膜色素变性／肝肾阴虚证案

患者,男,28岁,巴基斯坦人,医师。于2014年5月28日初诊。

主诉:双眼夜盲20年,视野逐渐缩小10年,视力下降5年。

病史:患者从小夜盲,近10年来视野逐渐缩小,近5年视力明显下降,2013年6月行双眼白内障超声乳化加人工晶体置入术后,视力稍有提高,但夜盲、视野缩小无改变。伴头晕耳鸣。

检查:视力右眼0.25,左眼0.2;加镜无助。双眼瞳孔深黑,人工晶体眼。眼底:双眼视盘色蜡黄,血管变细,网膜青灰色,赤道部周边部有大量的骨细胞样色素沉着,黄斑部水肿,中心凹光反射不见。眼压:右眼14mmHg,左眼15mmHg。视野检查,右眼MS:0.46(21.33),MD:-20.87,RF:0.92,PSD:1.78,SF:0,CPSD:1.78;左眼MS:1.43(21.33),MD:-19.1,RF:1,PSD:3.06,SF:0.89,CPSD:2.93。眼光学相干断层扫描检查:双眼玻璃体后脱离,前膜形成,黄斑囊样水肿,视网膜外层结构萎缩,脉络膜组织反射增高。双眼闪光视网膜电图检查:双眼在明暗适应用时,各种光刺激下,A_1B_1波幅均降低。提示:双眼视杆视锥系统受损。双眼眼电图检查:右眼静休电位偏低,光峰及暗谷存在,Arden(光峰电位与暗谷电位比值)正常;左眼静休电位可,未测及光峰及未出现Arden。提示:双眼色素上皮功能障碍。双眼视觉诱发电位检查:右眼在白、红、蓝光刺激下,P_2波潜伏期均延长,左眼在白光刺激下,P_2波潜伏期限正常,在红蓝光刺激下延长。提示:右眼视功能传导功能障碍。舌质红,苔少,脉细数。

诊断:①原发性视网膜色素变性(双眼);②继发性视神经萎缩(双眼);③黄斑囊样水肿(双眼);④并发性白内障术后加人工晶体(双眼);⑤玻璃体后脱离(双眼)。

辨证:肝肾阴虚证。

治法:滋阴补肾。

方剂:明目地黄丸加减。

处方:熟地黄10g,生地黄15g,山药10g,山茱萸5g,茯神10g,泽泻10g,牡丹皮10g,柴胡10g,当归10g,五味子5g,丹参10g,枸杞子10g,菊花10g,夜明砂10g^[包煎],谷精草10g。7剂。

煎服法:水煎,每日1剂,分2次温服。

中成药:眼明丸,口服,10g,每日3次。

针刺:主穴选睛明、上睛明、球后、承泣、攒竹、太阳;配穴选风池、完骨、百会、合谷、肝俞、肾俞、脾俞、足三里、三阴交、关元。每次选主穴2个,配穴2~4个,根据辨证补泻,每日1次。

医嘱:避免强光刺激,外出可戴太阳镜。

二至十六诊(2014年6月5日至9月8日):原方先后加赤芍10g,牛膝10g,以活血化瘀,加车前子10g[包煎],泽兰10g,以利水消肿。共服中药95剂。针灸90次。视物较明,尤其是看书读报较前清楚,头晕耳鸣消失。检查:视力右眼0.4,左眼0.5;近视力右眼0.5,左眼0.5。视野,右眼MS:0.81(21.33),MD:-20.53,RF:0.83,PSD:1.67,SF:0.67,CPSD:2.08;左眼MS:1.63(21.33),MD:-19.7,RF:0.92,PSD:3.61,SF:0.89,CPSD:3.5。嘱续服眼明丸6个月,以资巩固疗效。

按:原发性视网膜色素变性类似中医的高风内障,是以夜盲和视野逐渐缩窄为特征的内障眼病。本例病至晚期,并发性白内障已手术,继发性视神经萎缩,并伴有黄斑囊样水肿,玻璃体后脱离等。患者有头晕耳鸣,舌质红,苔少,脉细数等症。肝肾阴虚,精亏血少,目失濡养,故见夜盲,视野进行性缩窄等眼症;全身症状及舌脉辨证均为肝肾阴虚之候。方用明目地黄丸加减,《审视瑶函》曰:"精生气,气生神,故肾精一虚,则阳光独治。阳光独治,则壮火食气,无以生神,令人目暗不明。"王冰曰:"壮水之主,以制阳光。"故用熟地黄、生地黄、山茱萸、五味子、当归、牡丹皮、泽泻等味厚之属,以滋阴养肾,滋阴则火自降,养肾则精自生。山药者,所以益脾而培万物之母;茯神者,所以养神而生明照之精;柴胡者,所以升阳而致神明之气于精窠也。方中加枸杞子、菊花、夜明砂、谷精草,以补肾养肝明目;加丹参以活血通络。配合针刺治疗以通经脉、调气血,使阴阳归于相对平衡,脏腑功能趋于调和,以达阴平阳秘之效。

三十五、结晶样视网膜变性医案一例

结晶样视网膜变性常侵犯双眼,致进行性夜盲,视力逐渐下降,中央视野可检到环状或中心暗点,周边视野狭窄,色觉损害,逐渐发展变盲。中医认为本病多因禀赋不足,命门火衰,阳虚无以抗阴,阳气陷于阴中,不能自振,目失温煦所致。

温补肾阳法治结晶样视网膜变性／肾阳不足证案

冯某,男,28岁,医生,于2015年12月5日初诊。

主诉:双眼夜盲、进行性视力减退及视野缩小15年。

病史:患者13岁左右发现双眼夜盲,视力减退,诊断为"屈光不正",给予佩戴眼镜。近10年来发现视野逐渐缩小,曾辗转几家医院,诊断为"结晶样视网膜变性",经用维生素、血管扩张剂等治疗,无明显反应,病情进展缓慢。现双眼夜盲,视物模糊,视物范围缩小,困倦乏力,畏寒肢冷,腰膝酸软,夜尿频多。

检查:视力右眼0.15,左眼0.25;近视力双眼均1.2;加镜右眼0.4,左眼0.4。双眼外观正常。双眼底视乳头蜡黄色,视网膜血管变细;视网膜后极部,包括黄斑区内散在很多结晶样闪辉亮点,小者如针尖,大者约与视网膜中央静脉管径一半相当;亮点旁常有不明显的色素围绕,越近黄斑中央凹,亮点越密集,近赤道部向周边则渐稀疏;黄斑中央凹反光不清。视网膜各处出现骨细胞样和不规则形的色素沉着,眼底呈豹纹状,并显晦暗灰绿或灰褐色调。视野检查:双眼视网膜呈环形暗点。暗适应检查:重度暗适应时间延长。视觉电生理检查:B波下降。荧光血管造影检查:后极部有大片透见荧光,其中杂有形态不一散在的荧光遮蔽,提示RPE层广泛萎缩及色素增殖,并可见脉络膜毛细血管无灌注及残存的脉络膜大血管影。眼光学相干断层扫描:双眼视网膜外层结构萎缩,色素上皮和脉络膜组织反射增高。舌淡红、边有齿痕,苔少,脉沉细。

诊断:①结晶样视网膜变性(双眼);②屈光不正(双眼)。

辨证:肾阳不足证。

治法:温补肾阳。

方剂:右归丸加减。

处方:熟地黄10g,山药10g,山茱萸5g,枸杞子10g,鹿角胶10g,菟丝子10g,杜仲10g,当归10g,肉桂粉2g,制附子3g,覆盆子10g,牛膝10g,

丹参 10g。15 剂（中药配方颗粒）。

服法：每日 2 次，开水冲服。

针刺：主穴选睛明、上睛明、球后、承泣、攒竹、太阳；配穴选风池、完骨、百会、合谷、肝俞、肾俞、脾俞、足三里、三阴交、关元。每次选主穴 2 个，配穴 4 个，每日 1 次。

医嘱：日光下戴深紫红色眼镜和遮阳帽，以保护眼睛免受光的损害。

二至十诊（2015 年 12 月 20 日至 2016 年 4 月 25 日）：上方先后去肉桂、鹿角胶，加夜明砂 10g，谷精草 10g，以养肝明目；加郁金 10g，益智仁 10g，红花 2g，以行气解郁，活血化瘀。共服药 125 剂，针刺 95 次。患者自诉视物较用药前清楚，视野改善，但是夜盲改善不明显，畏寒肢冷，夜尿多已除。检查：加镜右眼 0.8，左眼 0.6。双眼外观正常。双眼底视网膜血管稍增粗，余无明显变化。舌淡红，苔薄白，脉沉细。嘱坚持服用眼明丸，每次 9g，每日 2 次，连服 6 个月，2016 年 10 月 20 日复查，疗效巩固。

按：《杂病源流犀烛》认为本病"有生成如此，并由父母遗体"。患者因肾阳不足，命门火衰，无力温煦，则困倦乏力，畏寒肢冷，腰膝酸软，夜尿频多。瞳神"乃先天之气所生，后天之气所成，阴阳之妙用，水火之精华"。说明瞳神内含阴阳是产生视觉的基础，肾精的滋养、命门之火的温煦是视觉产生的条件。神光发于命门，肾阳不足，命门火衰，神光不能发越则双眼夜盲，视物模糊，视物范围缩小。治宜温补肾阳，活血明目。右归丸加减方中用熟地黄、山药、山茱萸、枸杞子滋补肾阴；鹿角胶、菟丝子、杜仲补益肾精；当归、肉桂、附子温补肾阳；覆盆子填精缩尿；牛膝、丹参活血明目。配合针灸治疗而获效。

三十六、白点状视网膜变性医案一例

白点状视网膜变性，又称白点状视网膜炎，是一种以眼底圆形或卵圆形黄白色点状视网膜改变为主要特征的常染色体隐性遗传性疾病，同时伴有进行性夜盲和视野缩小。该病由 Mooren 在 1882 年首先提出，用以描述眼底以大量白点分布为主要特征的病变。1910 年，Lauber 将这一病变分为稳定性和进行性两种,将稳定性的命名为"眼底白点症",而进行性的则使用"白点状视网膜变性"这一名称,并长期沿用。该病发病率较低,具有家族遗传性,也有散发病例的存在。本病类似于中医的"高风内障",中医认为多因先天禀赋不足,后天脾胃功能失调,脉络瘀滞而发病。

温补脾肾法治白点状视网膜变性／脾肾阳虚证案

黎某,男,20 岁,农民。于 2016 年 5 月 14 日初诊。

主诉:双眼自幼夜盲,视力下降 10 年,视物范围逐渐缩小 3 年。

病史:患者自幼发现夜盲,10 岁视力减退,近 3 年来视野逐渐缩小。在当地诊断为"视网膜色素变性",经用维生素 AD 等,无明显效果。现双眼夜盲,视物模糊,视物范围缩小,伴困倦乏力,形寒肢冷,夜尿频多,面色苍白。

家族史:父母为近亲表兄妹。

检查:视力右眼 0.3,左眼 0.3;近视力右眼 0.8,左眼 0.8。双眼加镜均视力 0.6。双眼前节无异常,双屈光间质透明,眼底乳头边界欠清,血管正常。视网膜广泛散在小白点,视乳头周围最密集,白点大小均匀,边界清,圆形,互不相连,血管在其上走行,黄斑区色素紊乱,中心凹反射不见。视野检查,右眼 MS:11.92(22),MD:−10.07,RF:0.88,PSD:7.28,SF:9.74,CPSD:0;左眼 MS:21.1(22),MD:−0.9,RF:1,PSD:4.29,SF:2.31,CPSD:3.62。VEP(视觉诱发电位)检查异常,ERG 示 B 波低于正常。舌淡胖,苔白滑,脉沉迟无力。

诊断:白点状视网膜变性(双眼)。

辨证:脾肾阳虚证。

治法:温补脾肾。

方剂:右归丸加减。

处方:熟地黄 15g,山药 10g,山茱萸 5g,枸杞子 10g,鹿角胶 10g,菟丝子 10g,杜仲 10g,当归 10g,淫羊藿 10g,仙茅 10g,肉桂粉 3g,制附子 6g,覆盆子 10g,牛膝 10g,丹参 15g。15 剂(中药配方颗粒)。

服法:每日 2 次,开水冲服。

耳穴:王不留行籽贴压,交替贴肝、肾、心、交感、皮质下、眼、目等穴,3日1次,每日自行按摩贴压药物3~5次,每次2~4分钟,每穴15~30次。

针刺:主穴选睛明、上睛明、球后、承泣、攒竹、太阳;配穴选风池、完骨、百会、合谷、肝俞、肾俞、脾俞、足三里、三阴交、关元。每次选主穴2个,配穴4个,每日1次。

医嘱:日光下戴深紫红色眼镜和遮阳帽,以保护眼睛免受光的损害。

二至八诊(2016年5月29日至2016年8月27日):上方先后去肉桂粉、鹿角胶,加夜明砂10g,谷精草10g,以养肝明目;加郁金10g,红花2g,以行气解郁,活血化瘀。共服药90剂,针刺65次。患者自诉视物较用药前清楚,视物范围扩大,畏寒肢冷、夜尿多已除。检查:视力右眼0.5,左眼0.5;近视力1.2。双眼加镜均视力0.8。视野检查,右眼MS:23.37(21.33),MD:2.04,RF:0.63,PSD:4.27,SF:6.7,CPSD:0;左眼MS:25.95(21.33),MD:4.62,RF:0.55,PSD:5.63,SF:4.42,CPSD:3.49。眼底无明显变化。舌淡红,苔薄白,脉沉细。嘱坚持服眼明丸,每次9g,每日2次,连服1年,以资巩固。

按:白点状视网膜变性是一种罕见病例,患者因肾阳不足,命门火衰,无力温煦,则困倦乏力,形寒肢冷,夜尿频多。治宜温补脾肾,方用右归丸加减。配合耳穴、针灸治疗,以达到标本同治的目的。

三十七、原发性视网膜色素变性合并原发性慢性闭角型青光眼医案一例

原发性视网膜色素变性是一种以夜盲、进行性视野损害、眼底色素沉着为主要临床特征的病变,也是世界范围内常见的慢性致盲性眼病。原发性慢性闭角型青光眼是由目前尚不完全清楚的原因而导致房角突然或进行性关闭,周边虹膜阻塞小梁网而使房水排出受阻,眼压急骤升高或进行性升高的一类青光眼。两种眼病同时发生者,因慢性闭角型青光眼发病隐蔽,往往患者以为是原发性视网膜色素变性引起视力下降,未引起足够性认识而导致失明。

中西医结合治原发性视网膜色素变性合并
原发性慢性闭角型青光眼案

杨某,女,40岁,医师。于2017年9月7日初诊。

主诉:双眼夜盲,视野缩小,视力下降20余年,加重2个月。

病史:患者12岁左右发现夜盲,20多年来,视野逐渐缩小,视力逐渐下降。曾在外院诊断为"原发性视网膜色素变性",认为目前医学无法医治,而未进行任何治疗。2个月前因父亲病故,悲伤过度,偶有眼胀,视力下降明显。

检查:视力右眼0.08,左眼光感;近视力右眼1.2,左眼0。双眼结膜无充血,角膜透明,前房较浅,双眼瞳孔大小对称,光反射正常。加镜右眼为0.5;左眼加镜无助。眼压:右眼44.6mmHg,左眼52.7mmHg。眼底:双眼视盘色蜡黄、边界清楚,杯盘比=0.8,视网膜血管变细,色青灰,视网膜上大量不规则色素沉着,以周边部为甚。视野检查,右眼MS:1.91(20.19),MD:−18.28,RF:0.67,PSD:3.93,SF:4.85,CPSD:0;左眼:0。A超:眼轴右眼23.66mm,左眼23.54mm。B超:双眼玻璃体混浊。超声生物显微镜检查:右眼前房深1.78mm,左眼前房深1.83mm,双眼房角关闭。眼光学相干断层扫描:双眼视网膜变薄,除黄斑中心凹外,视网膜外层结构萎缩,其下脉络膜反射增高。

诊断:①原发性慢性闭角型青光眼(双眼);②原发性视网膜色素变性(双眼);③继发性视神经萎缩(双眼);④玻璃体混浊(双眼);⑤屈光不正(双眼)。

治疗:收住院治疗,先后行双眼小梁切除术控制眼压,2017年9月17日出院后采用中医辨证论治配合针刺治疗。

患者情志不舒,心烦口苦;舌质红,苔薄黄,脉弦细。

辨证:肝郁气滞。

治法:疏肝解郁,活血明目。

处方:舒肝明目汤加减。

药物:当归10g,白芍10g,柴胡10g,茯苓10g,白术10g,牡丹皮10g,栀子10g,桑椹10g,女贞子10g,决明子10g,郁金10g,丹参10g,桑寄生10g,首乌藤10g,甘草5g。15剂。

煎服法:水煎,每日1剂,分2次温服。

针刺:取穴太阳、攒竹、合谷、足三里、内关、神门、睛明、球后、承泣、三阴交等。每次选眼周穴2个,远端穴2~3个,以补法进针,捻转,留针5~10分钟,再捻转,反复进行2~3次。

医嘱:①调整情绪,戒恼怒;②禁辛辣炙煿之品。

三至十五诊(2017年10月17日至2017年12月16日):上方先后去栀子、牡丹皮、柴胡,加黄芪10g,党参10g,以健脾益气;加枸杞子10g,菊花10g,以养肝明目。共服中药90剂。针刺72次。检查:视力右眼0.2,左眼0.02;近视力右眼1.2,左眼0。加镜右眼为0.8;左眼加镜无助。眼压:右眼12mmHg,左眼14mmHg。眼底:视网膜血管较前增粗,余同前。视野较初诊有扩大:嘱坚持服眼明丸和舒肝明目丸,观察至今,眼压控制良好,视功能有所改善。

按:视网膜色素变性合并原发性慢性闭角型青光眼极为隐蔽,如不及时发现,极易引起失明。患者在我院初诊时被及时发现,并采用中西医结合治疗,手术开通神水通道,控制眼压,术后结合全身症状,中医辨证论治配合针刺调理,从而获得较为满意的疗效。

三十八、黄斑出血医案一例

黄斑出血是指视网膜出血局限于黄斑部者,依其部位和症状命名。很多眼底疾病可发生黄斑出血。由于黄斑部组织结构和功能的特殊性,一旦出血,对中心视力的损害很大。虽说黄斑出血是多种眼底病可能发生的症状之一,但临床上当黄斑出血是唯一或主要症状时,习惯上把黄斑出血作为病名诊断。除外伤因素外,一般以高度近视者和中老年人多见。

高度近视、眼球挫伤、老年黄斑盘状变性等眼病,均可发生黄斑出血,尤以高度近视较常发生。如高度近视,有后巩膜葡萄肿,脉络膜被牵拉,玻璃膜出现裂隙,新生血管进入视网膜下,可致黄斑出血。

黄斑出血起病多急,中心视力减退,视野中央固定暗影,视物变形,周围视力多无改变。眼底检查:可见高度近视眼底改变,或有其他原发眼病的相应改变。外伤则有眼球挫伤史或伴穿透性眼外伤。黄斑部出血可呈点状或斑片状,出血量不会太多,常发生于深层或视网膜下。可并发玻璃体混浊,视网膜脱离。

黄斑出血的治疗主要是促进出血吸收,改善视网膜营养。存在新生血管时,选择激光光凝治疗。

中医认为黄斑出血,多因竭视劳瞻,耗其精血,肝肾阴虚,虚火上扰,灼伤目中血络所致;或是情志不遂,肝气郁滞,郁久化火,上扰目窍所致;或是饥饱劳役,忧思过度,脾胃损伤,脾气虚弱,血失统摄所致。

养心健脾,益气摄血法治近视性黄斑出血／心脾两虚证案

谢清,女,28岁,教师。2013年1月7日初诊。

主诉:左眼视物变形,眼前有暗影,视力下降7日。

病史:2012年12月31日突发左眼视物变形,眼前有暗影。伴有困倦乏力,食纳不佳,口眼干涩,有时头晕目眩,心悸失眠。患者14岁时发现近视,配镜 −2.00DS,更换眼镜6副,至2011年3月配 −6.00DS眼镜,2011年3月26日曾做双眼飞秒激光术。术后双眼视力均从0.1提高到1.0。

检查:视力右眼1.0,左眼0.06,近视力右眼1.5,左眼0。双眼前房较深,余外眼无异常。眼底:双眼玻璃体混浊,右眼视乳头脉络膜近视弧,网膜呈豹纹状改变,右眼黄斑亮点可见;左眼黄斑部出血、水肿,中心凹反射不见。眼部B超:双眼晶状体回声正常。双眼玻璃体内可探及点片状、条状的中低度回声光斑,余未见异常。光学相干断层成像检查:黄斑部神经上皮层隆起脱离,下方可见高反射信号团块影。RPE层结构破坏,呈穹窿状隆起。舌质淡红,苔薄白,脉缓。

诊断:①近视性黄斑出血(左眼);②玻璃体混浊(双眼);③近视激光术后(双眼)。

辨证:心脾两虚证。

治法:养心健脾,益气摄血。

方剂:归脾汤加减。

处方:黄芪30g,党参10g,当归10g,白术10g,茯神10g,远志6g,酸枣仁10g,阿胶10g[烊化兑服],大枣10g,龙眼肉10g,山药10g,广木香3g,砂仁

3g^[后下],炙甘草 3g,三七粉 2g^[冲服]。7 剂。

煎服法:水煎,每日 1 剂,分 2 次温服。

医嘱:①保持心情愉快,避免情绪激动和精神过度紧张,不宜过度劳累。②忌辛辣,少食油腻食物。③日光下应戴墨镜和遮阳帽,以保护眼睛免受光的损害。

二至三诊(2013 年 1 月 14 日至 1 月 21 日):仍视物模糊,精神较前好转,食量增加。检查:视力同前,黄斑部未见新出血。舌质淡红,苔薄白,脉缓。考虑黄斑部出血已止,则要促进血液尽快吸收。原方加生蒲黄 10g^[包煎],以活血祛瘀。7 剂。

四至十六诊(2013 年 2 月 5 日至 5 月 2 日):上方先后去大枣、龙眼肉、阿胶;加丹参 10g,茺蔚子 10g,赤芍 10g,牛膝 10g,以活血化瘀。服 84 剂。检查:视力右眼 1.0,左眼 0.8;近视力右眼 1.5,左眼 1.5。双眼外观正常。左眼黄斑部出血吸收。嘱服归脾丸 2 个月。

按:患者劳瞻竭视,思虑过度,脾气虚弱,血失统摄,目中血络受损而致黄斑部出血。治宜养心健脾,益气摄血。归脾汤加减方中,党参、黄芪、白术、炙甘草、山药、大枣甘温,补脾益气;当归、阿胶补血养心;茯神、酸枣仁、龙眼肉甘平,养心安神;远志交通心肾而定志宁心;砂仁、木香理气醒脾;三七止血活血,化瘀生新,散血明目。

三十九、球后视神经炎医案一例

球后视神经炎为视神经穿出巩膜后至视交叉前的一段神经所发生的炎症,是以眼底基本正常而视力显著障碍为特征的眼底病变。本病急性者归属于中医学"暴盲"范畴,慢性者归属于"视瞻昏渺""青盲"等范畴。

疏肝解郁法治球后视神经炎 / 肝郁气滞证案

朱某,男,23 岁,电机厂工人。于 2014 年 5 月 12 日初诊。

主诉:双眼视力下降,眼前有彩色阴影 2 个月。

病史:患者从 3 月初开始发现双眼视力下降,伴眼前有彩色阴影,眼球后部疼痛,眼球转动时加剧。曾在外院诊断为"球后视神经炎",经激素、维生素 B 族、血管扩张剂治疗罔效。患者情绪低落,头晕目眩,胸闷不舒,食少神疲,心烦口苦。

检查:视力右眼 0.08,左眼 0.08;加镜:右眼 0.1,左眼 0.1;眼压:右眼 18mmHg,左眼 20mmHg。双眼外观正常,眼底未见异常。视野检查,右眼 MS:20.6(22),MD:−1.4,RF:0.92,PSD:3.75,SF:1.75,CPSD:3.32;左眼 MS:21.52(22),MD:−0.48,RF:1,PSD:2.98,SF:1.64,CPSD:2.49。双眼闪光 VEP 检查:双眼在白、红、蓝光刺激下,P100 波潜伏期延长、振幅降低。提示:双眼视觉传导功能障碍。眼底荧光素血管造影:左眼(首检眼)染料灌注稍延迟,其余双眼荧光图未见明显异常。颅脑 CT 检查未见异常。舌质红,苔黄,脉弦数。

诊断:球后视神经炎(双眼)。

辨证:肝郁气滞证。

治法:疏肝解郁。

方剂:舒肝明目汤。

处方:当归 10g,白芍 10g,柴胡 10g,茯苓 10g,白术 10g,牡丹皮 10g,栀子 10g,桑椹 10g,女贞子 10g,决明子 10g,桑寄生 10g,首乌藤 10g,甘草 5g。7 剂。

煎服法:水煎,每日 1 剂,分 2 次温服。

针刺:取睛明、球后、承泣、健明、攒竹、瞳子髎、风池、合谷、肝俞、肾俞、足三里、三阴交。每次选眼周穴 2 个,远端穴 2~3 个,每日 1 次,交替轮取。

医嘱:①调整情绪,戒恼怒;②禁辛辣炙煿之品。

二至三诊(2014 年 5 月 19 日至 2014 年 6 月 3 日):服上方 14 剂,针刺 15 次后,患者精神愉快,眼球转动无痛感,食欲倍增,头晕目眩、胸闷不舒、心烦口苦、神疲诸症减轻。视力右眼 0.3,左眼 0.4。双眼外观正常,眼底未见异常。舌质淡红,苔薄黄,脉弦细。原方去栀子,7 剂。继续针刺治疗。

四至五诊(2014 年 6 月 10 日至 2014 年 6 月 24 日):视力右眼 0.4,左眼 0.5。近视力右眼 0.4,左眼 0.4。守原法治疗。

六至十四诊(2014 年 7 月 1 日至 2014 年 9 月 16 日):原方先后加枸杞子 10g,菊花 10g,以明目。服中药 77 剂,针刺 45 次,视力逐渐提高,头晕目眩、胸闷不舒、食少神疲、心烦口苦等症状消失。检查:视力右眼 1.0,左眼 0.8。近视力右眼 1.5,左眼 1.5。双眼外观正常,眼底无异常,双眼图形 VEP 检查:视觉诱发电位正常。

按:肝气通于目,肝经连目系,情志内伤,肝气不和,肝郁气滞,玄府不利,目系经气不畅,故视物模糊;肝郁日久而化热,郁热上灼目系而损害视神经,神光不得发越,则视物不见;患者情绪低落,眼见彩花,头晕目眩,胸闷不舒,食少神疲,心烦口苦,舌质红,苔黄,脉弦数,均为肝经郁热之象。治宜疏肝解郁,方用舒肝明目汤,配合针刺治疗,以达到标本同治的目的。

四十、乙胺丁醇中毒性视神经病变医案二例

乙胺丁醇中毒性视神经病变,类似中医的"视瞻昏渺""青盲",多在临床过程中出现双眼视力下降,中心暗点,色觉异常。若不停用乙胺丁醇并及时治疗,可导致失明。

养血健脾,疏肝清热法治乙胺丁醇中毒性视神经病变/肝郁血虚内热证案

胡某,女,50 岁,于 2018 年 3 月 10 日初诊。

主诉:双眼急剧视力下降 1 个月。

病史:因患"浸润型肺结核",从 2017 年 9 月上旬开始服"盐酸乙胺丁醇片,每日 0.75g(3 片),空腹顿服,每日 1 次;异烟肼 0.3g(3 粒),空腹顿服,每日 1 次;利福平胶囊,每日 0.45g(3 粒),空腹顿服"。连续服药 5 个月后,结核病渐愈,而双眼视力急剧下降,经外院诊断为"乙胺丁醇中毒性视神经病变",停服乙胺丁醇片剂等药物后,改服神经营养药(维生素 B_1、甲钴胺、腺嘌呤核苷三磷酸钠盐、肌苷等),未能阻止视力下降。现双眼视物模糊,烦躁易怒,头痛目涩,口燥咽干,神疲食少。

检查:视力右眼 0.01,左眼 0.01;近视力双眼均为 0。双眼前后节检查未见异常。眼压右眼 16mmHg,左眼 18mmHg。视野检查显示双眼中心暗点。图形视觉诱发电位(P-VEP)显示 P100 峰潜时延长,振幅下降,双眼多焦视

网膜电图(mERG):双眼中心凹尖峰值,G 环反应振幅 P-VEP 显示双眼 P100 峰潜时明显延迟(右眼 122.5ms,左眼 120.0ms)。舌红,苔薄黄,脉弦虚数。

诊断:乙胺丁醇中毒性视神经病变(双眼)。

辨证:肝郁血虚内热证。

治法:养血健脾,疏肝清热。

方剂:丹栀逍遥散加减。

处方:甘草 5g,当归 10g,茯苓 15g,白芍 5g,白术 10g,柴胡 10g,牡丹皮 10g,栀子 10g,薄荷 3g,烧生姜 3g,黄芪 15g,党参 10g。6 剂(中药配方颗粒)。

服法:每日 2 次,开水冲服。

针灸:以局部穴为主,配合躯干肢体穴。主穴选攒竹、太阳、睛明、上睛明、四白、球后、承泣、丝竹空等;配穴选风池、完骨、天柱、百会、合谷、肝俞、肾俞、血海、足三里、三阴交、光明等。每次选主穴 2 个,配穴 3 个,补法为主,每日 1 次。

医嘱:节目力,忌恼怒,少食辛辣炙煿之品。

二至四诊(2018 年 3 月 16 日至 2018 年 4 月 4 日):服上方 18 剂,针刺 14 次后,双眼视物较明。舌质淡红,苔薄白、黄,脉弦而虚。原方去牡丹皮、栀子,加枸杞子 10g,菊花 10g,6 剂。继续针灸治疗。

五至十五诊(2018 年 4 月 10 日至 2018 年 6 月 12 日):服药 60 剂,针灸 50 次后,自觉视物清楚,全身不适症状尽消。查视力右眼 0.6,左眼 0.5;近视力右眼 0.3,左眼 0.2。随访至今,视力稳定,未见复发。

按:乙胺丁醇中毒性视神经病变常引起渐进性视力下降,即使停药后往往仍不能阻止病变发展。中医认为本病多为"玄府幽邃之源郁遏,不得发此灵明耳。其因有二:一曰神失,二曰胆涩。须讯其为病之始。若伤于七情则伤于神,若伤于精血则损于胆"(《证治准绳》)。本例患者停药后,采用中医辨证论治,抓住肝郁血虚内热的病机,采用养血健脾、疏肝清热法治疗。丹栀逍遥散加减,方中柴胡苦平,疏肝解郁,使肝郁得以条达,为君药;当归甘辛苦温,养血和血,且其味辛散,乃血中气药;白芍酸苦微寒,养血敛阴,柔肝缓急;当归、白芍与柴胡同用,补肝体而助肝用,使血和则肝和,血充则肝柔,共为臣药;木郁则土衰,肝病易传脾,故以白术、茯苓、甘草健脾益气,非但实土以御木乘,且使营血生化有源,共为佐药;加薄荷少许,疏散郁遏之气,透达肝经郁热;烧生姜降逆和中,且能辛散达郁,亦为佐药;柴胡为肝经药,又兼使药之用。加黄芪、党参,以增益气健脾之功。全方深合《素问·藏气法时论》"肝苦急,急食甘以缓之……肝欲散,急食辛以散之……脾欲缓,急食甘以缓之"之旨,使肝郁得疏,血虚得养,脾弱得复,气血兼顾,肝脾同调。配合针灸,疏通经络,使气血上达于目,目得其养,则视物晴明。

疏肝解郁,开窍明目法治乙胺丁醇中毒性视神经病变 / 肝郁气滞证案

龙某,男,18岁,学生。2018年9月25日初诊。

主诉:双眼视力下降5月余。

病史:2017年12月5日,因患"肺结核",服用盐酸乙胺丁醇片0.75g、异烟肼片0.3g、利福平胶囊0.45g、吡嗪酰胺片0.5g,均为顿服,每日1次。2018年4月20日出现双眼视力下降,于2018年4月22日就诊外院,诊为双眼视神经炎,双眼先后间断球后注射地塞米松5mg,5次;曲安奈德20mg,3次;口服甲泼尼龙片40mg,每日1次,并递减用量;配合服用维生素 B_1、甲钴胺胶囊、腺嘌呤核苷三磷酸钠盐、地巴唑、维生素E烟酸酯胶囊,并停用抗结核药。患者双眼视力渐进性下降,数次就诊多家医院,诊为药物中毒性视神经病变(乙胺丁醇),经治疗,眼症无好转而来就诊。患者表现为视物昏蒙,情志抑郁,胸胁胀痛,口苦口干。

检查:视力右眼0.08,左眼0.1;近视力右眼0.1,左眼0.15。红绿色弱。双眼外观正常。眼底:双眼视盘色淡白,边界清楚。视野检查:双眼视野全区域缺损。舌质红,苔薄白,脉弦细。

诊断:乙胺丁醇中毒性视神经病变(双眼)。

辨证:肝郁气滞证。

治法:疏肝解郁,开窍明目。

方剂:舒肝明目汤加减。

处方:柴胡10g,当归10g,白芍10g,茯苓10g,白术10g,牡丹皮10g,栀子10g,桑椹10g,女贞子10g,决明子10g,桑寄生10g,首乌藤10g,炙远志10g,石菖蒲10g。9剂(中药配方颗粒)

服法:每日 2 次,开水冲服。

外治:①体针:以局部穴为主,配合躯干肢体穴。主穴选攒竹、太阳、睛明、上睛明、四白、球后、承泣、丝竹空等;配穴选风池、完骨、天柱、百会、合谷、肝俞、肾俞、血海、足三里、三阴交、光明等。每次选主穴 2 个,配穴 3 个,补法为主,每日 1 次。②头针:取视区,两侧均由上向下平刺 3~4cm,快速捻转,使有较强胀、痛、麻等感觉。每日 1 次。③双耳穴王不留行籽贴压,交替贴肝、肾、心、交感、皮质下、眼、目等穴,3 日 1 次,每日自行按摩贴压药物 3 次,每次 2~4 分钟,每穴 15 次。

医嘱:节目力,避风寒,调饮食。

二诊(2018 年 10 月 5 日):视物较明,胸胁胀痛,口苦口干减轻,原方 9 剂。继续针刺及双耳穴王不留行籽贴压。

三至十二诊(2018 年 10 月 14 日至 2019 年 1 月 4 日):原方先后去栀子、牡丹皮,加丹参 10g,菟丝子 10g,枸杞子 10g,以助活血滋养,肝肾明目。服中药 81 剂,针刺 72 次,坚持双耳穴王不留行籽贴压。全身症状消失。视力右眼 0.5,左眼 0.8;近视力右眼 0.6,左眼 0.8。视野明显扩大。双眼视盘色淡。改服舒肝明目丸,每日 3 次,每次 9g。连服半年。2019 年 7 月 5 日复查:视力右眼 0.6,左眼 0.8;近视力右眼 0.6,左眼 0.9。

按:乙胺丁醇中毒性视神经病变以球后视神经炎最多见。一般分为两型:①视神经轴性损害型:视神经中央纤维受损,表现为中心视力下降,有中心暗点,色觉异常。②视神经周围损害型:视神经周围纤维受损害,表现为视力正常,色觉正常,视野周边缩小或象限性视野缺损。对于乙胺丁醇中毒性视神经病变的预防要做到两点:①结核病经治医生必须告知患者乙胺丁醇的眼毒性,使其认识眼毒副作用,促使其及时到眼科就诊;②严格按规定用药,联合给药,使用最低剂量、最短疗程。本例患者前来就诊时间较晚(已发病 5 个月),虽经西药治疗仍未能控制视力下降,且患者出现情志抑郁,肝郁气滞,气滞血瘀,脉道不利,不能输精于目等症状,如视物昏蒙,视盘色淡白等。治宜疏肝解郁,开窍明目法,方用舒肝明目汤,配合针刺、双耳穴王不留行籽贴压,坚持治疗数月而疗效满意。

四十一、牵牛花综合征医案一例

牵牛花综合征为视乳头的先天性发育异常。Kindler 于 1970 年根据眼底形态犹似一朵盛开的牵牛花而予以命名。本病少见,我国由严密等首先报道(1985 年),俟后继有发现。这种先天性畸形的形成机制尚不清楚,可能是视神经入口缺损的一种类型,也可能与视乳头中心区胶质发育异常有关。中医无本病相对应病名,根据其眼外观正常,视力差,属于"小儿青盲"范畴。

滋阴补肾,填精益髓法治牵牛花综合征 / 肾精不足证案

曹某,男,6 岁,海南海口市人,学生,于 2013 年 10 月 17 日初诊。

主诉:体检发现左眼视力差半年。

病史:患儿系双胞胎早产儿(7 个半月),后出生者于出生后不久因呼吸衰竭而死亡。患儿出生时体重偏轻(2.4kg),余未见发育异常,代乳。半年前体检发现左眼视力差,加镜无助,诊断为弱视。经遮盖法等治疗罔效。

检查:患儿体重发育正常。视力右眼 0.6,左眼 0.02;近视力右眼 1.5,左眼 0.2。眼压:右眼 15mmHg,左眼 16mmHg。试镜:右眼 1.0;左眼 0.2。裂隙灯下右眼正常,左眼晶状体轻度混浊。眼底:右眼正常。左眼在检眼镜下可见视乳头面积明显扩大,达 5PD,呈粉红色,中央有漏斗状凹陷,凹陷底部被棉花绒样物质充填,有十余支粗细不等的血管充填物自边缘穿出,径直走向周边部,动静脉难以分清,视乳头周围有一宽阔的黄白色或灰黑色环状隆起,其中有色素斑块,外周更有与之呈同心圆的脉络膜视网膜萎缩区,黄斑被累及。眼光学相干断层扫描检查:右眼黄斑部视网膜各层面扫描未见异常;左眼视斑束区网膜隆起,视网膜外展结构紊乱,其下组织反射略高。A 超:眼轴右眼 22.70mm,左眼 22.70mm。B 超:右眼后节未见明显异常;左眼视盘向后凹陷,边界清楚,未见视网膜脱离征象。舌质红,苔少,脉细。

诊断:①牵牛花综合征(左眼);②先天性白内障(左眼);③屈光不正(双眼)。

辨证:肾精不足证。

治法:滋阴补肾,填精益髓。

方剂:左归丸加减。

处方:熟地黄5g,山药5g,枸杞子3g,山茱萸2g,牛膝3g,鹿角胶3g^{(烊}^{化兑服)},龟甲胶3g^(烊化兑服),菟丝子3g,丹参3g,山楂3g。15剂。

煎服法:水煎,每日1剂,分2次温服。

医嘱:忌生冷寒凉、零食。

二至四诊(2013年11月2日至2013年12月2日):上方已服30剂。检查:视力右眼0.6,左眼0.04;近视力右眼1.5,左眼0.3。眼部检查如前。舌质红,苔少,脉细。原方加黄芪5g,15剂。

五至九诊(2013年12月17日至2014年2月17日):上方已服60剂。检查:视力右眼0.8,左眼0.3;近视力右眼1.5,左眼0.5。戴镜右眼1.0;左眼0.5。眼底无明显改变。改服六味地黄丸,每次3g,每日2次。

十诊(2015年2月25日):视力右眼1.0,左眼0.3;近视力右眼1.5,左眼0.5。戴原镜1.2;左眼0.5。眼底情况如前。

按:牵牛花综合征的患者性别无差异。大多为单侧性,病眼视力自幼高度不良,中心视力在眼前指数至0.02之间,常因此而发生先天性斜视。往往伴有高度近视、眼球类震颤等。在检眼镜下,视乳头面积明显扩大,一般达4~5PD,呈粉红色,中央有漏斗状凹陷,凹陷底部被棉花绒样物质充填,有十余支或二十余支粗细不等的血管自充填物边缘穿出,径直走向周边部,动静脉难以分清。视乳头周围有一宽阔的黄白色或灰黑色环状隆起,其中有色素斑块。外周更有与之呈同心圆的脉络膜视网膜萎缩区。黄斑被累及。FFA见不到凹陷中央被棉花绒样填充物所遮蔽的血管,但在填充物较为稀薄者,可隐约透见视网膜大血管分支。因此,Krause(1972年)认为此异常血管来自视网膜中央血管,而不是睫状血管。眼病后极部有时可以出现视网膜脱离,脱离由视网膜异常血管渗漏引起。但近来不少学者发现有裂孔,裂孔大多位于视乳头内或视乳头边缘,采取玻璃体手术联合眼内激光可使视网膜复位。本例辨证为先天不足,后天失养,肾精不充,采用滋阴补肾,填精益髓法,佐以活血化瘀治疗,未发生严重并发症,视功能有所改善。

四十二、近视眼医案一例

近视眼也称短视眼,中医称"能近怯远症",即只能看近而视远不清。处在休息状态时,从无限远处来的平行光,经过眼的屈光系统折光后在视网膜之前集合成焦点,在视网膜上则形成不清楚的像。中医认为多因心阳衰弱、阳虚阴盛所致,或过用目力,耗气伤血,目中神光不能发越于远处而成。

益心定志法治近视眼 / 心阳不足证案

杨某,男,9岁,湖南省长沙市人,学生,于2015年11月20日初诊。

母亲代诉:双眼视力下降2个月。

病史:患儿于2个月前学校体检时发现视力差,曾在外院散瞳验光配镜,伴面色少华,心悸神疲,烦躁易怒。

检查:视力右眼0.4,左眼0.6;近视力右眼1.5,左眼1.5。双眼外观及眼底均未见异常。右眼加原镜 –1.25DS,矫正视力1.0,左眼加原镜 –0.75DS,矫正视力1.0。舌质淡红,苔薄白,脉弱。

诊断:近视眼(双眼)。

辨证:心阳不足证。

治法:益心定志。

方剂:开心散加减。

处方:蜜远志5g,石菖蒲6g,太子参10g,茯苓10g,黄芪10g,益智仁10g,酸枣仁5g。6剂(中药配方颗粒)。

服法:每日2次,开水冲服。

针刺:主穴取睛明、承泣、风池、攒竹;配穴取肾俞、神门。毫针针刺,每日1次,留针30分钟。

耳穴:取眼、目1、目2、脑干、肝、脾、肾。双耳交替使用,耳部常规消毒,以王不留行籽贴于选穴处,自行按压每次1分钟,以温热为度,每日3次,3日换1次。

医嘱:①做眼保健操;②注意用眼卫生,尽量少接触电子产品;③调情志,避免情绪激动;④注意饮食,营养搭配合理。

二诊(2015年11月26日):自觉视物较明,眼部检查基本同前,舌质淡红,苔薄白,脉弱。原方6剂。针刺及耳穴贴压如前。

三至十一诊(2015年12月2日至2016年1月20日):原方先后加山药15g,白术10g,以健脾益气;枸杞子10g,菊花5g,以补肾明目。共服药48剂,针刺42次,一直贴耳豆。视力提高到右眼1.2,左眼1.0。嘱加强体育锻炼,注意用眼卫生,定期复查。2016年11月16日复查,双眼视力均保持1.2。

按:近视眼,中医亦称"近视",又名"目不能远视"或"能近怯远症"。其中,由先天生成,近视程度较高者,又有"近觑"之称,是指眼在不使用调节时,平行光线通过眼的屈光系统折射后,焦点落在视网膜之前的一种屈光状态,在视网膜上形成不清楚的像。视力明显降低,但近视力尚正常,是临床常见眼病。《灵枢·大惑论》云:"目者,心之使也。心者,神之舍也。"《审视瑶函》云:"过虑多思,因乱真而伤神志。"神志伤则目不能远视。患儿能近怯远,心悸气短,神疲体倦,舌淡苔白,脉细弱均为心阳不足之候。治宜补益心气,定志安神。开心散加减方中,蜜远志、益智仁善宣泄通达,既能开心气而宁心安神,又能通肾气而强志不忘,为交通心肾、安定神志、益智强识之佳品,为君药;石菖蒲入心经,能开心窍、益心智、安心神、聪耳明目,为臣药;太子参既能补气,又能补血,黄芪与太子参同用能增强其补气补血之效,酸枣仁、茯苓益心脾而宁心安神为佐药。配合针灸、耳穴贴压、眼保健操等治疗而显效。

四十三、弱视医案一例

眼球无器质性病变而矫正视力低于同龄正常儿童,称为弱视。中医古籍无弱视病名记载,但有类似描述,如《眼科金镜》记载:"症之起不痛不痒,不红不肿,如无症状,只是不能睹物,盲瞽日久,父母不知为盲。"弱视的病因,多为小儿通睛、能远怯近、胎患内障等所致。

健脾益肾法治弱视／脾肾两虚证案

李某,男,8岁,湖南省长沙市人,学生。于2013年1月12日初诊。

父母代诉:发现双眼视力差1个月。

病史:1个月前发现患儿视力差,在某院用1%硫酸阿托品凝胶散瞳,复查验光结果:右眼视力0.1,加镜0.3;左眼视力0.3,加镜0.5。A超:眼轴右眼22.5mm,左眼23mm。患儿脱肛、遗尿、大便溏泻。

检查:视力右眼0.1,左眼0.3。加镜右眼0.3,左眼0.5。双眼外观正常。眼底:双眼视乳头略小,边清。舌质淡红,苔黄厚腻,脉濡数。

诊断:①弱视(双眼);②屈光不正(双眼)。

辨证:脾肾两虚证。

治法:健脾益肾。

方剂:健脾益肾汤(自拟方)。

处方:熟地黄5g,白芍5g,山茱萸2g,太子参3g,炙黄芪10g,白术5g,山药10g,枸杞子5g,陈皮3g,升麻2g。7剂。

煎服法:水煎,每日1剂,分2次温服。

二至二十诊(2013年1月19日至2014年6月15日):服上方加减300余剂。视力右眼1.2,左眼1.0。患儿脱肛、遗尿、大便溏泻等症亦愈。

按:弱视多为先天禀赋不足,后天脾气衰弱不能升清,脾肾两虚,中气不足所致。健脾益肾汤(自拟方)中熟地黄、山茱萸、枸杞子以滋阴补肾;太子参、炙黄芪、白术、山药以健脾;白芍补虚养血;陈皮理气和胃,使诸药补而不滞;更以升麻引阳明清气上行,为脾胃引经之要药。

四十四、上睑下垂滑车神经麻痹医案一例

上睑下垂是由于上睑提肌功能障碍不能开睑,使上睑(上眼皮)遮盖了部分或全部瞳孔,重症者不能平视而常呈仰视望天状态。通常分为两类:一类为先天性,绝大多数是因上睑提肌发育不全或缺损,或因支配上睑提肌的神经缺损而引起。另一类属后天性,其原因有外伤、神经源性、肌源性

及机械性等四种。滑车神经麻痹是指各区域的病变引起滑车神经及其支配组织功能丧失的病变。上睑下垂类似中医的"上胞下垂";滑车神经麻痹因常引起复视,中医称"视一为二症"。

平肝潜阳,息风通络法治上睑下垂滑车神经麻痹／阴虚风动证案

罗某,男,66岁,家住湖南省长沙市望城区,农民,于2014年4月13日初诊。

主诉:左眼上睑下垂,视物成双1个月。

病史:患者于上月初突然出现左眼上睑下垂,视物成双,视力下降。曾在外院诊断为"左眼上睑下垂、滑车神经麻痹"。做脑磁共振检查未发现病因,曾肌内注射维生素 B_1 和维生素 B_{12},口服营养神经剂治疗罔效。患者有高血压病史7年,服降压药基本能控制,无糖尿病史。素有头昏头痛,耳鸣眼花,手心发热,夜寐不安,腰膝酸软。

检查:视力右眼0.7,左眼0.8;近视力右眼0.1,左眼0.1。双眼均加镜+3.50DS,近视力均0.6。右眼外观正常。左眼上睑下垂,睑裂消失,眼球下转、外转、内旋受限,结膜无充血,角膜透明,瞳孔大小正常。舌质红,苔黄,脉弦。

诊断:①上睑下垂(左眼);②滑车神经麻痹(左眼);③高血压。

辨证:阴虚风动证。

治法:平肝潜阳,息风通络。

方剂:天麻钩藤饮合牵正散。

处方:天麻10g,钩藤10g[后下],石决明15g[先煎],栀子10g,黄芩10g,牛膝10g,杜仲10g,益母草10g,桑寄生5g,首乌藤10g,茯神10g,制白附子5g,全蝎3g,僵蚕5g。7剂。

煎服法:水煎,每日1剂,分2次温服。

医嘱:忌食肥甘厚腻,以免助湿生痰,加重病情。避风寒,防急躁,戒恼怒。

二诊(2014年4月20日):左眼能微睁,但仍疲劳。舌质红,苔黄,脉弦长。原方加黄芪30g,7剂。

三至五诊(2014年4月27日至2014年5月11日):上方服用14

剂后,左上睑睁大如常,眼球运动灵活,复视消失。改服六味地黄丸,每次9g,每日2次,连服2个月,以资巩固疗效。

按:中医认为本病因肝肾两亏,阴虚阳亢,阳亢则风动,夹痰上扰,阻滞经络,导致上胞下垂,目珠转运失灵,视一为二;肝阳偏亢,风阳上扰,则头昏头痛,耳鸣眼花;肝阳有余,化热扰心,则夜寐不安;腰膝酸软,手心发热,为肝肾阴虚;舌质红,苔黄,脉弦,亦属阴虚风动之象。天麻钩藤饮中以天麻、钩藤为君药。石决明咸寒质重,平肝潜阳,除热明目,有助君平肝息风之力;牛膝引血下行,兼益肝肾,并能活血利水,共为臣药。杜仲、桑寄生补益肝肾以治本;栀子、黄芩清肝降火,以折其亢阳;益母草合牛膝活血利水,以利平降肝阳;首乌藤、茯神宁心安神,均为佐药。合牵正散中白附子辛温燥烈,入阳明走头面,祛风化痰,尤善治头面之风;僵蚕、全蝎均能祛风止痉,全蝎长于通络,僵蚕并能祛痰。诸药合用,故肝肾得养,风散痰消,经络通畅,上睑下垂复位,眼珠活动灵活,复视消除。

四十五、动眼神经麻痹医案三例

各区域的病变引起动眼神经及其支配组织功能丧失称为动眼神经麻痹。动眼神经麻痹可分为先天性和后天性两类,前者由先天发育异常、产伤等引起;后者可由外伤、炎症、血管性疾病、肿瘤和代谢性疾病等引起。动眼神经麻痹时,出现上眼睑下垂,眼球向内、向上及向下活动受限而出现外斜视和复视,并有瞳孔散大,调节和聚合反射消失。周期性现象为间脑自主神经中枢发生的节律性冲动直接作用于动眼神经引起。

动眼神经麻痹类似于中医学的"风牵偏视"。病因多由气血不足,腠理不固,风邪乘虚侵入经络,目中筋脉弛缓而发病;或脾胃失调,津液不布,聚湿生痰,复感风邪,风痰阻络,致眼带转动不灵引起;或因头面部外伤或肿瘤压迫,致使脉络受损瘀阻所致。

化痰通络法治动眼神经麻痹/风痰入络证案

张某,男,77岁。于2014年5月23日初诊。

主诉:视物成双5天。

病史:患者于2014年5月18日突然视物成双,糖尿病史2年,口服二甲双胍,每次1片,每日2次,尚能控制。伴头痛,眩晕,恶心。

检查:视力右眼0.6,左眼0.6。右眼球外斜,内转受限。双眼晶状体周边部楔状混浊。双眼玻璃体混浊。眼底正常。B超:双眼晶状体回声增强,玻璃体内见中低回声光点,未见视网膜及脉络膜脱离征象。提示:双眼白内障,玻璃体混浊。空腹血糖结果:7.2mmol/L。舌质淡红,苔黄厚腻,脉濡数。

诊断:①动眼神经麻痹(右眼);②老年性白内障(双眼);③玻璃体混浊(双眼)。

辨证:风痰入络证。

治法:化痰通络。

方剂:正容汤加减。

处方:羌活10g,防风10g,胆南星5g,制白附子5g,秦艽10g,木瓜10g,法半夏10g,茯神10g,钩藤10g[后下],全蝎3g,甘草5g。3剂。

煎服法:水煎,每日1剂,分2次温服。

医嘱:忌食肥甘厚腻,以免聚湿生痰,加重病情。

二诊(2014年5月27日):头痛减轻,仍眩晕,原方加天麻10g,以息风止痉,祛风通络。7剂。

三至六诊(2014年6月5日至2014年6月26日):复视消失,眩晕、恶心感亦除。视力右眼0.8,左眼0.8。右眼球各方向运动自如。双眼晶状体、玻璃体混浊如前。空腹血糖结果:6.0mmol/L。舌质淡红,苔薄白,脉滑。原方7剂,以巩固疗效。

按:患者因脾胃虚弱,痰湿内生,外风侵袭,风邪夹湿痰阻闭经络,以致经筋挛急牵引,使眼珠突然偏斜,转动失灵而成复视;头痛,眩晕,恶心,舌质红,苔滑腻,脉滑为风痰入络之征。治宜祛风化痰,通经活络。正容汤加减方中,以羌活、防风、秦艽、钩藤、全蝎祛风解痉;法半夏、白附子、胆南星、僵蚕祛内阻之风痰;茯神宁心安神;木瓜舒筋活络;甘草调和诸药,共成祛风涤痰、舒筋活络之方。风痰去、经络通,则眼珠转动如常,目病恢复。

祛风化痰,通经活络法治动眼神经麻痹/风痰入络证案

胡某,女,23岁,农民。2013年3月4日初诊。

主诉:右眼上睑下垂,视物成双10天。

病史:患者于2月24日突感视物昏花,视一为二,伴头痛,眩晕,胸闷,食欲不振,泛吐痰涎。

检查:视力右眼0.4,左眼1.0;近视力右眼0.2,左眼1.5。右上睑下垂,睑裂仅3mm,结膜无充血,角膜透明,瞳孔散大,对光反应消失。眼球外斜45°以上,不能内转。颅脑CT:未发现异常。舌质红,苔滑腻,脉弦滑。

诊断:①动眼神经麻痹(右眼);②屈光不正(双眼)。

辨证:风痰入络证。

治法:祛风化痰,通经活络。

方剂:加减正容汤。

处方:羌活10g,防风10g,荆芥10g,法半夏10g,制白附子5g,制胆南星5g,秦艽10g,僵蚕10g,制全蝎3g,木瓜10g,茯神15g,钩藤10g[后下],蝉蜕5g,甘草5g。7剂。

煎服法:水煎,每日1剂,分2次温服。

医嘱:忌食肥甘厚腻,以免聚湿生痰,加重病情。

二诊(2013年3月11日):头痛减轻,仍眩晕,原方加天麻10g,以息风止痉,祛风通络。7剂。

三诊(2013年3月18日):复视减轻,头痛、恶心消失,但仍动恻眩晕,舌质红,苔腻,脉滑。原方7剂。

四至十一诊(2013年3月25日至2013年5月14日):原方先后减制白附子、制胆南星,加黄芪10g,党参10g,白术10g,当归10g,以益气养血。服药49剂,复视及全身症状消失,两侧瞳孔大小对称,光反应存在,眼珠旋转自如。

按:患者因脾胃虚弱,痰湿内生,加之外风侵袭,风邪夹湿痰阻闭经络,以致经筋挛急牵引,使眼珠突然偏斜,转动失灵而成复视;头痛,眩晕,恶心,舌质红,苔滑腻,脉滑为风痰入络之征。治宜祛风化痰,通经活络。加减正容汤系《审视瑶函》正容汤去生姜、酒,加荆芥、全蝎、钩藤、茯神而成。

诸药合用,共奏祛风涤痰、舒筋活络之效。

活血祛瘀法治外伤性动眼神经麻痹／气滞血瘀证案

杨某,男,53岁,农民工。于2016年5月4日初诊。

主诉:因车祸致右眼上睑下垂、视物成双2月余。

病史:患者2016年2月26日骑摩托车出车祸,送某医院抢救,出院诊断为:①重度脑外伤,广泛性蛛网膜下腔出血,广泛性脑损伤,脑组织肿胀,弥漫性轴索损伤,头皮血肿,头皮挫伤裂伤。②腹腔内脏损伤,腰1~3椎体横突骨折。③颅底骨折,视神经、动眼神经损伤。出院后仍有右眼上睑下垂、视物成双。

检查:视力右眼0.6,左眼0.8;近视力双眼均0.3,右上睑下垂,遮盖1/3角膜,眼球外斜约35°,不能内转。眼压:右眼16mmHg,左眼15mmHg。B超:双眼玻璃体内透气好,未见明显异常。视野检查,右眼 MS:16.93(18.85),MD:-1.93,RF:1,PSD:4.41,SF:1.34,CPSD:4.2;左眼 MS:15.51(18.85),MD:-3.34,RF:1,PSD:4.57,SF:1.02,CPSD:4.45。眼光学相干断层扫描:双眼少量前膜,色素上皮脱离,色素上皮可见小隆起;左眼黄斑中心鼻侧网膜局限性变薄。舌质黯,舌边有瘀斑,脉弦涩。

诊断:①外伤性动眼神经麻痹性上睑下垂(右眼);②黄斑前膜(双眼)。

辨证:气滞血瘀证。

治法:活血祛瘀。

方剂:血府逐瘀汤加减。

处方:当归10g,生地黄15g,桃仁10g,牛膝10g,川芎5g,赤芍10g,红花5g,枳壳6g,柴胡6g,桔梗6g,甘草3g,丹参10g,益母草10g,三棱10g,莪术10g,三七粉2g。15剂(中药配方颗粒)。

服法:每日2次,开水冲服。

针刺:攒竹透睛明,鱼腰透丝竹空,太阳透瞳子髎,并配用足三里、三阴交等,每日1次;并以梅花针点刺患侧眼睑及眼眶部皮肤,每日1次。

医嘱:保持充足睡眠,勿过度劳累。

二诊(2016年5月19日):右眼上睑下垂稍有改善,仍视物成双,舌质黯,舌边有瘀斑,脉弦涩。原方15剂。继续针刺治疗。

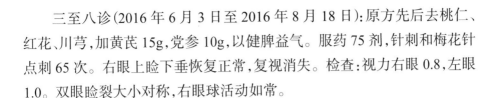

三至八诊(2016年6月3日至2016年8月18日):原方先后去桃仁、红花、川芎,加黄芪15g,党参10g,以健脾益气。服药75剂,针刺和梅花针点刺65次。右眼上睑下垂恢复正常,复视消失。检查:视力右眼0.8,左眼1.0。双眼睑裂大小对称,右眼球活动如常。

按:患者因车祸致头、眼部外伤,气血瘀滞、胞络受阻,精气不能上承于胞睑,发为本病。治宜活血祛瘀。血府逐瘀汤中以桃仁、红花活血祛瘀,通络止痛,共为君药;生地黄、川芎、赤芍、当归、牛膝活血化瘀,以助君药之力,皆为臣药;柴胡疏肝解郁,升达清阳,桔梗开宣肺气,载药上行,枳壳升降气机,开胸行气,使气行则血行,加丹参、益母草、三棱、莪术、三七以破血行瘀,去瘀生新,为佐药;甘草调和诸药,为使药。配合针刺和梅花针点刺,使血活、瘀化、气行,则诸症向愈。

四十六、痛性眼肌麻痹医案一例

痛性眼肌麻痹是一种海绵窦及其附近的非特异性慢性炎症,以球后剧痛和眼肌麻痹为其特点,又称痛性眼肌麻痹综合征、Tolosa-Hunt综合征。痛性眼肌麻痹是海绵窦炎眼肌麻痹的一种形式,但仅少数病例得到病理证实。第Ⅲ、Ⅳ、Ⅵ对脑神经或其起始部的神经细胞损伤导致眼肌麻痹。痛性眼肌麻痹对皮质激素的治疗反应较好,但有复发倾向。各年龄段均可发病,男、女发病率相似。

痛性眼肌麻痹类似于中医学的"风牵偏视"。多因脾虚痰聚,复感风邪,风痰结聚,阻滞经络,气血不行,致筋肉失养而迟缓不用。

祛风除湿,化痰通络法治痛性眼肌麻痹/风痰阻络证案

唐某,男,14岁,中学生。于2019年3月23日初诊。

主诉:右眼疼痛流泪,视物成双2个月。

病史:患者于2019年1月20日右眼突然疼痛流泪,伴头痛,视物成双,经当地医院颅脑CT、血常规、血电解质、血糖、脑脊液检查,均未发现问题,诊断为"痛性眼肌麻痹",给予大剂量激素、镇痛剂和镇静剂治疗,症状缓

解,但只要激素稍减量即复发。伴头痛、胸闷呕吐,食欲不振,泛吐痰涎。

检查:视力右眼1.0,左眼1.2。右眼球外斜,内转、上下转动受限。眼底正常。舌质淡红,苔白腻,脉弦滑。

诊断:痛性眼肌麻痹(右眼)。

辨证:风痰阻络证。

治法:祛风除湿,化痰通络。

方剂:正容汤加减。

处方:羌活10g,防风10g,胆南星3g,制白附子3g,秦艽10g,木瓜10g,法半夏10g,茯神10g,钩藤10g,全蝎3g,当归10g,赤芍10g,竹茹10g,陈皮5g,薏苡仁15g,石菖蒲10g,佩兰10g。6剂(中药配方颗粒)。

服法:每日2次,开水冲服。

针刺治疗:主穴选取风池、完骨、天柱、太阳、百会、肝俞、肾俞、足三里、阳陵泉;配穴选取睛明、承泣、鱼腰。轮流选穴,平补平泻,每日针2次,留针30分钟。

医嘱:①忌食肥甘厚腻,以免聚湿生痰,加重病情。②避免用眼疲劳,减少使用电脑、手机等电子产品,避免强光刺激。

二至三诊(3月29日至4月10日):头痛减轻,仍眩晕,原方加天麻10g,以息风止痉,祛风通络。6剂。继续配合针灸治疗。

四至十诊(4月16日至5月24日):继续服用上方,随眼球运动逐渐恢复,针灸改为每日1次。现活动自如,复视消失,眼疼、头痛及全身症状亦除。右眼1.2,左眼1.2。右眼球位置恢复正常,各方向运动自如,精神爽快。

按:患者因脾胃虚弱,痰湿内生,外风侵袭,风邪夹湿痰阻闭经络,以致经筋挛急牵引,使眼珠突然偏斜,转动失灵而成复视;头痛,舌质淡红,苔白腻,脉弦滑为风痰入络之征。治宜祛风除湿,化痰通络。方用正容汤加减,配合针灸,则风痰去、经络通,眼珠转动如常,目病恢复。

四十七、眼眶炎性假瘤医案一例

眼眶炎性假瘤以其能引起眼球突出、眼球运动障碍等眼眶肿瘤所具有的症状而得名,临床需要与眼眶肿瘤相鉴别。眼眶炎性假瘤是一种非特异性慢性增生性炎症,并非肿瘤。本病类似于中医"突起睛高"。中医认为是邪毒侵袭,脏腑积热,外邪内热相搏,火盛生风成毒,火热毒风攻冲于目,壅闭清窍所致。

清热泻火解毒法治眼眶炎性假瘤/火毒壅滞证案

喻某,女,3岁。于2014年5月19日初诊。

父母代诉:左眼红肿突出10天。

病史:于2014年5月9日父母发现幼儿眼球突出,曾在湖南省某医院诊断为"左眼眶占位? 血管瘤? 出血?"未予治疗。患儿无哭吵,偶有眼痛,无睁眼困难,无头痛,大便秘,小便黄。

检查:查视力不配合。右眼前节及眼底未见明显异常。左眼睑皮肤稍肿胀、青紫,鼻侧球结膜下可见小片状出血斑,角膜透明,前房深浅正常,瞳孔圆,直径4mm大小,较对侧直径大,对光反射迟钝;球前稍突出,眼球各方向运动基本能到位;眼底检查可见视盘色浅,椭圆形,边界清,视网膜血管迂曲,A:V=2:3,视网膜未见明显出血及渗出。MRI眼眶平扫增强影像所见:右侧眼眶未见明显异常强化影。左眼球突出,其后方见团状混杂信号影,T_1WI低信号为主,T_2WI呈高、低混杂信号,内可见多个液体平面,病灶形态不规则,范围约23mm×19mm×22mm,压迫左侧眼球、内直肌及视神经,增强扫描病灶呈不均匀强化,其周围可见多发迂曲、增粗血管影。诊断意见:左侧眼球异常信号影,血管瘤或淋巴管瘤并出血可能性大,建议结合临床。双眼视觉诱发电位检查提示:双眼P波潜伏期延长,右眼波幅正常范围,左眼波幅下降。舌质红,苔薄黄;指纹在气关,呈紫色。

诊断:眼眶炎性假瘤(左眼)。

治法:清热泻火解毒。

方剂:通脾泻胃汤加减。

处方:麦冬3g,茺蔚子3g,知母3g,玄参3g,车前子3g,石膏5g,防风3g,黄芩3g,天冬3g,酒炒大黄2g,白花蛇舌草5g,半枝莲2g,甘草2g。6剂(中药配方颗粒)。

服法:每日 2 次,开水冲服。

医嘱:切勿挤压患病处,忌食辛辣炙煿、肥甘厚味,慎避风寒,预防感冒。

二诊(2014 年 5 月 25 日):大便已通畅,左眼红赤青紫明显减轻,舌质红,苔薄黄;指纹在气关,呈淡紫色。原方去酒炒大黄,6 剂。

三至十诊(2014 年 6 月 1 日至 2014 年 7 月 13 日):原方先后去石膏、半枝莲,加黄芪 5g,白术 3g,以益气健脾,共服 42 剂,左眼红赤青紫消退,眼球突出减轻。外院 MRI 眼眶平扫增强影像(2014 年 7 月 12 日)示:"左眼异常信号影"复查,与 2014 年 5 月 22 日 MRI 对比,左眼球仍稍突出,其后方异常信号影较前缩小,约 23mm×19mm×9mm,T_1WI 序列斑片状高信号影较前增加,$FS-T_2WI$ 序列表现基本同前,病灶形态不规则,左眼内直肌及视神经受压情况较前改善,余况大致同前。诊断意见:左侧眼球后占位性病变范围较前明显缩小,建议结合临床。

十一至十五诊(2014 年 7 月 19 日至 2014 年 8 月 15 日):B 超检查示双眼层次清楚,形态结构正常,球内晶状体后方呈一弧形光带,玻璃体为无声暗区。左眼球后软组织内可见一大小约 11mm×6mm 混合回声团,边界尚清,形态欠规则,内以无回声为主,呈分隔状,后方回声增强,CDFI:内未见明显血流信号,紧邻其旁可见一静脉血管通过。眼球及视神经受压。超声提示:左眼球后混合回声团占位。白花蛇舌草改为 3g。服药 28 剂。左眼球突出恢复正常。2016 年 11 月 18 日复查左眼无异常。

按:眼眶炎性假瘤是一种非特异性慢性增生性炎症,并非肿瘤,其病因复杂,对于眼部危害特别严重,如果不及时治疗或治疗不当,不仅对眼部的外部形态,对视力也会构成严重伤害。中医认为本病多因热毒炽盛,三焦火毒上燔而致。通脾泻胃汤加减方中,大黄泻腑通大便,车前子清热利小便,二便通利,则邪热可泄;石膏、知母清胃降火;黄芩泻肺清热;茺蔚子除血热;防风祛风止痛,加白花蛇舌草、半枝莲以清热解毒,消除炎性假瘤;合之则三焦火毒得清,诸症即减。然热盛必伤阴,故配麦冬、天冬、玄参以清热养阴。以此方加减调理三月余,眼眶炎性假瘤始愈。

四十八、梅格斯综合征医案二例

梅格斯综合征是由法国神经病学家 Henry Meige 首先描述的一组锥体外系疾患。主要表现为双眼睑痉挛、口下颌肌张力障碍、面部肌张力失调样不自主运动。本病类似中医"中风"。中医认为多因风痰乘虚阻络,或肝肾阴虚,肝阳偏亢,肝阳化风,气血逆乱所致。

祛风化痰法治梅格斯综合征 / 风痰阻络证案

陈某,女,40 岁,中学教师。于 2015 年 2 月 28 日初诊。

主诉:双眼睁不开眼,畏光 1 年。

病史:患者于 2014 年 2 月因家庭纠纷后出现双眼畏光,发作性闭目,睁眼困难,曾多处就医,脑部 CT、MRI 及脑电图检查未查到病因,曾用营养神经药物,面部注射肉毒素,1 个月内症状稍有改善,1 个月后症状反而更重。

检查:视力右眼 0.3,左眼 0.4;右眼加镜 –1.25DS,矫正视力 1.0,左眼加镜 –1.25DS,矫正视力 1.2。双眼睑痉挛,伴面部肌肉及嘴角抽搐,结膜微充血,角膜透明,前房深浅正常,瞳孔两侧大小对称,对光反射灵敏。泪液分泌试验:双眼泪液分泌均为 2mm/5min;泪膜破裂时间:双眼均 <5 秒;舌质淡胖,苔黄腻,脉滑数。

诊断:梅格斯综合征。

辨证:风痰阻络证。

治法:祛风化痰。

方剂:正容汤加减。

处方:羌活 10g,制白附子 3g,防风 10g,秦艽 10g,胆南星 3g,僵蚕 5g,法半夏 10g,木瓜 10g,茯苓 15g,甘草 3g,全蝎 3g,天麻 10g,百合 15g。15 剂。

服法:水煎,每日 1 剂,分 2 次温服。

医嘱:忌食肥甘厚味,慎避风寒,预防感冒,保持精神愉快,充足睡眠,勿过度劳累。

二诊(2015 年 3 月 15 日):双眼睑痉挛、面部肌肉及嘴角抽搐减轻,舌质淡胖,苔黄腻,脉滑数。原方 15 剂。

三至八诊(2015 年 3 月 30 日至 2015 年 6 月 15 日):服上方 75 剂,双眼睑痉挛、面部肌肉及嘴角抽搐症状逐渐消失。检查:视力右眼 0.3,左眼 0.4;右眼加镜 -1.25DS,矫正视力 1.0,左眼加镜 -1.25DS,矫正视力 1.2。双眼外观正常。泪液分泌试验:双眼泪液分泌均为 12mm/5min。嘱服补中益气丸,小蜜丸每次 10g,每日 2 次。连服 2 个月,以善其后。

按:梅格斯综合征是一种少见的疑难病症,此病中老年女性多见,常以双眼睑痉挛为首发症状,睑下垂和睑无力也很多见。部分由单眼起病,渐及双眼。其余首发症状有眨眼频度增加、精神疾患、牙科疾患、其他部位的张力障碍(主要在颅颈部)等。睑痉挛在睡眠、讲话、唱歌、打呵欠、张口时改善,可在强光下、疲劳、紧张、行走、注视、阅读和看电视时诱发或加重。有报道称肉毒杆菌毒素对本病有效,但价格昂贵,且有副作用,从而限制了其使用,左旋多巴还可能加重病情。手术治疗存在一定风险,且创伤大、痛苦大,手术费用昂贵。本例患者骤然发病,眼睑痉挛,伴面部肌肉及嘴角抽搐,为风痰乘虚阻络所致;舌质淡胖,苔黄腻,脉滑数均为风痰阻络之候,治宜祛风化痰。正容汤加减方中羌活、防风散足太阳之风,搜经络之邪;胞睑内应于脾胃,故以白附子入胃,胆南星入脾,以祛脾胃之风痰;更以半夏入脾胃化痰散结;僵蚕化痰,能祛经络之风;秦艽既祛风湿,又可与胆南星、甘草配伍,制诸药之燥热;百合清心安神;本病睑垂不举与筋缓不收有关,肝主筋,故以木瓜、茯苓调理经筋;加全蝎、天麻以增强祛风通络之功。药证相合,故能取效。

平肝息风法治梅格斯综合征/肝阳上亢证案

谭某,女性,50 岁,长沙市居民。于 2016 年 7 月 15 日初诊。

主诉:双眼睑痉挛、上睑下垂、畏光、复视 2 年。

病史:患者 2014 年 7 月开始出现双眼睑痉挛、双上睑下垂、畏光、眼眨、眼睑难睁等症状,曾在外院眼科、神经内科做过 CT、MRI 等检查,未发现病因。曾诊断为"特发性睑痉挛""梅格斯综合征",曾用"奋乃静""苯海索""氯硝安定"等药物治疗,症状无缓解。现除眼部症状外,伴口噤,乏力,头晕目眩,目胀耳鸣,心中烦热,时常嗳气等症状。

检查:视力右眼 0.8,左眼 0.6。双眼睑痉挛,伴下颌肌张力障碍、面部肌张力失调样不自主运动。眼压:双眼均为 15mmHg。眼底未见异常。血压:140/90mmHg。舌质红,苔少,脉弦长。

诊断:梅格斯综合征。

辨证:肝阳上亢证。

治法:平肝息风。

方剂:镇肝熄风汤加减。

处方:怀牛膝 30g,生代赭石 30g[先煎],生龙骨 15g[先煎],生牡蛎 15g[先煎],生龟板 15g[先煎],生白芍 15g,玄参 15g,天冬 10g,川楝子 6g,生麦芽 6g,茵陈 6g,钩藤 10g[后下],路路通 10g,甘草 5g。7 剂。

服法:水煎,每日 1 剂,分两次温服。

医嘱:慎起居,避风寒。

二诊(2016 年 7 月 22 日):自觉症状改善,眼睑稍能睁久。舌质红,苔少,脉弦长。原方 7 剂。

三至十诊(2016 年 7 月 29 日至 2016 年 9 月 17 日):先后加地龙 5g,僵蚕 5g,以息风止痉,祛风通络;加黄芪 30g,以益气升阳。共服药 49 剂,自觉眼部及全身症状消失。嘱其注意休息,平常也应保证充分的睡眠;生活有规律,劳逸适度;注意保暖,防止受凉受潮;防止感染,定时检查;加强锻炼,提高机体抵抗力。

按:梅格斯综合征中医无类似病名,类如中风。《内经》强调“阴平阳秘,精神乃治”,该病例系由肝肾阴虚,肝阳偏亢,肝阳化风,气血逆乱所致。风阳上扰,则口喝,头晕目眩,目胀耳鸣;肝肾阴亏,水不上济,故出现舌质红,苔少,心中烦热等症状;脉弦长为肝肾阴虚、肝阳偏亢之征。证以肝肾阴虚为本,阳亢化风、气血逆乱为标,本虚标实,本缓标急,当急则治标,以镇肝息风为主,佐以滋养肝肾、益气活络为法。镇肝熄风汤方中,怀牛膝苦酸质重沉降,归肝肾经,重用引血下行,折其阳亢,并有补益肝肾之效,为君药;代赭石质重沉降,镇肝降逆,合牛膝引气血下行以治其标,龙骨、生牡蛎、龟板、白芍益阴潜阳,镇肝息风,共为臣药;玄参、天冬滋阴清热,壮水涵木,肝为刚脏,喜条达而恶抑郁,过用重镇之品强制,势必影响其疏泄条达之性,故又以生麦芽、茵陈、川楝子清泄肝热,疏理肝气,以顺肝性,利于肝阳的平降镇潜,均为佐药;加钩藤、路路通以疏风通络,甘草调和诸药为使,合生麦芽又能和胃安中,以防金石、介壳类药物质重碍胃之弊。诸药相伍,共奏镇肝息风、滋阴潜阳之功,阴平阳秘,顽病得愈。

四十九、闪辉性暗点医案二例

闪辉性暗点(眼性偏头痛)又名暂时性不完全性黑矇,中医称"目黑候"。其主要症状为双眼突然发作的视觉障碍,表现形式多样,开始自觉在视野周边部,有时在注视部视野有局限性缺损,其境界呈锯齿状闪光(稻芒样的白线),一般呈金黄色,逐渐扩散到全视野,形成锯齿样弧形光带,有时暗点可发生于闪辉之前,至一定范围,即逐渐缩小。当视野缺损发作后,多继之出现偏头痛、眼痛,视力障碍或恶心、呕吐;发作时间为3~40分钟。中医认为多因肝经虚寒,脉络受阻,肝气不能上注而目视发黑;或肝阳上亢,上扰清窍所致。

温寒益肝,散气通络法治闪辉性暗点 / 肝经虚寒,脉络受阻证案

邹某,女,18岁,中学生,于2015年12月1日初诊。

主诉:双眼阵发性眼黑或眼前荧光闪烁1年余。

病史:患者近1年来,双眼反复出现阵发性眼黑或眼前荧光闪烁,眼黑常发生在感受风寒或月经来潮之时,每次眼前发黑后,随之出现偏头痛,痛连巅顶,恶心,手足发凉,胃纳差。曾在外院眼科、神经内科做眼科及脑部MRI检查,未发现器质性病变。

检查:视力右眼0.3,左眼0.4;矫正视力均为1.0。双眼外观正常。眼压右眼15mmHg,左眼16mmHg。双眼底有少许脉络膜近视弧,视网膜血管及黄斑部未见异常。舌质淡,苔薄白,脉沉细。

诊断:闪辉性暗点(双眼)。

辨证:肝经虚寒,脉络受阻证。

治法:温寒益肝,散气通络。

方剂:吴茱萸汤加减。

处方:吴茱萸 6g,人参 10g,半夏 10g,陈皮 5g,柴胡 10g,羌活 10g,白芷 10g,桂枝 10g,川芎 5g,生姜 15g,甘草 5g,大枣 10g。6 剂(中药配方颗粒)。

服法:每日 2 次,开水冲服。

医嘱:①节用目力,注意休息。②忌吃生冷食物,饮食宜清淡为主,多吃蔬果,合理搭配膳食,注意营养充足。

二诊(2015 年 12 月 7 日):自觉服药后,症状消失。舌质淡,苔薄白,脉沉细。原方再予 6 剂,以资巩固疗效。

随访 1 年,未再复发。

按:西医认为本病实际并不是眼病,而是原因较为复杂的临床症状,病因目前尚不清楚,多与遗传、内分泌紊乱及变态反应有关,发生的机制尚有争论。多数认为上述原因可以引起血管运动中枢功能失调、脑血管舒缩功能紊乱,开始时是颈内动脉分支痉挛,引起大脑视皮质中枢功能障碍的症状,出现一时性视觉障碍,继而为颈外动脉分支的扩张,搏动性增强,从而引起 5-羟色胺代谢紊乱。由于大脑皮质的局限性血行障碍(血管痉挛,继而扩张),从而出现复发性偏头痛及视力障碍。多发生于青春期少女,有的一直持续到更年期症状才减轻或消失。本例发作时偏头痛,痛连巅顶,恶心,手足发凉,胃纳差,舌淡苔薄白,脉沉细为肝经虚寒,脉络受阻所致。治宜温寒益肝,散气通络。吴茱萸汤加减方中,吴茱萸辛苦性热,入肝、肾、脾、胃经,上可温胃散寒,下可温暖肝肾,又能降逆止呕,一药三经并治;佐之以人参、大枣并用,补益中气,与吴茱萸生姜合用,清阳得升,浊阴得降,实为补虚降逆之最佳配伍;加半夏、陈皮以温经化痰;柴胡、羌活、白芷、川芎以祛风止痛;桂枝以散寒邪;甘草调和诸药。合之共奏温寒益肝,散气通络之功效。

平肝息风,滋阴潜阳法治闪辉性暗点 / 肝肾阴虚,肝阳上亢证案

彭某,男,50 岁。2016 年 2 月 5 日初诊。

主诉:双眼阵发性黑矇,电光闪烁样幻视,反复发作 1 个月。

病史:患者 2016 年 1 月初开始双眼阵发性黑矇,有电光闪烁样幻视,反复发作,经多方医治,病情仍不断发作,且越发越频,发作持续时间由数

分钟增至数十分钟。

检查:视力右眼0.8,左眼0.8。双眼外眼正常。双眼底视网膜血管动脉变细,反光增强,动静脉比例为1:2,交叉压迹明显,黄斑部血管弯曲成螺旋状。患者眩晕耳鸣,头重脚轻,面红耳赤,急躁易怒,失眠多梦,腰膝酸软;血压170/106mmHg;舌红少津,脉弦细数。

诊断:①闪辉性暗点(双眼);②高血压性视网膜病变Ⅱ级(双眼)。

辨证:肝肾阴虚,肝阳上亢证。

治法:平肝息风,滋阴潜阳。

方剂:镇肝熄风汤加减。

处方:怀牛膝30g,代赭石30g[先煎],生龙骨10g[先煎],生牡蛎15g[先煎],生龟甲15g[先煎],白芍15g,玄参15g,天冬10g,钩藤15g[后下],川楝子6g,生麦芽6g,茵陈6g,天麻10g,丹参15g,地龙10g,甘草5g。7剂。

服法:水煎,每日1剂,分2次温服。

医嘱:①保持心情愉快,避免恼怒、紧张及烦躁怒。②忌吃生冷食物,饮食宜清淡,忌肥甘油腻之品及烟酒刺激之物。

二诊(2016年2月12日):自觉眩晕耳鸣减轻,近几日眼前发黑仅小发作一次。持续时间约5分钟。原方7剂。

三至十诊(2016年2月19日至2016年4月10日):原方先后加石决明15g[先煎],菊花10g,续服49剂,阵发性黑矇告愈,其他症状亦逐渐消失,血压维持在(120~135)/(85~92)mmHg之间而停药。

按:本病为大脑枕叶皮质或视路上供养血管的痉挛性一过性循环障碍所致。患者发作时,突然双眼同侧视野中有电光闪烁样幻视或黑矇,可持续数分钟至数小时,发作后往往随之出现偏头痛,或伴一过性言语障碍,严重者可发展成永久性同侧偏盲。中医称本病为"目黑候"。《素问·金匮真言论》说:"肝,开窍于目""肝气通于目,肝和则目能辨五色矣"。患者肝肾阴亏,不能潜阳,使肝阳亢逆,气血上冲,故见眩晕耳鸣,面红耳赤,眼前发黑;肝肾阴虚,肝阳亢盛,肝失柔和,故急躁易怒,阳热内扰,神魂不安,故失眠多梦;肝肾阴亏,腰膝失养,则腰膝酸软;肝肾阴亏于下,肝阳亢逆于上,上盛下虚,故头重脚轻;舌红少津,脉弦细数为肝肾阴亏、肝阳上亢之象。治宜育阴潜阳,平肝息风。镇肝熄风汤加减方中,怀牛膝苦酸性平,归肝肾经,重用以引血下行,折其阳亢,并有补益肝肾之效,为君药;代赭石质重沉降,合怀牛膝引气血下行以治其标,生龙骨、生牡蛎、生龟甲、白芍益阴潜阳,镇肝息风共为臣药;玄参、天冬滋阴清热,壮水涵木,肝为刚脏,喜条达而恶抑郁,过用重镇之品,势必影响其疏泄条达之性,故又以茵陈、川楝子、生麦芽清泄肝热,疏肝理气,以顺肝性,利于肝阳平降镇潜,均为佐药;加天麻、丹参、钩藤、地龙以增加平肝息风通络之效;甘草调和诸药为使,合生麦芽和胃安中,以防金石、介壳类药物质重碍胃之弊。诸药相伍,共奏平肝息风,滋阴潜阳之功,肝平风息,自获佳效。

五十、爱丽丝梦游仙境症医案一例

爱丽丝梦游仙境症又叫视微症,属中医"视惑"范畴,系指视物颠倒紊乱的证候。视惑有两种情况:一是眼本身无病,而突然视物眩惑,颠倒紊乱,多由过喜、过怒等一时精神涣散而引起,待精神恢复正常,此症便消失;二是自视的异常改变,如视一为二、视赤为白等。

疏肝解郁法治爱丽丝梦游仙境症/肝郁气滞证案

曾某,女,13 岁,中学生。于 2015 年 2 月 23 日初诊。

主诉:间歇性出视物变小 5 日。

病史:患者 1 周前曾与同学有小的摩擦,经调解后和好,2015 年 2 月 18 日上午 10 时左右突然出现周围物体变小,伴有恐惧感持续 5 分钟,自行缓解,发作后出现头晕。2 日后在上第四节课时再次发作,发作时黑板和字体变小,老师缩小,持续 5~6 分钟,发作后头晕嗜睡。无头痛呕吐、舌咬伤及尿失禁。情绪低落,头晕目眩,胸闷不舒,食少神疲,心烦口苦。

检查:视力右眼 1.0,左眼 1.2。双眼外观及眼底、视野检查未见异常。眼压右眼 15mmHg,左眼 16mmHg。体查发育正常,神清合作,智力正常,内科及神经科检查正常。脑电图和颅脑CT检查未见异常。舌质红,苔薄黄,脉弦数。

诊断:爱丽丝梦游仙境症。

辨证:肝郁气滞证。

治法：疏肝解郁。

方剂：舒肝明目汤。

处方：当归 10g，白芍 10g，柴胡 10g，茯苓 10g，白术 10g，牡丹皮 10g，栀子 10g，桑椹 10g，女贞子 10g，决明子 10g，桑寄生 10g，首乌藤 10g，甘草 5g。3 剂（中药配方颗粒）。

服法：每日 2 次，开水冲服。

针刺：取睛明、球后、承泣、攒竹、瞳子髎、风池、合谷、肝俞、肾俞、足三里、三阴交。每次选眼周穴 2 个，远端穴 2~3 个，每日 1 次，交替轮取。

医嘱：调整情绪，戒恼怒；禁辛辣炙煿之品。

二至三诊（2015 年 2 月 26 日至 2015 年 3 月 1 日）：服上方 6 剂，针刺 6 次后，2 日前发作一次，持续时间仅 2 分钟，患者精神愉快，眼球转动无痛感，食欲倍增，头晕目眩、胸闷不舒、心烦口苦、神疲等症状减轻。视力右眼 1.2，左眼 1.2。双眼外观及眼底未见异常。舌质淡红，苔薄黄，脉弦细。原方去栀子，6 剂。继续针刺治疗。

四至五诊（2015 年 3 月 7 日至 2015 年 3 月 13 日）：服药期间未再发作。视力右眼 1.2，左眼 1.2。

2017 年 3 月 17 日随访，未再复发。

按：爱丽丝梦游仙境症属于一种罕见眼疾，是神经学上的一种高度迷惑性现象，以致影响到人类的视觉感知。患者看其他物体时往往呈现不是真实的大小和深度。中医认为肝气通于目，肝和则能辨色视物，肝经连目系，情志内伤，肝气不和，肝郁气滞，玄府不利，目系经气不畅，故目妄见；肝郁日久而化热，郁热上灼目系，神光不得发越，以致影响到视觉感知；患者情绪低落，视物变小，头晕目眩，胸闷不舒，食少神疲，心烦口苦，舌质红，苔黄，脉弦数，均为肝经郁热之象。舒肝明目汤是作者家传治疗瞳神疾病的常用经验方之一，方由逍遥散衍化而来。方中柴胡疏肝解郁清热，配合当归、白芍养血柔肝，调和气血；柴胡升阳散热，配白芍以平肝，而使肝气条达；白术、甘草和中健脾；茯苓清热利湿，助甘草、白术以健脾，配首乌藤令心气安宁；决明子清肝明目；桑椹、女贞子、桑寄生补益肝肾，滋养肾精。诸药合用，补而不滞，滋腻而不生湿。本方融疏肝、健脾、益肾为一炉，以疏肝解郁、舒畅气机为先，健脾渗湿、补益脾土为本，滋养肝脾、益精明目为根，共奏疏肝解郁明目、利湿健脾、补益肝肾之功。

五十一、鳄泪综合征医案二例

鳄泪综合征,中医称为"流泪症",因其临床表现类似鳄鱼进食猎物时即流泪,故有"鳄鱼泪"之称。《诸病源候论·目病诸候》中谓:"若脏气不足,则不能收制其液,故目自然泪出。"

补养肝血,疏风散邪法治鳄泪综合征／血虚夹风证案

钟某,女,67岁,退休工人。于2017年2月15日初诊。

主诉:左眼进食流泪1年余。

病史:于2016年2月10日晨起洗漱时,发现口角向右侧歪斜,左眼睑闭合不全,进食时食物滞留于齿颊间隙内,遂到湖南省某医院就诊,诊断为面神经麻痹。给予地塞米松等药物静脉滴注及神经营养剂,治疗7天,症状稍好转。出院后发现进食时伴左眼流泪症状。1年间多方求医,效果亦不显著。现患侧面肌挛缩,进食时流泪无改善,进食速度越快,流泪越多。伴头晕目眩,面色少华。

检查:视力右眼0.6,左眼0.5。查静止状态下,左眼裂缩小,左侧鼻唇沟变浅,口角歪向右侧。面部表情运动时,左侧额纹较浅,左眼轮匝肌肌力较弱,左提口角肌及上唇方肌肌力较弱,并有局部面肌抽搐,噘嘴时左眼裂变小。双泪腺无肿大及脱垂,双泪小点正常,挤压双泪囊无分泌物,冲洗双泪道均通畅,双眼前节及双眼底均正常。流泪诱发试验:嘱患者咀嚼口香糖,左眼流泪增多,且速度越快,流泪越多,右眼不流泪。舌淡苔薄,脉细。

诊断:鳄泪综合征(左眼)。

辨证:血虚夹风证。

治法:补养肝血,疏风散邪。

方剂:止泪补肝散。

处方:熟地黄15g,白芍10g,当归10g,川芎5g,刺蒺藜10g,木贼5g,防风10g,夏枯草10g。6剂(中药配方颗粒)。

服法:每日2次,开水冲服。

针灸:取肝俞、太冲、合谷、风池、睛明,针药并用。

医嘱:户外戴防风眼镜,少食辛辣炙煿之品。

二至四诊(2017年2月21日至2017年3月4日):服上方12剂,针刺12次后,左眼流泪减轻。舌质淡红,苔薄白,脉细。原方去夏枯草,加枸杞子10g。继续针灸治疗。

五至七诊(2017年3月10日至2017年3月29日):服药18剂后,左眼进食时流泪症状消失。随访至今,除劳累时自觉面部不适外,流泪症状已完全消失,未见复发。

按:本案患者症状发生于面神经麻痹未完全恢复期,临床表现典型,病因清楚。中医辨证为肝血不足,泪窍失养,风邪入侵,泪窍失密;全身脉症均为肝血虚之候。止泪补肝散由两组药物组成,一组为熟地黄、白芍、当归、川芎,以补肝养血为主;一组为刺蒺藜、木贼、防风、夏枯草,以祛风见长。两组配合,既补肝,又止泪,故治疗肝虚流泪能获效,配合针灸以扶正祛邪,镇静止痉,相得益彰。

祛风化痰,舒筋活络法治鳄泪综合征 / 风痰阻络证案

杨某,女,62岁,退休教师。于2017年4月12日初诊。

主诉:右眼进食流泪近6个月。

病史:于2016年10月10日晨起洗漱时,发现口角歪向左侧,右眼睑闭合不全,进食时食物滞留于齿颊间隙内,经某医院诊断为面神经炎。给予激素、抗病毒药物及神经营养剂,针灸治疗月余,症状减轻。但右眼流泪,尤其是进食时右眼流泪症状更重。曾行蝶腭神经节封闭治疗,症状缓解,药效失去旋即复发。西医建议手术,但认为单纯切断鼓索神经,就可能失去味觉,从翼管神经入路,有可能发生干眼,患者无法接受。现右眼流泪,尤其是进热食时症状加重,进食速度越快,流泪越多。伴眩晕头痛。

检查:视力右眼0.5,左眼0.6。查静止状态下,右眼裂缩小,左侧鼻唇沟加深,口角歪向左侧。面部表情运动时,右侧额纹较浅,右眼轮匝肌肌力较弱,右提口角肌及上唇方肌肌力较弱,噘嘴时右眼裂变小。双泪腺无肿大及脱垂,双泪小点正常,挤压双泪囊无分泌物,冲洗双泪道均通畅,双眼

前节及双眼底均正常。流泪诱发试验:嘱患者咀嚼口香糖,右眼流泪增多,且速度越快,流泪越多,左眼不流泪。舌质淡红,苔白腻,脉滑数。

诊断:鳄泪综合征(右眼)。

辨证:风痰阻络证。

治法:祛风化痰,舒筋活络。

方剂:正容汤加减。

处方:羌活 10g,防风 10g,荆芥 10g,制白附子 5g,胆南星 5g,制半夏 10g,木瓜 10g,秦艽 10g,茯神 15g,僵蚕 5g,全蝎 3g,钩藤 10g,甘草 5g。6剂(中药配方颗粒)。

服法:每日 2 次,开水冲服。

针灸:取肝俞、太冲、合谷、风池、睛明,针药并用。并加神阙艾灸及右侧睛明穴温汁治疗。

医嘱:户外戴防风眼镜,忌食辛辣、油腻、生冷的食物。

二至八诊(2017 年 4 月 18 日至 2017 年 5 月 25 日):服上方 36 剂,针刺 30 次,右眼进食后流泪症状减轻。舌质淡红,苔薄白,脉细数。

随访至今,除劳累时自觉面部不适外,流泪症状已完全消失,未见复发。

按:"风为百病之长""痰为百病之源",脾胃内伤,湿浊不化,凝集为痰,外感风邪,风夹痰湿,阻于经脉。症见流泪,舌质淡红,苔白腻,脉滑数。治宜祛风化痰,通经活络。正容汤加减方中,以羌活、防风、秦艽、钩藤、全蝎祛风解痉;法半夏、白附子、胆南星、僵蚕祛内阻之风痰;茯神宁心安神;木瓜舒筋活络;甘草调和诸药,共成祛风涤痰、舒筋活络之方。配合针灸治疗,风痰去、经络通,则目疾向愈。

五十二、视雪症医案三例

视雪症,就是在患者看东西时,眼前像电视机没有信号一样,全是密密麻麻的亮点,尤其是晚上看天空或者睡觉之前关灯过后看黑暗的地方,症状会变得特别明显。中医称"萤星满目症",多为饮食劳倦损伤脾胃,中气不足,清阳不升致眼目生花成内障;或肝郁血虚脾弱,精气不能上荣引起;或肝肾不足,虚火上炎所致。

益气升阳法治视雪症／脾虚气陷证案

陈某,男,18岁,学生。于2018年1月10日初诊。

主诉:双眼前出现雪花点半年。

病史:患者于2017年7月下旬开始双眼看东西时,眼前像电视机没有信号一样,全是密密麻麻的亮点,晚上更明显。曾在外院做眼底、AB超、眼光学相干断层扫描检查,未发现明显异常。伴耳鸣,大便溏泄,头昏失眠,纳少,面色无华,少气懒言。

检查:视力右眼0.5,左眼0.4;近视力双眼均1.5;右眼加镜–1.25DS=1.2,左眼加镜–1.50DS=1.2。眼压右眼18mmHg,左眼16mmHg;双眼玻璃体未见异常混浊,眼底视乳头边清、大小色泽正常,视网膜血管大小形态正常,黄斑亮点存在。舌质淡红,苔薄白,脉缓。

诊断:视雪症(双眼)。

辨证:脾虚气陷证。

治法:益气升阳。

方剂:益气聪明汤加减。

处方:黄芪15g,党参15g,葛根15g,蔓荆子5g,白芍10g,黄柏10g,升麻10g,合欢花10g,首乌藤10g,炒酸枣仁10g,炙甘草5g。15剂(中药配方颗粒)。

服法:冲服,每日2次。

针刺:主穴选取承泣、太阳、攒竹、风池;配穴选取合谷、曲池。刺法:太阳、合谷直刺1寸,风池针微下、向鼻尖斜刺1寸,承泣直刺1寸,攒竹平刺1寸。每日1次。

医嘱:向患者说明病情,调畅情志,避免过用目力及头部震动,适当户外活动,忌食肥甘厚腻、辛辣炙煿之品。

二诊(2018年1月25日):自觉眼前雪花稍减。矫正视力右眼1.0,左眼1.0;双眼底正常。舌质红,苔薄黄,脉细数。原方15剂。

三至六诊(2018年2月9日至2018年3月26日):原方先后去黄柏,

加白术 10g,以健脾胃;枸杞子 10g,菊花 10g,以补肾明目。共服药 45 剂,针刺 40 次。双眼前雪花点症状及全身不适逐渐好转至消失。舌质淡红,苔薄,脉细。嘱服益气复明丸,每日 2 次,每次 9g,连服 2 个月,以巩固疗效。

按:本例患者为脾虚气陷,中气不足,清阳不升,水谷之气不能上达于头面耳目,加之风热上扰,则见头昏眼花、耳鸣、失眠、少气懒言等症状。益气聪明汤加减方中,党参、黄芪、炙甘草补脾胃,补益中气,黄芪又可升达阳气,为君药;葛根、升麻、蔓荆子升阳举陷,使清气上达头面荣养清窍,清阳得升,则耳聪目明,为臣药;肝开窍于目,故又用白芍养血敛阴柔肝,肾开窍于耳,故以黄柏滋阴固肾,加合欢花、首乌藤、炒酸枣仁解郁安神,为佐药。诸药合用,中气得补,清阳得升,荣养清窍,配合针灸疏通经络,则耳聪又明目。

疏肝明目法治视雪症／肝郁血虚证案

曾某,女,22 岁,学生,于 2018 年 5 月 15 日初诊。

主诉:双眼前出现密密麻麻的亮点,晚上更明显已 3 个月。

病史:患者于 2018 年 2 月下旬一天早上睡醒后,突然双眼看白色(浅色)的东西或者天空时,感觉有许多密密麻麻的白点在闪动或者跳动。晚上关灯光线很暗的时候能看见一层白色的点在闪动跳动,像电视机没有信号一样,并且闭上眼还是能看见。总是觉得有光在闪,并且闭上眼有时候能看到奇形怪状的图案,过一会儿图案又消失。对光线变化和细微闪动突然变得非常敏感。一只眼睁开,一只眼闭上的时候,闭上的眼前面仍然能看见且更明显,就像电视机没信号花屏一样。光线强的时候,感觉双眼视野里有个白色的东西在一震一震的,仔细看像花的形状。有时候仔细看感觉能看到空气在震动或者流动,就像下雨一样。发病后失眠非常严重,焦虑不安,抑郁,两胁作痛,头痛目眩,口燥咽干,神疲食少,往来寒热,月经后期、量少。曾在外院做眼底、AB 超、眼光学相干断层扫描检查,未发现明显异常。

检查:视力右眼 0.5,左眼 0.6;近视力双眼均 1.5;右眼加镜 -1.25DS=1.2,左眼加镜 -1.00DS=1.2。眼压右眼 16mmHg,左眼 15mmHg;双眼玻璃体未见异常混浊,眼底视乳头边清、大小色泽正常,视网膜血管大小形态正常,黄斑亮点存在。舌质淡红,苔薄白,脉弦而虚。

诊断:视雪症(双眼)。

辨证:肝郁血虚证。

治法:疏肝明目。

方剂:丹栀逍遥散加减。

处方:柴胡10g,当归10g,白芍10g,茯苓10g,白术10g,甘草5g,薄荷3g,烧生姜10g,牡丹皮10g,炒栀子10g,炒酸枣仁10g,合欢花10g,首乌藤10g。15剂(中药配方颗粒)。

服法:冲服,每日2次。

针刺:主穴选取承泣、太阳、攒竹、风池;配穴选取合谷、曲池。刺法:太阳、合谷直刺1寸,风池针微下、向鼻尖斜刺1寸,承泣直刺1寸,攒竹平刺1寸。每日1次。

医嘱:向患者说明病情,调畅情志,避免过用目力及头部震动,适当户外活动,忌食肥甘厚腻、辛辣炙煿之品。

二诊(2018年5月30日):自觉眼前雪花稍减。矫正视力右眼1.0,左眼1.0;双眼底正常。舌质红,苔薄黄,脉细数。原方15剂。

三至七诊(2018年6月15日至2018年8月14日):原方先后去薄荷、烧生姜、牡丹皮、炒栀子,加百合10g,石斛10g,以健脾养胃;枸杞子10g,菊花10g,以补肾明目。共服药60剂,针刺45次。双眼前雪花点症状及全身不适逐渐好转至消失。舌质淡红,苔薄,脉平。嘱服逍遥丸,每日2次,每次9g,连服3个月,以巩固疗效。

按:根据眼部及全身症状,该例患者辨为肝郁血虚脾弱之证。肝性喜条达、恶抑郁,为藏血之脏,体阴而用阳。若情志不畅,肝木不能条达,则精气不能上荣于目,眼见雪花飞舞;肝体失于柔和,致肝郁血虚,则两胁作痛,头痛目眩;肝郁化火,则口燥咽干;肝木为病,易传于脾,脾胃虚弱,故神疲食少;脾为营血之本,胃为营卫之源,脾胃受损则营卫受损,不能调和而致往来寒热;肝藏血,主疏泄,肝郁血虚脾弱,则月经后期量少。舌质淡红,苔薄白,脉弦而虚皆为肝郁血虚脾弱之证。方用丹栀逍遥散加减,诸药配伍,使木郁达之,则脾弱得复,血虚得养,配合针灸疏通经络,故雪花去,全身症状亦除。

滋阴降火法治视雪症/阴虚火旺证案

陈某,男,17 岁,中学生。于 2017 年 9 月 22 日初诊。

主诉:双眼前出现雪花点 1 个月。

病史:患者于 2017 年 8 月下旬开始双眼看东西时,眼前像电视机没有信号一样,全是密密麻麻的亮点,尤其是晚上看天空或者睡觉之前关灯过后看黑暗的地方,症状会变得特别明显。曾在外院做眼底、AB 超检查,未发现明显异常。近年来因父母离异,心中郁闷,平时看电视、玩手机游戏时间较长,每天超过 6 小时,尤其是暑假时常通宵达旦,手淫频繁,有时一日两三次,手心发热,口燥咽干。

检查:视力右眼 1.0,左眼 1.0;近视力双眼均 1.5;眼压右眼 16mmHg,左眼 16mmHg;双眼玻璃体未见异常混浊,眼底视乳头边清、大小色泽正常,视网膜血管大小形态正常,黄斑亮点存在。舌质红,苔薄黄,脉细数。

诊断:视雪症(双眼)。

辨证:阴虚火旺证。

治法:滋阴降火。

方剂:加味坎离丸加减。

处方:熟地黄 15g,当归 10g,白芍 10g,川芎 5g,女贞子 10g,枸杞子 10g,知母 10g,黄柏 10g,菊花 10g,桑椹 10g,石斛 10g。6 剂(中药配方颗粒)。

服法:冲服,每日 2 次。

医嘱:调情志,节目力,戒手淫,忌食肥甘厚腻、辛辣炙煿之品。

二诊(2017 年 9 月 28 日):自觉眼前雪花稍减。视力右眼 1.0,左眼 1.0;双眼底正常。舌质红,苔薄黄,脉细数。原方 6 剂。

三至九诊(2017 年 10 月 4 日至 2017 年 11 月 10 日):原方先后去知母、黄柏。共服药 36 剂。双眼前雪花点症状及全身不适症状消失。舌质淡红,苔薄,脉细。嘱服杞菊地黄丸,每日 2 次,每次 9g,连服 2 个月,以巩固疗效。

按:该例辨证为阴虚火旺,采用滋阴降火法,方用加味坎离丸方加减。

方中熟地黄、当归、白芍、川芎为四物汤,能补肝血,养肝阴;女贞子、枸杞子、桑椹、石斛滋肾阴,养肾水;菊花清利头目;知母、黄柏清降虚火。诸药合之,共奏滋补肝血,降火明目之功。所谓坎离丸,坎者水也,离者火也,水火相济,则阴阳协调;水火不济,则萤星满目乱散。故加味坎离丸方以补肝阴,滋肾水,水足则火降;已炎之火,则用知母以清之,黄柏以降之。本方药物不多,但集补血、滋阴、清降于一炉,组方严谨,切病机。《审视瑶函》曰:"药轻而功用大,火证而取效速,王道之药,无出于此,上盛下虚之人,取之效极。"

五十三、眼科临证挽治案二例

张健教授每年临床接诊数千例眼科患者,所遇疑难杂症甚多,能"药到病除"者固有之,由于辨证不准而误治,后改弦易辙,始获疗效者,亦有不少。兹报道挽治病例二则于后,或可为后学者借鉴。

聚星障祛风清热无效,散寒解表见功

王某,女,28岁,教师。1981年3月25日初诊。患者双眼红痛生翳,反复发作2月余。检查:视力右眼0.4,左眼0.8。双眼白睛红赤,黑睛有灰白色星翳数个,2%荧光素钠溶液染色呈阳性;舌质淡红,苔薄白,脉浮弦。当时考虑局部炎症明显,辨证:肝经风热证。治法:祛风清热。方选新制柴连汤加味:柴胡10g,黄连6g,黄芩10g,赤芍10g,蔓荆子10g,龙胆10g,栀子10g,木通10g,荆芥10g,防风10g,板蓝根20g,蒲公英20g,甘草6g。5剂。水煎,每日1剂,分2次温服。

服药5剂后,症状无改善,眼痛加重,视物更蒙,并伴头痛、畏冷、流涕。详细询问病史,方知患者为感受风寒所致,方不对证。遂改予散寒解表,方用明目细辛汤加减:川芎6g,藁本10g,当归10g,红花6g,细辛3g,蔓荆子10g,防风10g,羌活10g,荆芥10g,花椒5g,麻黄5g,桃仁10g,桑白皮10g,桔梗10g,甘草5g。水煎,每日1剂,分2次温服。连服10剂,诸症悉解,黑睛仅留少许菲薄云翳,视力提高到右1.0,左1.2。

绿风内障清肝泻火病甚，温中散寒转安

陈某，女，50 岁，农民。1981 年 11 月 27 日初诊。患者右眼胀痛，伴头痛呕吐、视力锐减 3 天。检查：视力右眼 0.1，左眼 1.2。右眼白睛混赤，黑睛雾状混浊，瞳神散大呈淡绿色；舌质淡，苔薄白，脉弦。诊为肝胆火盛，实火升扰目窍。治法：清肝泻火，投以龙胆泻肝汤加减：龙胆 10g，栀子 12g，黄芩 10g，生地黄 5g，泽泻 10g，车前子 10g[后下]，滑石 10g[包煎]，羌活 10g，夏枯草 15g，甘草 5g。2 剂。水煎，每日 1 剂，分 2 次温服。外用 1% 硝酸毛果芸香碱滴眼液滴右眼。

服药 2 剂后，头目剧痛，右眼视力下降至仅见眼前指数，干呕吐涎，食少神疲，四肢不温；舌质淡红，苔薄白，脉沉弦。细察病情，方知初诊仅注意眼部似为热象，实为肝胃虚寒，寒邪上逆所致。乃改为温中散寒，先予加味吴茱萸汤：吴茱萸 5g，党参 12g，半夏 10g，陈皮 10g，茯苓 20g，枳壳 10g，生姜 10g，大枣 5 枚，甘草 5g。水煎，每日 1 剂，分 2 次温服。服药 5 剂，其症渐消。继用加味调中益气汤加减调理，并配合局部缩瞳治疗，至 12 月 11 日检查，右眼视力达 1.0，余症亦除。

按：名医张子和有言："目不因火不病。"眼科病证初起确以表现为风热者居多。然而，上举二案实为"风寒"和"虚寒"所致，初诊辨之不确，故症情加剧，后经细辨，改弦易辙，才获效机。为此，深感临证诊察之艰难，辨证论治之不易。若辨证稍有差异，立法处方，自难中病。今自作申述，为探求失败之母，供后学引为鉴戒。

（张　健　张　清　张湘晖）

第五章

经 验 方

一、升提汤

药物:黄芪 30g,党参 20g(或红参 6g),白术 10g,羌活 10g,防风 10g,枳实 10g,当归 10g,胆南星 3g,制白附子 3g,柴胡 6g,升麻 5g,甘草 5g。

功效:益气升阳,祛风化痰,疏通经络。

主治:上睑下垂(重症肌无力、眼外肌麻痹、动眼神经麻痹)。约束为肌肉之精,脾主肌肉。若脾虚中气不足,脾阳不升,则眼肌无力。症见上胞下垂,晨起病轻,午后加重,甚或眼球转动失灵,视一为二,伴倦怠无力;舌质淡红,苔薄白,脉虚。

用法:水煎,每日 1 剂,分 2 次温服。

方解:升提汤为张健教授家传方。升提汤方中重用黄芪补中益气,升阳举陷为君药;柴胡、升麻疏肝解郁,升举阳气,党参、白术益气健脾为臣药;当归养血活血,枳实理气行滞,羌活、防风祛风散邪,胆南星、白附子燥湿化痰、祛风止痉,以治眼球运动失灵为佐药;甘草调和诸药为使药。方中重用补中益气之药,佐以益气健脾,养血活血之品以治本,兼以祛风化痰、燥湿化痰之品以治标,有标本同治之妙。

加减:若眼球转动不灵,目偏视者,加川芎 5g,当归 10g,木瓜 10g,钩藤 10g,伸筋草 10g,海风藤 10g,以增强养血通络之功;若神疲乏力、食欲不振者,加山药 10g,白扁豆 10g,莲子 10g,砂仁 3g,以益气温中健脾;若头

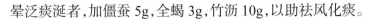

晕泛痰涎者,加僵蚕 5g,全蝎 3g,竹沥 10g,以助祛风化痰。

方歌:升提汤中芪归参,枳术甘草羌防风;胆南白附柴胡升,上胞下垂此方行。

典型病案:周某,女,10 岁,学生,于 2015 年 7 月 15 日初诊。双眼上睑下垂 9 年,加重 1 个月。患者于 1 岁时开始出现双眼上睑下垂,早晨起床时轻,下午或劳累后症状加重,曾做胸部 CT 检查胸腺正常,甲状腺功能化学发光法检查未见异常。诊断为重症肌无力,长期服用溴吡斯的明片,曾用大量激素治疗,用药时症状有缓解,停服即发,并因出现身体发胖、骨质疏松、皮肤毛孔粗大、毛发增粗、身体抵抗力下降、血糖升高等副作用而停用激素。近 1 个月来视物成双,伴饮食减少,体倦肢软,少气懒言。检查:视力右眼 1.0,左眼 1.2。双上睑下垂,均遮盖 1/2 角膜,眼珠转动失灵,内转和外转均受限。舌质淡胖,苔白腻,脉滑。诊断:①重症肌无力性上睑下垂(双眼);②眼外肌麻痹(双眼)。辨证:脾虚痰湿证。治法:健脾化痰。方剂:升提汤加减。处方:黄芪 30g,红参 6g,枳壳 3g,柴胡 10g,羌活 5g,防风 6g,白术 10g,当归 10g,升麻 5g,胆南星 2g,制白附子 2g,炙甘草 5g。15 剂(中药配方颗粒)。服法:每日 2 次,开水冲服。医嘱:避风寒,慎起居,预防感冒,保持充足睡眠,勿劳累。

针刺疗法:选取睛明、攒竹、瞳子髎、阳白、风池、合谷、足三里、三阴交、光明,每日针刺 1 次,每次选取穴 2~3 个。

二诊(2015 年 7 月 30 日):双眼上胞下垂明显减轻,仍视物成双,舌淡红,苔薄白,脉虚。原方加僵蚕 5g,木瓜 10g,钩藤 10g,伸筋草 10g,以增祛风通络之功。15 剂。

三至十五诊(2015 年 8 月 14 日至 2016 年 2 月 15 日):已服上方 180 剂,针刺治疗 110 次,双眼上睑下垂逐渐恢复正常,复视消失。检查:视力右眼 1.5,左眼 1.5。双眼睑裂大小对称,眼珠活动如常。用升提汤去胆南星、制白附子,10 剂,碾为粉末,炼蜜为丸,每次服 9g,每日 2 次,以善其后。

二、百合润睛汤

药物:百合 15g,密蒙花 10g,天冬 10g,麦冬 10g,生地黄 10g,玄参

10g,熟地黄 10g,当归 10g,白芍 10g,地骨皮 10g,炙甘草 5g。

功效:滋阴润燥,补益肺肾。

主治:视频显示终端综合征、眼干燥症、干眼综合征、慢性结膜炎、浅点状角膜炎、暴露性角膜炎,中医辨证属肺肾阴虚,津液不足证。症见眼内干涩,频繁眨眼,甚或畏光流泪,自汗,咽干口燥,或干咳无痰;舌质红无津,脉细无力。

用法:水煎,每日 1 剂,分 2 次温服。

方解:百合归肺心肾经,能养阴润肺,清心安神;天冬、麦冬养阴润肺,益胃生津;生地黄、玄参清热凉血,养阴生津;熟地黄补血养阴,填精益髓;当归、白芍养血敛阴,柔肝止痛;地骨皮甘寒清润,能清肾之虚热;密蒙花归肝经,既能清肝,又能养肝;炙甘草坐镇中州,补益心肺之气。诸药合用,共奏滋阴润燥,补益肺肾之功效。

加减:白睛红赤,加桑白皮 10g,牡丹皮 10g,栀子 10g,黄芩 10g,以清热;眼内干涩甚者,加石斛 10g,天花粉 10g,知母 10g,以养阴生津;口干甚者,加葛根 15g,乌梅 10g,以生津止渴;纳差者,加神曲[炒焦]10g,山楂[炒焦]10g,麦芽(炒焦)10g,以健脾胃助消化;久服此方者,宜加陈皮 5g,砂仁 3g,以防黏腻碍胃。

方歌:百合润睛汤蒙花,二地二冬当玄加;白芍炙草地骨皮,滋阴润燥此方奇。

典型病案:患者刘某,男,27 岁,从事 IT 工作,于 2013 年 9 月 15 日初诊。双眼流泪、烧灼感、干燥、异物感、轻度发痒、畏光、视物模糊、眼红、黏液性分泌物、瞬目频率加快、视疲劳。曾用多种滴眼剂,开始用尚能缓解症状,后无效。伴咽干口燥,干咳无痰;泪液分泌试验:双眼均为 2mm;泪膜破裂时间:3 秒。舌质红,苔薄黄,脉细无力。诊断:眼干燥症(双眼)。辨证:肺肾阴虚证。治法:滋阴润燥,补益肺肾。方剂:百合润睛汤,15 剂(中药配方颗粒)。服法:每日 2 次,开水冲服。服药 1 个月,各种症状明显减轻,原方加减调理 2 月余而愈。嘱患者节目力,调饮食,慎起居,适寒温,防其复发。

注意:脾胃虚寒,大便泄泻者慎用。

三、清热凉血化瘀汤

药物:生地黄15g,赤芍10g,当归10g,川芎5g,红花5g,桃仁10g,苏木10g,黄连5g,黄芩10g,大黄10g[后下],羌活10g,香附10g,金银花15g,连翘10g,木贼5g,甘草5g。

功效:清热凉血,活血化瘀。

主治:血热瘀滞所致的沙眼、沙眼血管翳及沙眼性角膜炎、慢性结膜炎、春季结膜炎、泡性结膜炎、翼状胬肉、巩膜炎、贝赫切特综合征、眼外伤等。证属脾胃热盛,热入血分者。症见气血壅滞胞睑,胞睑厚硬,睑内颗粒累累,疙瘩不平,红赤显著,眼睑重坠难开,眼内刺痛灼热,羞明流泪,甚或黑睛赤膜下垂,白睛结节隆起或赤膜如肉,攀侵黑睛,抱轮红赤等。

用法:水煎,每日1剂,分2次温服。

方解:本方由桃红四物汤加味而成,方中用桃红四物汤为君,苏木、香附活血化瘀;黄连、黄芩、金银花、连翘清热解毒为臣;大黄通便泻火;羌活、木贼祛风退翳为佐;甘草调和诸药并作为使药。合而用之,热清、毒解、血止、瘀化,诸症可愈,为眼内血热瘀滞证之良方。

加减:大便通畅者去大黄;眼痒生翳者,加柴胡10g,荆芥10g,防风10g,蝉蜕5g,刺蒺藜10g,以祛风止痒,退翳明目;若眵泪多、沙涩羞明者,加蒲公英10g,桑叶10g,菊花10g,以清热解毒;若赤膜下垂、黑睛生星翳者,加石决明10g[先煎],密蒙花10g,蝉蜕5g,谷精草10g,以清热明目退翳;若心烦少寐,口舌糜烂者,加木通10g,竹叶10g,以清心解毒;生殖器溃疡者,加苦参10g,地肤子10g,蛇床子10g,白鲜皮10g,以清利湿热。

方歌:清热凉血化瘀汤,桃红四物苏木襄;芩连大黄翘香附,木贼甘草银花羌。

典型病案:陈某,男,24岁,农民工,于2013年7月8日初诊。双眼刺痛灼热,沙涩羞明,起眼眵15天。查视力,右眼0.8,左眼0.8[+3]。双眼胞睑厚硬,睑内红赤,颗粒累累成片兼有白色条纹,黑睛上方赤膜下垂;舌质红,苔薄黄,脉数。诊断:沙眼(双眼)。辨证:血热瘀滞证。治法:清热凉血,活血化瘀。拟清热凉血化瘀汤,7剂。服法:水煎,每日1剂,分2次温服。局部用0.1%利福平滴眼液滴眼,便通症减,原方去大黄,加密蒙花10g,蝉蜕5g,刺蒺藜10g,以退翳明目。7剂后,诸症消失,嘱其继续用利福平滴眼液4周,以防复发。

注意:本方中活血祛瘀药较多,孕妇忌用。

四、银翘荆防汤

药物:板蓝根15g,金银花10g,蒲公英10g,黄芩10g,连翘10g,薄荷5g[后下],荆芥10g,防风10g,柴胡6g,桔梗10g,甘草5g。

功效:疏肝风热,清热解毒。

主治:单纯疱疹病毒性角膜炎,肝经风热证。症见患眼碜痛,羞明流泪,抱轮红赤,黑睛浅层点状混浊或多或少,或疏散或密集,或呈树枝状。伴恶风发热,鼻塞,口干咽痛;舌苔薄黄,脉浮数。

用法:水煎,每日1剂,分2次温服。

方解:本方是张健教授家传方。方中柴胡辛凉,入肝经,为疏散肝经风热之要药;金银花气味芳香,轻清上扬,辛凉可疏风散热且为解毒之佳品;黄芩苦寒,清热泻火,得柴胡可泻肝经风热,三者共为君药。荆芥、防风、薄荷助柴胡疏风散邪,清利头目;连翘、板蓝根、蒲公英助金银花清热解毒,为臣药。桔梗、甘草能清热解毒,且桔梗可载诸药上行,直达病所,共为佐使。诸药相伍,共成疏肝经风热,清热解毒之剂。

加减:症见眼痒者,加蝉蜕5g,桑叶10g,刺蒺藜10g,以增强祛风清热,退翳止痒之力;头痛者,加羌活10g,以祛风止痛;胞睑微红肿,羞明多泪者,加蔓荆子10g,桑叶10g,以清肝明目;抱轮红赤,热邪较重者,加赤芍10g,牡丹皮10g,大青叶10g,以助清热散邪之功。

方歌:银翘荆防汤柴胡,蓝公芩薄草桔梗;单疱病毒危害大,疏肝祛风热解清。

典型病案:患者吴某,男,32岁,工人,于2013年6月5日初诊。左眼红赤生翳,视力下降5天。检查视力右眼1.0,左眼0.6。左眼抱轮红赤,黑睛生翳,色呈灰白,2%荧光素钠溶液染色呈树枝状着色。伴恶风发热,口干咽痛;舌质红,苔薄黄,脉浮数。诊断:单纯疱疹病毒性角膜炎(左眼)。辨证:肝经风热证。治法:疏肝风热,清热解毒。方剂:银翘荆防汤。服法:水煎,每日 1 剂,分 2 次温服。外用 0.1% 阿昔洛韦滴眼液滴眼。服药 14 剂后,左眼抱轮红赤消失,黑睛留有少许菲薄障迹,视力恢复到 0.8。

注意:本方不适用于阴虚内热证,脾胃虚寒者慎用。

五、回光汤

药物:羚羊角 0.3~1g(或山羊角 15g),玄参 15g,知母 10g,龙胆 10g,荆芥 10g,防风 10g,制法夏 10g,僵蚕 6g,菊花 10g,细辛 3g,川芎 5g,茯苓 20g,车前子 20g^[包煎]。

功效:疏肝清热,利湿化痰。

主治:各种类型的青光眼及青光眼术后,证属肝经风热、痰热上扰者。症见眼珠痛,甚或头痛如劈,痛连目眶、鼻、颊、额、颞等,视力下降,视灯有虹晕,白睛混赤,抱轮尤甚,黑睛混浊如雾状,瞳神散大,眼内气色略呈淡绿,指扪眼珠变硬,甚或坚硬如石;伴恶心呕吐,或恶寒发热,溲赤;舌质红,苔黄或黄腻,脉滑数有力或弦数。

用法:水煎,每日 1 剂,分 2 次温服。

方解:回光汤为张健教授家传方。中医认为原发性闭角型青光眼的发病多因七情内伤,情志不舒,郁久化火,火动风生,肝气乘脾,聚湿生痰,痰郁化热生风,肝风痰火上扰清窍所致。回光汤,为肝经风热、痰热上扰清窍而设。肝为风木之脏,体阴而用阳,肝开窍于目,若肝气郁结,气郁化火,上攻目窍,气血不和,则神水瘀滞而致目剧痛,痛连目眶、鼻、颊、额、颞等,白睛混赤,黑睛混浊。风性轻扬向上,火性升散,风性开泄,肝胆风火上冲瞳神,故瞳神散大而呈淡绿色。热气拂郁于目,玄府密闭,则珠内气血津液不得流行,致气滞血瘀,神水淤积,故眼珠胀硬,视力下降。肝火犯胃,胃失和降,引动痰涎则恶心呕吐。火邪亢盛,正邪交争,故可致恶寒发热。溲赤为内热之象,舌质红,苔黄,脉弦数有力,亦皆为肝经热邪所致。

回光汤方中,山羊角疏肝经风热为君;龙胆清肝胆湿热,僵蚕清热祛风止痛,玄参、知母、菊花养肝明目,三组均为臣;半夏、茯苓、车前子利湿化痰为佐;荆芥、防风祛风散寒,细辛辛温开窍反佐;川芎活血行滞止痛,引药上行为使。诸药配伍,共奏疏肝清热、利湿化痰之效。肝平、热清、湿去、痰化则目安。

加减:混合性充血明显者,加赤芍10g,牛膝10g,以凉血散瘀;风甚头痛者,加羌活10g,以祛风止痛;气滞眼胀痛者,加槟榔10g,以行气止痛;口苦胁痛者,加栀子10g,以清泻肝胆;恶心呕吐者,加竹茹10g,以和胃降逆;溲赤短少者,加猪苓10g,木通10g,以清利小便;热结大便秘结者,加玄明粉10g[后下],以泻腑通便。

方歌:回光汤中用羚羊,半夏荆防知母玄;龙胆僵蚕菊细辛,茯苓车前及川芎。

典型病案:龙某,女,54岁,工人,于2013年2月8日初诊。右眼胀痛,视力锐减2天。患者因前几天家庭纠纷不悦,于前天突发右眼胀痛、畏光、流泪、虹视、视力锐减,伴同侧剧烈头痛,心烦,恶心,呕吐。检查视力右眼0.3,左眼1.0。右眼胞睑肿胀,白睛混赤,黑睛雾状水肿,前房极浅,神水混浊,黄仁晦暗,纹理模糊,瞳神中等度散大,展缩失灵,房角关闭,目珠胀硬,眼压:右眼42mmHg,左眼18mmHg。舌质红,苔黄腻,脉滑数。诊断:急性闭角型青光眼(右眼)。辨证:肝经风热证。治法:疏肝清热,利湿化痰。方剂:回光汤加减。药物:山羊角15g[先煎],玄参15g,知母10g,龙胆10g,荆芥10g,防风10g,法半夏10g,僵蚕6g,菊花10g,细辛3g,川芎5g,茯苓20g,车前子20g[包煎],羌活10g,甘草5g。3剂。服法:水煎,每日1剂,分2次温服。外用1%硝酸毛果芸香碱滴眼液,滴右眼。20%甘露醇注射液250ml,静脉滴注;醋甲唑胺口服,首次药量加倍给50mg(1片),以后25mg(0.5片)维持量,每日3次。医嘱:调情志,避风寒,禁食辛辣炙煿之品。复诊:呕止痛减,视力右眼0.5,左眼1.0。眼压:右眼28mmHg,左眼16mmHg,继服原方3剂。三诊:呕止痛消,右眼眼压降至22mmHg,视力恢复到0.8。白睛微红,黑睛清亮,瞳神较左眼大;舌质红,苔黄,脉滑数。收住院局麻下施行右眼小梁切除术;2周后,施行左眼激光虹膜切开术。随访1年,双眼眼压控制在正常范围之内。

六、舒肝明目汤

药物:当归 10g,白芍 10g,柴胡 10g,茯苓 10g,白术 10g,桑椹 10g,女贞子 10g,决明子 10g,桑寄生 10g,首乌藤 10g,甘草 5g。

功效:疏肝解郁,健脾明目。

主治:凡属肝郁气滞,脾失健运,肝肾不足之瞳神疾病及内外眼病,诸如原发性开角型青光眼、闭角型青光眼、青光眼术后眼胀、葡萄膜炎、中心性浆液性脉络膜视网膜病变、中心性渗出性视网膜脉络膜病变、黄斑变性、原发性视网膜色素变性、视神经炎、视神经萎缩、癔症性黑矇、老视、炎性假瘤等。凡症见气郁化火,容易激动,头目胀痛,或有虹视,情志不舒,胸胁满闷,食少神疲,心烦口苦;舌质红,苔黄,脉弦数等,均可采用本方疏之、解之、补之、达之,加减治之。

用法:水煎,每日 1 剂,分 2 次温服。

方解:舒肝明目汤为张健教授家传方。方由逍遥散衍化而来,方中柴胡疏肝解郁,使肝气条达为君药。当归甘辛苦温,养血和血;白芍酸苦微寒,养血敛阴,柔肝缓急;当归、白芍与柴胡同用,补肝体而助肝用,使血和则肝和、血充则肝柔,共为臣药。木郁不达致脾虚不运,故用白术、茯苓、甘草健脾益气,既能实土以御木侮,又能营血生化有源;首乌藤令心气安宁;决明子清肝明目;桑椹、女贞子、桑寄生补益肝肾,滋养肾精,以上共五味为佐药。甘草尚能调和诸药,兼为使药。诸药合用,使肝郁得疏,血虚得养,脾弱得复,气血兼顾,肝脾同用,补而不滞,滋腻而不生湿。本方合疏肝、健脾、益肾为一体,以疏肝解郁、舒畅气机为先,健脾渗湿、补益脾土为本,滋养肝脾、益精明目为根,共奏疏肝解郁明目、利湿健脾、补益肝肾之功。故为调肝养血明目之名方。

加减:临证用于治疗青光眼,常加香附 10g,青皮 10g,行气助解气郁;加川芎 5g,活血祛瘀以理血郁;加半夏 10g,竹茹 10g,利水渗湿以治痰郁;若头眼时有胀痛,视力下降,加菊花 10g,蔓荆子 10g,石决明 15g[先煎],以清肝明目止痛;肝郁化火者,加炒栀子 10g,牡丹皮 10g,夏枯草 10g,钩藤10g[后下],以增清热平肝息风之力;郁久化热者,加牡丹皮 10g,知母 10g,黄柏 10g,以滋阴降火。眼底陈旧病变夹杂新出血者,加三七 3g$^{[冲服]}$,茜草 10g,以化瘀止血;视盘充血明显或视网膜静脉迂曲粗大者,加栀子 10g,以清热凉血散瘀。用于治疗肝郁气滞之视神经萎缩,常加川芎 5g,青皮 10g,红花 5g,石菖蒲 10g,以行气化瘀开窍;有热象者,加炒栀子 10g,牡丹皮 10g,菊花 10g,以清肝热;肝郁而阴血亏虚者,加熟地黄 15g,枸杞子 10g,以滋阴养血明目。用于治疗炎性假瘤痰湿互结者,可用清气化痰丸(瓜蒌仁 10g,陈皮 10g,黄芩 10g,杏仁 10g,茯苓 10g,枳实 10g,胆南星 5g,制半夏 10g),加郁金 10g,川芎 5g,桃仁 10g,以行气活血化瘀;加牡蛎 10g$^{[先煎]}$,浮海石 10g,以软坚化痰散结。治疗血虚肝郁之老视,常加枸杞子 10g,熟地黄 10g,香附 10g,以增其养血解郁之效。

方歌:舒肝明目汤柴胡,当归茯苓白芍术;寄生桑椹决明子,女贞甘草首乌藤。

典型病案:谢某,女,38 岁,工人,于 2012 年 5 月 7 日初诊。双眼视力下降 3 个月。曾在外院做脑部 CT:未发现异常。诊断:视神经萎缩(双眼)。曾肌内注射维生素 B_1、维生素 B_{12};口服肌苷片、三磷酸腺苷、胞磷胆碱胶囊等药治疗,未能控制病情,视力从 0.8 下降至 0.2。患者情志抑郁,月经不调,胸胁胀痛,食少太息,口苦。检查:视力右眼 0.3,左眼 0.2。双眼外观正常。双眼视野均向心性缩小,有中心暗点。双眼眼底视盘色苍白,边界清楚,筛板可见,视网膜血管大小比例正常,黄斑部暗,中心凹光反射弱。视觉诱发电位:双眼 P 波潜时延长、波峰下降。舌质红,脉弦细。诊断:视神经萎缩(双眼)。辨证:肝郁气滞证。治法:疏肝解郁,健脾明目。方剂:舒肝明目汤加减。药物:柴胡 10g,当归 10g,白芍 10g,茯苓 20g,白术 10g,牡丹皮 10g,桑椹 20g,决明子 10g,桑寄生 10g,首乌藤 15g,黄柏 10g,栀子 10g,甘草 5g。服法:水煎,每日 1 剂,分 2 次温服。并配合针刺攒竹、太阳、睛明、上睛明、四白、球后、承泣、丝竹空、风池、完骨、天柱、百会、合谷、肝俞、肾俞、血海、足三里、三阴交、光明等穴。原方先后去黄柏、栀子,加菊花 10g,熟地黄 10g,枸杞子 10g,女贞子 10g,丹参 10g,青皮 10g,石菖蒲 10g。共服药 150 剂,针灸 90 次,于 2013 年 10 月 15 日检查,患者全身无不适,精神愉快。视力右眼 0.8,左眼 0.8,但双视盘颜色仍苍白。改服舒肝明目丸,并嘱其定期复查。

七、糖网专用方

药物:生地黄20g,葛根15g,天花粉15g,麦冬15g,沙参15g,五味子5g,乌梅10g,黄芪15g,茯苓15g,玄参10g,女贞子15g,墨旱莲15g。

功效:养阴清热,凉血散血。

主治:专治糖尿病性视网膜病变。糖尿病引起视网膜毛细血管失去正常功能,以眼底出现微血管瘤、出血斑点、蜡样渗出、棉绒斑为特征。伴烦渴引饮,消谷善饥,小便频多混黄,舌红苔少,脉细数。此为久病伤阴,虚火内生,扰于上窍,灼伤目中血络而成。

用法:水煎,每日1剂,分2次温服。

方解:方中生地黄、玄参、麦冬清热养阴润燥,善治消渴为君药;葛根、天花粉、沙参、五味子、乌梅清热生津止渴,通经活络为臣药;黄芪入脾经,为补益脾气之要药,茯苓利水消肿,女贞子、墨旱莲滋补肝肾,凉血止血,养阴明目,四药共为佐药。全方配伍,养阴清热,凉血止血,使肝肾阴精得以充养,瘀阻脉络得以通行,瘀血去、新血生,眼珠有所养,视物晴明。

加减:若眼底出血多者,加三七粉3g^[冲服],茜草10g,以凉血止血;口渴心烦者,加生石膏15g,知母10g,以清热泻火,除烦止渴;阴虚火旺者,加知母10g,黄柏10g,以滋阴降火;热结便秘者,加大黄10g^[后下],以清热通腑;失眠多梦者加酸枣仁10g,首乌藤15g,养心宁神。

方歌:糖网专方治糖网,地黄葛根天花粉;麦冬沙参五味子,梅芪玄茯二至入。

典型病案:患者彭某,女,50岁,于2013年6月18日初诊。双眼前黑影飘移,视力下降1个月。有2型糖尿病病史6年,伴烦渴引饮,消谷善饥,小便频多混黄。检查视力右眼0.6,左眼0.5。双眼外观正常。双眼视网膜有微血管瘤、出血斑点、蜡样渗出;舌红苔少,脉细数。诊断:糖尿病性视网膜病变(双眼)。辨证:肺胃阴伤,虚火上炎。治法:养阴清热,凉血散血。方剂:糖网专用方。药物:生地黄20g,葛根15g,天花粉15g,麦冬15g,沙参15g,五味子5g,乌梅10g,黄芪15g,茯苓15g,玄参10g,女贞子15g,墨旱莲15g。服法:水煎,每日1剂,分2次温服。服上方8周,眼底出血、渗

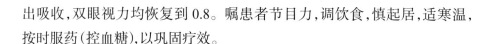

出吸收,双眼视力均恢复到0.8。嘱患者节目力,调饮食,慎起居,适寒温,按时服药(控血糖),以巩固疗效。

八、地龙丹参通脉汤

药物:地龙10g,丹参15g,生地黄15g,钩藤10g^[后下],石决明15g^[先煎],决明子15g,知母10g,黄柏10g,牛膝10g,茯苓15g,茺蔚子12g,木贼6g,夏枯草10g。

功效:平肝潜阳,养阴通络。

主治:视网膜静脉阻塞、高血压性视网膜病变、缺血性视乳头病变、眼底出血,中医辨证属肝阳上亢,脉络瘀阻证。症见患者视网膜静脉迂曲扩张,网膜出血、渗出、水肿,伴有头痛,头晕耳鸣,面部潮红,烦躁易怒,腰膝酸软;舌质红,苔少,脉弦细。

用法:水煎,每日1剂,分2次温服。

方解:方中地龙能清热通络,利尿消肿;丹参活血祛瘀,凉血宁心,祛瘀生新,行而不破,二者为君药;生地黄清热滋阴,凉血止血,钩藤清热平肝息风,石决明、决明子平肝潜阳明目,四药为臣药;知母、黄柏养阴清热,茯苓健脾利水渗湿,茺蔚子治风解热,顺气活血,养肝益心,安魂定魄,祛瘀导滞,善治高血压,夏枯草清肝、开郁、散结,木贼入肝,疏风凉血,为治眼之要药,以上六药为佐药;牛膝补肝肾,强筋骨,逐瘀活络,引血下行为使药。诸药合用,共奏平肝潜阳,活血通络之功。

加减:若见视网膜新鲜出血、渗出者,加黄芩10g,槐花10g,白茅根10g,以凉血止血;日久出血不吸收者,加三七粉3g^[吞服],以活血化瘀;气虚网膜水肿者,加黄芪30g,以益气利水消肿;大便秘者,加大黄10g^[后下],以泻热通腑;失眠梦多者,加珍珠母30g^[包煎],首乌藤12g,以镇静安神。

方歌:地龙丹参通脉汤,生地钩藤二决茺;知母黄柏夏枯草,木贼牛膝与茯苓。

典型病案:陈某,男,65岁,长沙市人,于2018年3月12日初诊。右眼视力突然下降3日。患者于本月9日右眼视力突然下降,视物模糊,眼前似有黑雾。素有高血压病,常头痛,眩晕耳鸣,心烦失眠。服左旋氨氯地平,血压可控制,但情绪波动后血压可达 180/100mmHg。检查:视力右眼0.1,左眼 0.8。双眼外观正常。0.5% 托吡卡胺滴眼液散瞳查眼底:右眼视盘边缘欠清,颞上、下支静脉充盈、迂曲,动脉变细,反光增强,A∶V=1∶3,可见动静脉交叉征,以视盘为中心颞侧视网膜呈放射状出血,黄斑水肿,亮点不清。血压 160/95mmHg。舌质红,苔黄,脉弦。诊断:视网膜静脉阻塞(右眼)。辨证:肝阳上亢证。治法:平肝潜阳。方剂:地龙丹参通脉汤。药物:地龙 10g,丹参 15g,生地黄 15g,钩藤 10g[后下],石决明 15g[先煎],决明子 15g,知母 10g,黄柏 10g,牛膝 10g,茯苓 15g,茺蔚子 12g,木贼 6g,夏枯草 10g。服法:水煎,每日 1 剂,分 2 次温服。共服药 72 剂后,右眼视物较明,头痛,眩晕耳鸣,心烦失眠渐愈。检查:视力右眼 0.5,左眼 0.8;双眼外观正常。0.5% 托吡卡胺滴眼液散瞳查眼底:右眼视盘大小颜色正常,颞侧静脉充盈、迂曲,动脉变细,反光增强,A∶V=1∶3,可见动静脉交叉征,以视盘为中心视网膜出血基本吸收,黄斑亮点不清。血压 140/80mmHg。

(张 健 张湘晖 张 清)

第六章

专家访谈录

一、张健谈"红眼病"

问：最近红眼病比较多，请问什么是红眼病？

答：红眼病常指急性细菌性结膜炎和急性病毒性结膜炎。是由细菌或病毒感染引起的急性传染性结膜炎。

问：红眼病是如何引起的？

答：主要是通过接触传播，最常见的为"眼→水→眼"或"眼→物→眼"的传播。接触患者用过的毛巾、手帕、洗脸用具、电子游戏机、键盘等，或到患者接触过的泳池、浴池等，都有可能感染此病。

问：红眼病的潜伏期为多长？

答：潜伏期一般为12~48小时，发病后2周内传染性最强。

问：红眼病的人群易感性如何？

答：人群普遍易感，各年龄组均可感染发病。可以由不同型别细菌、病毒单独感染发病，也可发生混合感染。病后免疫持久性差，患者病愈后，可以被不同细菌、病毒感染而再次发病，亦可能在间隔数年后被同一种细菌、病毒再次感染而发病。

问：细菌性、病毒性结膜炎症状相似，临床如何区别？

答：医生多是通过患者的症状判断病因，如果是细菌引起的红眼病，眼睛多会分泌黄色脓性分泌物；如果是病毒感染，分泌物是清水或黏液状的，看起来"干净"些。另外,病毒性者常可引起淋巴结肿大。红眼病全年均可发生,一般以夏秋季节多见。

问:红眼病的常见表现是怎样的?

答:红眼病起病急,潜伏期短。一般在数小时至 24 小时内发病,双眼可同时起病或先后起病。刺激症状重,患者迅速出现异物感,流泪,畏光;少数患者可有全身发热,乏力,咽痛及肌肉酸痛等症状。病毒引起者,眼内水样分泌物增多,细菌性者多为黄色脓性分泌物。

问:红眼病要如何治疗?

答:病毒性的临床上可用抗病毒滴眼液,如利巴韦林、碘苷、盐酸吗啉胍、阿昔洛韦、更昔洛韦滴眼液,开始时每小时 1 次,3 天后逐渐减少次数。有角膜上皮病变的患者加用表皮生长因子滴眼液,或眼表面润滑剂,或人工泪液促进上皮修复及保护上皮。细菌性者临床上可用氯霉素滴眼液、加替沙星滴眼液。

问:中医如何辨证论治?

答:中医称本病为"风热赤眼",是指外感风热,猝然发病,以白睛红赤、眵多黏稠、痒痛交作为主要特征的眼病。临床风重于热者,治以疏风清热,方用银翘散加减;热重于风者,治以泻热疏风,方用泻肺饮加减;风热并重者,治以疏风清热、表里双解,方用防风通圣散加减。

问:红眼病要如何预防?

答:患者应进行隔离,尤其在学校、幼儿园等集体单位,患者的洗漱用品应消毒,患者禁止进入公共浴池及游泳场。发现该病应及时向主管卫生、防疫部门报告。

问:患者应注意哪些事项?

答:①患者需进行隔离治疗,滴眼液需 1 人 1 瓶。按医嘱及时用药。单眼患者需采用侧卧位,即患眼最低位,以防止污染健眼。勿用手揉眼,以防止交叉感染。②患者回家后需注意:洗手时需用流动水。滴用眼药前后均要用肥皂洗手 2 遍。家属为患者滴眼后,也需用肥皂洗手 2 遍。用过的毛巾手帕等个人用品要每日开水烫洗。生活用品勿与周围人员共用,切断传播途径。③不可用热毛巾敷眼,需用冷敷。④患者怕光,可戴有色眼镜,但不能包盖,以保证分泌物从结膜中顺利引流。⑤患有红眼病分泌物过多者,需到医院就诊冲洗。

二、滋润干眼,还眼睛一潭明月

主持人:张健教授您好,不少病友希望了解一些有关"眼表疾病"的知识,您能给我们详细介绍一下吗?

张健:好的。要想了解眼表疾病,就要先了解一下什么叫"眼表"。眼表,顾名思义就是眼球的表面。如果说眼睛是心灵的窗户的话,那么眼表就是窗户上那明亮的玻璃。它是由角膜上皮、结膜上皮以及黏附在其表面的一层泪膜组成,直接与外界环境接触。角膜,即人们通常所说的"黑眼珠",它和巩膜(即通常所说的"白眼珠")一起构成眼球的外壳,而结膜即是巩膜表面的一层黏膜。眼表的主要功能是保证睁眼状态下的清晰视觉。眼表的三个部分关系密切,任何一部分改变都将影响眼表的稳定性,从而引起疾病,即眼表疾病。

眼表疾病是最常见的眼科疾病。各种眼表疾病的严重并发症均可影响角膜的透明度,导致视力下降,甚至致盲,即角膜盲。角膜盲排在致盲和致低视力的第二位,仅次于白内障。因此眼表疾病的防治具有极其重要的意义。

主持人:首先您能简述一下,人的眼泪是从哪里来的吗?

张健:人的眼泪来自于泪腺。泪腺由细管状腺和导管组成,是分泌泪液的器官。泪腺位于眼眶外上方泪腺窝里,分为上下两个部分,上部为眶部,也叫上泪腺,较大,形态很像杏仁,大约有 12mm×20mm;下部为睑部,也叫下泪腺,较小。泪腺有 10~12 条排泄管,泪液产生后就由这些排泄管排出。泪液是一种弱碱性的透明液体,其中 98.2% 是水,其余为少量无机盐和蛋白质,还有溶菌酶、免疫球蛋白 A、补体系统等其他物质。

眼泪产生后,通过泪道排泄。泪道由泪小点、泪小管、泪囊和鼻泪管组成。泪小点在上、下眼睑缘内侧各有一个,眼泪由泪小点进入像下水道一样的泪小管,通过长约 10mm 的泪小管进入泪囊,泪囊是专门用来收集和存储泪液的,可以防止泪液外流。泪囊的大小约为 12mm×6mm,泪囊的下方有一根长 12~24mm、直径 3~6mm 的管子直通鼻腔,这就是鼻泪管。

泪囊中的眼泪通过鼻泪管进入鼻腔,所以当我们点滴眼液时,要用手指按住泪囊部,就是为了防止滴眼液通过鼻泪管流入鼻腔。

人在忧伤、悲痛、伤心的时候,会流眼泪,人在高兴的时候也会流眼泪。眼泪似乎成了情绪变化的象征。其实眼泪并不完全表示情绪的变化,还有清洁的作用,当我们眼睛中落入灰尘等异物时,就会产生大量眼泪,把异物冲出来。

眼泪中除大量的水外,还有溶菌酶、免疫球蛋白、补体系统、乳铁蛋白、β 溶素等,它们具有抑制细菌生长的作用。因此,眼泪还有另外一个非常重要的功能——防卫。一般情况下,结膜囊并不是细菌生存的理想场所,因为细菌最适宜的生长温度为 35~38℃,而眼睁开时,泪液蒸发,角膜表面的温度可低达 30℃,因而不适合细菌的生长。但长时间的闭眼或包扎,结膜囊的温度就会上升,有利于细菌的繁殖。结膜囊的防卫作用来自泪液中的抑菌物质。泪液中溶菌酶的主要功能是通过分解存在于细菌细胞壁中的多糖类物质以达到杀菌目的。在眼泪中共发现了五种免疫球蛋白,其中最多的是免疫球蛋白 A,它能抑制病菌在黏膜表面的附着,在溶菌酶等的参与下,溶解细菌,从而达到杀菌目的。乳铁蛋白则通过阻止细菌对铁离子的利用,而抑制细菌代谢,从而达到除菌目的。β 溶素为一种非溶菌酶抗菌物质,它主要对抗葡萄球菌,裂解细菌的细胞膜,协助溶菌酶作用。另外,眼泪还能湿润眼球表面,湿润结膜囊,改变角膜的光学性能。

主持人:目前干眼的发病率很高,请问什么叫干眼?

张健:干眼又称“眼干燥症”,是最近几年才引起人们重视的一种疾病。泪液的分泌在正常情况下会随着年龄的增长而减少,所以,干眼的患者以年老者居多。美国流行病学调查显示,60 岁以上的老人 15% 患有干眼。虽然我国没有这方面的调查数据,但是近几年,由于长期使用电脑、空气污染等原因,年轻患者不断增多,尤其是女性白领容易患此病。保守估计,目前我国至少有 3 000 万人患有干眼。

本病的病因有两大类:一方面由于全身疾病,如干眼综合征、关节炎、糖尿病等使泪腺不能产生足够的泪液而引发干眼;另一方面是由于环境因素,如长期使用电脑,眨眼次数减少,角膜得不到湿润,眼睛就会出现干燥酸涩的症状而诱发干眼。在秋冬季天气干燥的情况下,眼球表面泪液蒸发加速,眼干、疲劳等症状则会明显或者加重。

正常情况下,泪液会以一定速度不断地蒸发和被吸收,同时泪腺也持续地分泌一定量的新泪液进行补充,以维持眼表的健康、舒适和抗感染能力。而长期在空调开放、空气不流通环境里的工作人员,或者需要经常从事注意力集中的工作者,如电脑工作者、编辑等,因为长期注视荧光屏,眨眼次数明显减少,眼球缺少眼内润滑剂的湿润,同时由于眼球长时间暴露在空气中,使泪液的蒸发加快,从而造成眼睛干涩不适,久而久之就形成眼干燥症。所以,我要提醒大家,尤其是经常使用电脑的朋友们,应特别注意保护眼睛,注意用眼卫生。

主持人:请问干眼目前是如何分类的?

张健:干眼,是指任何原因引起的泪液质或量异常,或动力学异常导致的泪膜稳定性下降,并伴有以眼部不适和/或眼表组织病变为特征的多种疾病的总称。目前多数学者倾向于认为患者仅具有干眼的症状,但为一过性,只要经过休息或短暂应用人工泪液则恢复正常,且无干眼的各种体征,尤其是没有眼表的损害,亦无引起干眼的局部及全身性原因,这类情况称之为干眼症。既有症状又有体征者则称为眼干燥症,合并全身免疫性疾病者则为干眼综合征。

干眼病因繁多,病理过程复杂,眼表面的病理性改变、基于免疫的炎症反应、细胞凋亡、性激素水平的降低,以及外界环境的影响是干眼发生发展的主要因素,然而各因素之间的联系或因果关系尚未完全明了。

目前干眼的诊断分类标准仍没有统一,1995年美国干眼研究小组提出的分类方法,主要将干眼分为泪液生成不足型和蒸发过强型两种类型。前者是由于泪腺疾病或者功能不良导致的干眼,即水液缺乏性干眼,又可分为干燥综合征所致干眼及非干眼;后者主要指睑板腺功能障碍。

干眼病因复杂,可以表现为原发性疾病,如可能与自身免疫淋巴细胞浸润泪腺和唾液腺有关,病毒感染(EB病毒、人类免疫缺陷病毒)可能也有相关性,因为在单核细胞增多症和人类免疫缺陷病毒感染者中观察到干眼的发展迅速。干眼也可能是其他危险因素,如眼部感染、外伤、服用药物、手术、内分泌紊乱等继发引起,如沙眼或眼化学伤引起的结膜瘢痕可以直接堵塞上方穹隆部的泪腺管开口,从而使泪液分泌减少。此外,干眼常伴有许多原发性疾病,如 Riley-Day 综合征、先天性无泪症、泪腺缺乏、外胚层发育不良、Adie 综合征等。

由于干眼的病因复杂,各种影响相互交织,因此有学者主张将干眼根据泪液缺乏成分,分为以下四种类型:水样液缺乏型、黏蛋白缺乏型、脂质缺乏型、泪液动力学(分布)异常型。干眼的分类并不是相互完全独立的,实际上,它们的分类常常交叉,甚至同时存在,很少单独出现而呈混合型。

主持人:请问干眼治疗的最佳方法是什么?

张健:临床上许多干眼患者可能是水样液缺乏和蒸发过强两种因素并存,开始治疗干眼之前,首先应明确患者以哪一型为主,以便采取针对性措施。此外,干眼是慢性疾病,多需长期治疗,要帮助患者树立坚持治疗眼病的信心。泪膜不稳定者,应首先寻找病因并进行治疗。其次,与泪液涂布异常和眼睑解剖结构以及眼表是否光滑等也有关系,故应予以相应的治疗。如若是因为眼睑暴露导致的泪液过度蒸发型干眼,应根据病情把握眼睑重建手术时机,进行眼睑重建。

治疗用得比较多的是替代疗法,也就是滴眼液润滑眼,以减少干涩感。但是,很多患者在开始出现眼不适的时候喜欢先自己"治疗",如用抗生素、抗病毒滴眼液,其实这种方法并不适用于干眼的治疗,反而有可能使症状加重,因为不同类型的干眼,治疗方法也不尽相同。如果是服用了某些药物而引起的干眼,则应把药物停掉;若是免疫性疾病、内分泌失调、维生素缺乏等引起的,就要先治疗以上疾病。泪液缺乏性眼干燥需要点人工泪液,不舒服的时候就滴,但一天最好不超过 6 次,如果超过 6 次,就会把正常的泪膜冲走,从而加重病情。

另外一种比较先进的治疗就是自体颌下腺移植治疗,将患者自身的颌下腺摘除后,移植到颞部,采用显微外科技术将颌下腺的动静脉与颞部动静脉相吻合,颌下腺导管转移到结膜穹,以颌下腺分泌物代替滴眼液,达到滋润眼部的效果。

主持人:中医如何辨证论治干眼?

张健:中医称本病为"白涩症",指白睛不赤不肿,而以自觉眼内干涩不适,甚则视物昏蒙为主症的眼病。临床肺阴不足者,治以滋阴润肺,方用养阴清肺汤加减;肝经郁热者,治以清肝解郁、养血明目,方用丹栀逍遥散加减;气阴两虚者,治以益气养阴、滋补肝肾,方用生脉散合杞菊地黄丸加减。

主持人:请问治疗干眼要注意什么?

张健:据我了解,为了预防视疲劳,不同的人采取了不同措施,在办公桌上备用一瓶滴眼液就是最常见的现象。不过由于缺乏护眼知识,选择这种措施未必就科学。以下是在干眼的认知上最容易出现的误区。

误区一:眼睛干燥就滴滴眼液。当我们因长期面对电脑或大气污染等原因引发眼干涩酸痛、疲劳不适的时候,第一时间想到的恐怕就是去药店购买滴眼液。过度使用滴眼液就是我们最容易踏入的误区之一。我们不主张干眼患者长期使用滴眼液。因为目前90%的滴眼液中都含有防腐剂,这些物质会对眼表面的细胞产生损害,临床就有乱滴滴眼液致盲的病例,所以眼睛出现不适还是要咨询专业医生的意见,不要随意乱滴滴眼液。

误区二:干眼一次就能治愈。干眼需要长期治疗,不是看一次医生就能治愈的,而且治疗期间病情可能会反复。因为无论是全身疾病,还是环境因素引起的干眼,都只有去除了病因才能根治。

误区三:患了干眼会失明。很多患者担心干眼会导致失明,心理压力较大,其实只有极少数由于全身疾病引起的干眼会致盲,大部分患者在专业医生的指导下用药不会导致失明。

主持人:请问有何好的饮食疗法?

张健:众所周知,眼睛的健康需要一些营养素。如维生素A可帮助光敏感色素的形成,若缺乏维生素A,会导致夜盲症,同时也会有干眼及角膜软化症。维生素C、维生素E则有抗氧化的功能,可排出人体内不正常堆积的氧化物、自由基,避免组织破坏,对眼睛晶状体、视网膜有保护功能。β-胡萝卜素在体内可转化成维生素A,一些类胡萝卜素如叶黄素、玉米黄质具抗氧化功能,可保护晶状体和视网膜黄斑部。DHA(二十二碳六烯酸)促进脑部、中枢神经系统以及眼视网膜的发育。锌离子可能与视网膜黄斑部的健康有关。高密度脂蛋白则可促进血液循环,有助于改善眼内血液循环。吃富含以上营养素的食物有利于眼健康。

干眼患者,应食富含这些营养的食物,如胡萝卜、番茄、木瓜、南瓜、菠菜、绿花椰菜、枸杞子等黄红色和深绿色蔬果(富含维生素 A、维生素 C、维生素 E、β - 胡萝卜素、叶黄素、玉米黄质),牛奶(富含维生素 A),植物油(富含维生素 E),深海鱼类如金枪鱼、鲑鱼(富含 DHA、维生素 A、高密度脂蛋白),各种植物的种子如核桃、松果(富含维生素 E)和牡蛎(富含锌)等。

食物应多生鲜,烹调宜蒸煮,避免辛辣、油炸、烧烤等烟熏、腌渍等促使人体老化的烹调方式。

主持人:请问如何预防"电脑干眼"?

张健:"电脑干眼"已经成为众多长时间在电脑前工作的办公族遇到的共同问题,为了健康需要,特提出以下建议。

(1)疾病探究:长期使用电脑的人普遍患有干眼。干眼与使用电脑时眨眼次数不足有密切关系。当人们注视荧光屏时,眼的眨眼次数会在无形中减少,从而减少了眼内润滑剂和泪液的分泌,同时眼球长时间暴露在空气中,水分蒸发过快,造成眼干涩不适,长期如此就容易造成干眼,严重的甚至会损伤角膜。另外,电脑荧光屏由小荧光点组成,眼必须不断地调整焦距,以保证视物清晰,时间过长,眼肌会过于疲劳。此外,电脑荧光屏的电磁波、紫外线、放射线、刺眼的颜色和红外线等也会刺激双眼。

(2)饮食策略:为防止电脑操作者患上干眼,专家提醒要注意合理膳食。早餐应吃好,营养充分,以保证旺盛的精力。中餐应多吃含蛋白质高的食物,如瘦猪肉、牛肉、羊肉、动物内脏、各种鱼类、豆类等。晚餐宜清淡,多吃含维生素高的食物,如各种新鲜蔬菜,饭后吃点新鲜水果。同时,选用含磷脂高的食物以健脑,例如蛋黄、鱼、虾、核桃、花生等。还要有意识地多选用保护眼的食物,如各种动物的肝脏、牛奶、羊奶、奶油、小米、核桃、胡萝卜、青菜、菠菜、大白菜、番茄、枸杞子等。

(3)日常预防:避免长时间连续操作电脑,注意中间休息。通常连续操作 1 小时,休息 5~10 分钟。保持良好的工作姿势,使双眼平视或轻度向下注视荧光屏,这样可使颈部肌肉轻松,并使暴露于空气中的眼球面积减小到最低。眼和电脑荧光屏的距离要保持在 60cm 以上。周围环境的光线要柔和,电脑荧光屏的亮度要适当,桌椅的高度要和电脑高度匹配。

但如果出现眼睛干涩、发红,有灼热或异物感,眼球胀痛,休息后仍无明显好转者,那就需要看眼科医生。

主持人:预防干眼还有什么诀窍?

张健:预防干眼没有什么诀窍,但在我们生活中注意以下事项对防治干眼有好处:①养成良好的生活习惯,睡眠充足,不熬夜。②注意用眼卫生,定时休息,看书或者看电脑等需要注意力集中的工作,建议每隔 1 小时就休息 5~10 分钟,注意眨眼的次数。③计算机屏幕和眼睛的距离保持 60cm,并且屏幕要比眼睛低。④眼球表面的疾病,如角膜、结膜及眼睑有发炎、过敏、受伤等情况,需要咨询眼科医生并积极治疗,切勿自行买药。

【疾病贴士】

由于眼是人体比较敏感脆弱的地方,所以出现干眼的症状后,无论是使用抗生素滴眼液、激素滴眼液、人工泪液,还是使用治疗脂溢性皮炎药物,都要在专科医生的指导下进行。同时干眼的患者应避免长时间使用电脑,少接触空调及烟尘等环境,并少食辛辣香燥刺激之品,饮食宜清淡富有营养。

三、青光眼的防护

主持人:张健教授您好,不少观众朋友希望了解一些有关青光眼的知识,您能给我们详细介绍一下吗?

张健:青光眼是一种严重的致盲性眼病,发病率约占全民的 1%,40 岁以上,每 50 人中就有一位患者,其致盲率占盲人的 10%,故被不少人认为是一种十分凶险的眼疾。然而,绝大多数青光眼,只要早期诊断,积极认真地治疗,是完全可以控制而不致造成失明的。

在长期的眼科临床实践中,我们接触了大量的青光眼患者。他们中有的人听到自己患了青光眼,即如五雷轰顶,悲观绝望;有的人因没有明显的自觉症状,而满不在乎,顺其自然;有的人急于求成,四处求医,却从来未认真地进行系统治疗;还有的人信巫信神,结果花钱买来的却是灾难。当然,有相当多的患者长期认真地与医生合作,积极治疗,取得了良好效果。

特别要指出的是,有相当一部分慢性青光眼患者,往往在不知不觉中逐渐丧失了部分、甚至全部视力,没有及早就医,以致贻误了治疗时机,而遗憾终身。

因此,了解一些有关青光眼方面的基本知识,如什么叫青光眼,青光眼的发病原因,发展过程及预期后果,青光眼诊断及治疗中可能遇到的问题,青光眼患者在治疗过程中,应采取的态度和具体措施,饮食禁忌等,可以最大限度地减少青光眼对患者的危害。

主持人:首先,您能简述一下什么叫青光眼吗?

张健:青光眼是由于眼球内压力(眼内压)升高到某种程度而使视神经受到损害的一种眼部疾病,是常见的致盲原因之一。如果能够早期诊断,青光眼就能得到及时控制,对视力损害就比较小。相反,如果任其发展,则周边视力及中心视力都将严重受损,容易造成永久失明。因此,必须强调早发现、早诊断、早治疗。对于急性患者,医生应全力抢救,以期在最短的时间内控制眼压、减轻视功能损害(我们建议急性患者应及时考虑选择手术治疗),治疗的方法是通过药物疏通使眼部微循环正常化。只要进行合理治疗,阻遏视功能的进一步损害,绝大多数患者都能终生保持一定的视力。

原发性开角型青光眼发病隐蔽,进展极为缓慢,故不易被察觉,早期一般无任何症状,当病变发展到一定程度时,可有轻度眼胀、视力疲劳和头痛等,中心视力一般不受影响,而视野逐渐缩小,晚期当视野缩小成管状时,则出现行动不便和夜盲等症状,最后视力完全丧失。慢性开角型青光眼具有窄房角者,需要与慢性闭角型青光眼相鉴别。后者在眼压升高时前房角关闭或变窄,而开角型青光眼前房角不关闭也不变窄。

主持人:青光眼主要的危害是什么?

张健:我相信这是所有青光眼患者都迫切想要了解的事情,毕竟没有人不担心自己的身体,那么青光眼病症对人体有哪些危害呢?

青光眼是最常见的致盲性疾病之一,以眼压升高、视神经萎缩和视野缺损为特征。多数情况下,视神经损害的原因主要是高眼压,也有少数发生在正常眼压者,称为正常眼压性青光眼。青光眼的临床特征虽然多样化,但最主要的危害是视功能损害,表现为视力下降和视野缺损。视力下降一般发生在急性高眼压时,视力下降初期是由于高眼压使角膜内皮不能将角膜内的水分正常排出,结果导致角膜上皮水肿。急性持续性高眼压,可使视力降至仅有光感,这是因为很高的眼压严重影响了视细胞的代谢。

慢性高眼压及持续高眼压后期造成视神经萎缩,导致视野缺损。青光眼性视神经萎缩是多因素的,但最主要的原因是机械压迫和视盘缺血。很高的眼内压迫使巩膜筛板向后膨隆,通过筛板的视神经纤维受到挤压和牵拉,阻断视神经纤维的轴浆流。高眼压还可能引起视盘缺血,加重视神经纤维的损伤,最终导致视神经萎缩。由于视野缺损的产生具有隐匿性和渐进性,特别是原发性开角型青光眼,因早期临床表现不明显或没有特异性不易发觉,一旦发现视力下降而就诊时,往往已是病程晚期,视野缺损严重,且不可恢复。因此青光眼强调早期发现,及时治疗。

青光眼是以视神经萎缩和视野缺损为共同特征的疾病,病理性眼压增高是其主要的危险因素。眼压升高水平和视神经对压力损害的耐受性与青光眼视神经萎缩和视野缺损的发生发展有关。青光眼是主要致盲眼病之一,有一定的遗传倾向,在患者的直系亲属中,10%~15% 的个体可能发生青光眼。

主持人:青光眼应做何检查? 如何诊断?

张健:青光眼要做的最基本检查有眼压、房角、视野和视盘四项。

(1)眼压:临床眼压测量方法主要有 3 种,一是以哥德曼眼压计为代表的压平眼压测量,其测量中央角膜被压平一定面积所需要的力量。二是以修氏眼压计为代表的压陷眼压测量,测量一定重量施加在角膜上,角膜被压陷的程度。三是非接触式眼压计测量,其测量一定力量的气流喷射到角膜上,所回弹的气流强度。目前公认哥德曼眼压计的准确性相对最好。

(2)房角:房角开放或关闭是诊断开角型青光眼或闭角型青光眼的依

据。简单通过手电筒光源斜照于前房,根据虹膜阴影范围大致判断房角的宽窄。利用裂隙灯显微镜窄光带 60° 侧照在颞侧角膜缘,以角膜厚度为参照,也可以估计周边前房角的宽窄,如果从虹膜表面到角膜内面的距离小于 1/4 角膜厚度,应考虑是窄角。目前最好的方法是通过房角镜检查直接观察房角结构。此外,超声生物显微镜及眼前节光学相干断层扫描仪,也可检测生理状态下的虹膜形态和房角结构。

(3)视野:青光眼视野缺损的类型、进展方式,以及视野缺损与视盘改变都具有一定特征性。定期视野检查对于青光眼的诊断和随访十分重要。哥德曼视野计可作为手动性和定量视野检查,而自动视野计可精确、快速地进行光阈值测定。目前自动视野计已成为评价青光眼视野的标准检查。

(4)视盘:是诊断青光眼的客观依据。目前临床常用的检测青光眼视盘改变的方法有方便易行的直接检眼镜检查,以观察视盘表面轮廓改变为特点的裂隙灯显微镜前置镜检查,以及对资料可做永久记录的眼底照相。早期青光眼获得性改变与正常生理性大凹陷不易区分,近年来多种眼底图像分析系统,如共焦激光扫描系统、光学相干断层成像仪,用于评价早期青光眼视盘改变,对视盘面积、杯容积等有关视盘参数进行定量检测和追踪观察,有助于青光眼眼底改变的早期发现。眼底图像分析系统可对视盘参数进行定量测量,但在形态识别方面的敏感性和特异性尚有待改进。目前较有价值的青光眼视盘评价方法仍是高质量同步立体眼底照相。

主持人:青光眼的诊断标准是什么?

张健:临床上 30% 左右的青光眼患者不是因病情的直接破坏而引起严重的视力受损,而是因缺乏青光眼的正确诊断标准而使患者丧失最佳治疗时机,最终酿成不可逆转的后果。所以,科学的青光眼诊断标准对青光眼的预防起着关键作用。我们根据多年临床经验,中西互参,病证结合,总结出一个较为完善的青光眼诊断标准,使大量患者在疾病萌芽状态时已彻底治愈,避免了患者遭受青光眼的病痛折磨。现简述如下。

(1)临床症状:青光眼患者在眼压升高、眼底改变前即有明显的全身表现,开始并不表现在眼睛上,只是出现顽固性失眠、偏头痛、习惯性便秘,或劳累、情绪波动变化后暂时性眼胀痛、干涩、疲劳、视物朦胧,休息后即缓解,一年仅出现一两次,随着病情发展,发作频率加大,时间延长。如此反复,随时都可以导致急性大发作。

(2)眼压:是青光眼诊断的重要依据,但却不是唯一依据,临床90%以上的青光眼误诊患者都是错误地以眼压为标准,眼压不高未必就不是青光眼(参:低眼压性青光眼);眼压高也并非都是青光眼。

(3)眼底:早期可正常,一旦眼底改变,说明病情已较重,病程较长,已造成明显的青光眼损害。

(4)视野、电生理:对低眼压、症状不明显的患者具有重要意义,有的患者直到失明都无症状,眼压不高,眼底看不出损害,但电生理及视野却能反映出病情变化。

(5)家族史及相关病史:明显家族史及全身、局部疾病都具有重要参考价值,如近视、外伤、眼部炎症、白内障、高血压、糖尿病史等易于发生继发性青光眼。

因此,对于青光眼的诊断,医生必须具有高度的责任心,丰富的临床经验,不能轻易排除任何一个有青光眼征象的患者,以免造成严重的、不可挽回的后果。

主持人:青光眼患者的注意事项有哪些?

张健:青光眼是一种严重的致盲性眼病。一般来说,青光眼不能被治愈,但能控制。一旦确诊,就需要不停地观察和治疗以控制眼压,从而保护视神经,防止视力损坏。我在长期的临床实践中,总结出青光眼患者的"八大"注意事项,供广大患者参考。

(1)青光眼危害性大,诊断治疗均比较复杂。所以,得病后要及时到医院检查治疗,需要药物治疗者,要严格按医生规定的方法用药,自己不要随便增减药量或中断治疗,并定期到医院复查。

(2)眼压下降后应及时停用降眼压药物或调整用药。经过手术治疗的患者,也要定期到医院检查,让医生了解术后眼压情况,以便及时处置,千万不要认为眼压降至正常、症状消失就可以高枕无忧了。

(3)急性闭角型青光眼,一眼发作青光眼后,另一眼即使用药也会有50%的人在5年内急性发作;如果不用药,则80%的人在5年内急性发作。

所以,除高龄或全身状态不良者外,患者在手术后,另一眼应进行预防性手术或坚持继续用药。

(4)先天性青光眼一定要早期手术,切不可错误地认为孩子年龄尚小,等长大一些再手术而遗恨终生。

(5)慢性青光眼一般需要检查的项目比较多,有些需经过一段时间的观察才能确诊。所以,患者要与医生积极配合,耐心地接受各种检查,千万不要因怕麻烦或认为病情不重而延误诊断和治疗。

(6)在治疗其他疾病时,要向医生说明自己患青光眼,以避免应用导致青光眼急性发作的药物。

(7)青光眼易误诊为胃肠炎或颅内疾患,症状轻者往往易误诊为视疲劳、眼花、神经衰弱或偏头痛等而延误治疗时机,应注意及时到眼科检查治疗,家族中如有青光眼患者尤应注意。

(8)在处理日常生活或工作时,要避免情绪激动。不喝浓茶及咖啡,一次不要喝大量的水或饮料,口渴时少量多次喝。尽量不吸烟、少喝酒,勿暴饮暴食,少食辛辣、牛肉、狗肉等刺激性食物。保持大便通畅、睡眠充足。避免在暗室停留过久,勿在暗光下阅读。看电影、电视时间不宜过久。

主持人:青光眼会不会传染? 会不会遗传? 会失明吗?

张健:首先明确告诉您,青光眼不会传染,也不会危及生命,您不必担心。

至于青光眼是否遗传,一般说来原发性青光眼具有一定遗传性和家族性的倾向,它在近亲家庭中的发病率较高,而有家族史者发病率可高达50%。有下列情况的患者更易患开角型青光眼:①高眼压;②视乳头陷凹;③高度近视;④糖尿病;⑤全身血管病。

青光眼会失明吗? 这是很多青光眼患者所担心的事。其实,这种眼病具有致盲性,所以患者一定要及时治疗。当然,青光眼导致失明也是有一定原因的,首先,青光眼在早期是很难被发现的,很多人就是因为不知道自己眼睛有病而耽误了治疗,最后发展成晚期或已失明,错过了最佳的治疗时间;其次,有些患者不听医生的劝告或者是不信任医生,也不配合做检查,这样也耽误了治疗时机;还有部分人对青光眼不重视,这也是青光眼导致失明的重要原因,他们认为没什么危害,仍然只是拼命地工作,从来不看病,直到感觉视野缩小,才到医院诊治,这时往往已是青光眼极晚期,无药可救了。因此,患者应当及时发现、治疗疾病,这样才能够将视力的损害减少到最低程度。

主持人:中医如何辨证论治青光眼?

张健:中医称青光眼为"五风内障",古人以风命名,说明病势急剧,疼痛剧烈,变化迅速,危害严重。主要是由于风、火、痰、郁导致目窍不利,瞳神散大,玄府闭塞,眼孔不通,神水排出受阻,蓄积于眼内所致。治疗应消除病因,开通玄府,宣壅滞,缩瞳神。《证治准绳》所说:"病既急者,以收瞳神为先,瞳神但得收复,目即有生意。"临床风火攻目者,治以清热泻火、平肝息风,方用绿风羚羊饮加减;气火上逆者,治以疏肝解郁、泻火降逆,方用丹栀逍遥散合左金丸加减,痰火郁结者,治以降火逐痰,方用将军定痛丸加减。

主持人:青光眼有何食疗好方?

张健:先介绍青光眼食疗8则。

(1)处方:白菊花10g,羚羊角粉0.3g。

用法:白菊花泡茶,送服羚羊角粉。每日2次。

主治:适用于闭角型青光眼伴头痛项强者。

(2)处方:天冬10g,麦冬10g,粳米120g,冰糖适量。

用法:粳米洗净,加天冬、麦冬所煎之水,煮成二冬粥。加冰糖适量,每日2次,每次1小碗。

主治:适用于闭角型青光眼伴口干唇燥,大便干结者。

(3)处方:面粉250g,天麻粉10g。

用法:面粉加入天麻粉,做成馒头食用。

主治:适用于闭角型青光眼伴头痛血压升高者。

(4)处方:龙眼肉20g,红枣20枚。

用法:龙眼肉、红枣同煮桂圆红枣汤。

主治:适用于老年人青光眼缓解期少气乏力者。

(5)处方:白扁豆35g,豌豆35g,米粉250g。

用法:白扁豆、豌豆磨粉,加入米粉,蒸为豆糕,分次食用。

主治:闭角型青光眼伴食欲不振,大便溏泻者。

(6)处方:甲鱼1只(约重250g),杜仲9g,料酒、精盐各适量。

用法:甲鱼活杀去内脏,加杜仲(纱布包)。入碗以料酒、精盐调味,隔水蒸熟,去杜仲。食甲鱼喝汤。

主治:适用于开角型青光眼者伴耳鸣、腰酸、舌质红,苔少者。

(7)处方:鲤鱼1条(约重500g),赤小豆40g,葱花、料酒、精盐各适量。

用法:鲤鱼活杀洗净,加赤小豆(纱布包),入锅同煮,至鱼熟汤浓,加葱花、料酒、精盐调味,去赤小豆。喝汤食鱼,每日2次,每次1小碗。

主治:适用于开角型青光眼伴眼睑水肿、小便不利者。

(8)处方:新鲜香橼2只,麦芽糖60g。

用法:新鲜香橼切片入碗,加麦芽糖,加盖隔水炖至香橼化水。待冷后成香橼糖浆。每日2次,每次1汤匙,开水冲服。

主治:适用于开角型青光眼伴头痛眩晕者。

四、揭开眼前那层纱

光明对于生命的意义是不言而喻的,而白内障患者的世界一片模糊或黑暗。我国盲人率正在随年龄的增长而呈倍数递增。67%的盲人失明在50岁以上,而使老人失明的主要原因就是老年性白内障,因此对该病的预防,意义重大。

白内障是指晶状体发生混浊,阻碍光线进入眼内,从而影响视力的眼病。初期混浊对视力影响不大,而后逐渐加重,明显影响视力甚至失明。在我国,现有白内障患者已达到6 000万人,白内障致盲400万~500万人,居于各类致盲眼病的首位。

老年性白内障是白内障中最常见的一种类型,多发生于50岁以上,但也可在45岁左右发生,是随着年龄增长,发病率越高的眼病,故又称年龄相关性白内障。晶状体混浊多从眼周边部开始,晶状体完全混浊需要数月或数年,也可停止于任何时期。引起老年性白内障的原因很多,如晶状体老化、阳光和紫外线照射、外界温度、环境缺氧、糖尿病、高血压和营养不良等。

(一) 80 岁以上老人 100% 会得白内障

人老了,头发会变得花白,眼睛也是一样,随着年龄的增长,眼内透明的晶状体由于"老化"逐渐变得不透明,这就是白内障。60 岁以上的老年人得白内障的人数直线上升,80 岁以上的老人 100% 会得白内障。白内障不仅会影响老年患者的视力和生活质量,而且由白内障所导致的失明也会给社会造成很大负担。

(二) 白内障膨胀期是"转折点"

老年性白内障常常双眼患病,但发病往往先后不一。初起视物模糊,或视近尚明而视远不清,或眼前可见固定不动的黑影,或有复视等;严重者视力下降至仅见眼前手动或光感。

1. 初发期　症状不明显,晶状体周边部混浊,病情发展缓慢,可达数月甚至数年,有的长期停留在此阶段而不发展。

2. 膨胀期　病情扩张,不断恶化,患者视力严重下降,晶状体混浊加重,可继发青光眼,视力明显减退。

3. 成熟期　视力仅见眼前手动或光感,晶状体完全混浊变成白色,如果此期不及时治疗,可发展到过熟期,则难以恢复视功能。

4. 过熟期　晶状体呈均一的白色混浊,晶状体皮质液化或钙化,晶状体核下沉,整个晶状体脱水皱缩、变小等。

(三) 良药"决明"可预防

决明子是一种传统的眼科用药。传说,陕西龙门山有一老道人,年过百岁,仍精力充沛,鹤发童颜,耳聪目明,可看到十里之外的景物,人们认为这位老道有什么奇术,一再恳求老道传授仙方。老人说是决明子的功劳,其服法是把决明子捣烂吞服,每次一小匙,连服一年。龙门人按照老道的方法,服一年决明子后,个个都目明眼亮,从前有患眼疾的也全好了。故事无从考证,但决明子的确是一味价廉物美而又古老的健目良药。

决明子中的"决"字,是开决疏通的意思,"决明"就是冲破黑暗,重见光明。决明子后来被载入《神农本草经》中,列为"上品",对老年性白内障有较好防治作用。常用量:10~15g,泡水当茶服;也可将决明子碾成细末,加入粥内服用,久服可延缓衰老。将决明子和菊花放在一起做药枕,也可以起到清肝明目的作用。

(四)何时做手术最好

过去认为,老年性白内障要等到看不见东西,白内障完全成熟的时候做手术最好,主要是因为以前的白内障囊内摘除术,需要等到晶状体完全混浊后才是手术的最好时机。当今,由于科学技术的进步,眼科显微手术的开展以及人工晶体的问世,白内障的手术方式已有了很大改进。

目前主要采用超声乳化摘除术或白内障激光摘除术,这些手术均在显微镜下操作,所以手术不一定非要等到晶状体完全混浊(白内障成熟期)才做。一般认为,在患者感到工作和生活有困难,阅读不方便时,即可行手术(目前一般的选择标准是矫正视力低于0.3)。特别对双眼视力明显减退,生活自理发生困难或工作上的需要,即使白内障还未成熟,也可行手术,并安放人工晶体。总之,随着白内障显微手术及人工晶体的推广应用,老年性白内障手术的时机有提前的趋势,不一定要等到白内障成熟时才做。

(五)白内障预防,水分与维 C 要补足

老年性白内障是一种常见的眼科疾病,也是引起老年人失明的常见病因。坚持下面的一些措施可有效地预防和延缓老年性白内障的发生。

1. 预防脱水 在发生脱水的情况下,体内液体的正常代谢发生紊乱,就会产生一系列异常的化学物质,损害晶状体,导致白内障的发生;而对白内障患者,脱水可使病情加剧。因此,一旦遇到各种原因引起的腹泻、呕吐,或在高温条件下大量出汗等,都应及时补充水分。

2. 戴深色眼镜 接受太阳光时间越长,患白内障的可能性越大。外出时戴帽或戴深色眼镜,可使眼睛受到紫外线的照射量大大减少。60岁以后视力下降的老年人,如戴黄褐色太阳镜,可以防止视力进一步减退和

预防白内障的发生。

3. 摄入足够的维生素 C　人眼中维生素 C 的含量大约比血液中高出 30 倍。随着年龄的增加,人体的营养吸收功能和代谢功能逐渐减退,晶状体营养不良,维生素 C 含量明显下降,久而久之,引起晶状体变性,导致白内障的发生。维生素 C 具有防止老年性白内障形成的作用。

4. 适当服用阿司匹林　老年性白内障患者体内氨基酸水平往往较高,色氨酸及其代谢产物与晶状体蛋白质结合变为棕黄色物质在晶状体内沉积,形成白内障。而阿司匹林可以减慢这一进程,从而延缓白内障的发生。

(六) 注意事项

1. 术前

(1)高血压、糖尿病及咳嗽患者,应先找内科医师治疗,病情控制稳定后再施行手术。

(2)术前一天或当天清洗头发及面部,不可用任何化妆品。

(3)术前可以少量进食。

(4)手术当天需家属陪同。

(5)预防感冒,在手术前 1 天要洗澡。

2. 术中

(1)术前上厕所,以防止术中想大小便。

(2)手术时不要咳嗽,因咳嗽会增加眼压,不利于手术的进行;手术过程中不要移动头部,如没必要,则不要说话。

3. 术后

(1)为避免碰撞伤口,术后要戴金属眼罩,以保护眼球。手术当天请勿打开伤口铁盖,并尽量平躺卧床休息。

(2)手术当天伤口疼痛是正常反应,有时伴有头痛及恶心,这些症状一天后会渐渐消失。

(3)服药后部分人会有手指麻木感,请勿担心。

(4)手术第二天请回眼科门诊换药,并请携带所有离院的口服药及滴眼液、医保卡及身份证。

(5)避免头部过多过快摆动,如低头或后仰等。

(6)术后1~2周内应以软食为主,不要吃鸡鸭或啃骨头,因为在啃咬时头会产生震动,容易造成切口裂开或出血。

(7)术后在日常饮食上,要少吃或不吃刺激性食物如辣椒、蒜、葱,忌烟酒。

五、摘掉小眼镜,呵护学生"明眸"

(一) 内因和外因造成近视眼

在调节放松的状态下,平行光线经过眼球屈光系统后聚焦在视网膜之前,称为近视。因此,这种眼只能看近不能看远。这种眼在休息时,从无限远处来的平行光经过眼的屈光系统折光之后,在视网膜之前集合成焦点,在视网膜上则结成不清楚的像,远视力明显降低,但近视力尚正常。近视眼的成因有以下两种。

1. 内因

(1)遗传因素:近视眼已被公认有一定的遗传倾向,对高度近视更是如此。但对于一般近视,这一倾向不是很明显。有遗传因素者,患病年龄较早,度数多在 −6.00 度以上。但也有高度近视眼者,无家族史。高度近视眼属常染色体隐性遗传,一般近视眼属多因子遗传病。

(2)发育因素:婴儿因眼球较小,故均系远视,但随着年龄的增长,眼轴也逐渐加长,至 6 岁后才发育基本正常。如发育过度,则形成近视,此种近视称为单纯性近视,多在学龄期开始,一般都低于 −6.00 度。至 20 岁左右即停止发展。如幼年时进展很快,至 15~20 岁时进展更迅速,以后即减慢,这类近视常高于 −6.00 度,可到 −20.00~−25.00 或 −30.00 度,这种近视称为高度近视或进行性近视或病理性近视。此种近视到晚年可发生退行性改变,因此视力可逐渐减退,配镜不能矫正视力。但有极少数为先天性的,在出生时就有近视眼。

2. 外因　即环境因素,目前我国小学生近视比例为45.7%,初中生近视比例为 74.4%,而到了高中,这个数字更是直线上升至 83.3%,而大学生近视比例则是高得惊人,达到了 87.7%,而且近视患病率还在逐年增加。课业负担重、沉迷电子产品成为青少年视力两大"杀手"。

(二) 近视眼可防可控

近视眼最突出的症状是远视力降低,但近视力可正常。虽然,近视的度数愈高远视力愈差,但没有严格的比例。一般说,–3.00 度以上的近视眼,远视力不会超过 0.1 ;–2.00 度者在 0.2~0.3 之间;–1.00 度者可达 0.5,有时可能更好些。

眼部检查包括裸眼视力、矫正视力、眼压测定、眼底检查等,并用电脑验光、散瞳检影。还可以采用角膜地图仪、角膜测厚仪、裂隙灯等检查角膜、屈光间质、眼底、角膜厚度和曲率半径等。那么,近视眼如何治疗呢?

1. 配戴眼镜 在近视眼的眼前放置一适当凹透镜,平行光束通过后被分散入眼,焦点因此后移,正落在视网膜上,可获得清晰的远视力。矫正近视凹透镜片度数的选择原则是,在获得正常视力(1.0~1.2)或最满意的视力(即矫正不到 1.0 时的最佳视力)的几个凹透镜片中,选其中度数最小的作为该眼的矫正度数。

正确适当度数的凹透镜除提高视力外,还可恢复调节与集合的平衡,缓解视疲劳,预防或矫正斜视或弱视,减低屈光参差,有利于建立与发展双眼同视功能,近视散光者戴镜矫正有可能阻止屈光度加深。

2. 手术治疗 近视眼的手术治疗近年来已在国内外普遍应用。手术种类较多,可分为:

(1)角膜手术:包括准分子激光原位角膜磨削术、准分子激光角膜切削术、放射性角膜切开术以及较少用的自动板层成形术、角膜环放置术、表面角膜移植术、角膜镜片术等。此类手术一般用于近视眼已停止发展者。手术能通过改变角膜的曲度,矫正近视性屈光不正,但对病理性近视眼的眼底变化及各种并发症并无作用。

(2)晶状体及人工晶状体手术:对高度近视眼做透明晶状体摘除术以矫正屈光不正已有较久历史,但需注意术后发生视网膜脱离、黄斑囊样水肿等并发症的可能。近年应用超声乳化术合并人工晶状体植入术,效果较好。也有人对透明晶状体的高度近视眼者在晶状体前放置前房型或后房型的人工晶状体,以矫正屈光不正,也取得了一定的矫正效果。本法矫正屈光不正的能力较强,对于 1 200 度以上的高度近视,角膜较薄,估计用角膜屈光手术不易矫正者可能更为适用。

(3)巩膜后部加固术:对进行性的病理性近视眼用阔筋膜、异体巩膜条带、硬脑膜或硅胶海绵等绕过眼球后极做巩膜后部加固,希望能防止近视眼进行性发展及减少眼底并发症的发生。

3. 药物治疗 曾用于治疗近视眼的药物种类繁多,包括低浓度硫酸阿托品、新斯的明、托品卡胺等。中医辨证论治,耳穴压豆、针灸等有一定帮助。需在专科医师指导下进行。

4. 其他治疗 凡无害于眼而有一定理论依据的治疗方法,如雾视法、双眼合像法及合像增视仪、远眺法、睫状肌锻炼法等均可试用。

近视眼的预防工作重点要放在青少年身上,首先是注意用眼卫生,纠正不良的用眼习惯;其次用眼光线适当;再次加强户外活动,向远处眺望;最后,定期检查视力,解除眼部疲劳。

(三)有关近视眼的知识问答

问:戴上眼镜,度数就越来越深?

答:错!只要导致近视的诱因还在,近视度数就会不断加深,这与是否戴眼镜没有直接关系。一旦发现孩子近视,要尽早就诊,必要时在医生的帮助下,为孩子验光配镜。

问:父母视力很好,孩子就不会得近视了?

答:错!近视眼与遗传有关,但主要取决于后天用眼习惯。

问:我是高度近视,我的孩子也会近视?

答:有可能!父母双方都是高度近视,小孩得近视的概率更高。

问:近视恶化程度,会随着年龄趋缓吗?

答:对!成人以后,因为生长发育速度趋缓,近视度数会相对稳定。

问:青少年近视只要戴眼镜就好,无需治疗?

答:错!配眼镜只能抑制近视发展的速度。家长还要做的是采取正确有效的矫正方式预防和控制孩子近视度数的增长。

重要的事情再说一遍：多带孩子到户外，看看大自然，多进行户外活动，降低孩子近视的可能性，是防止近视的最好办法。

(四)《综合防控儿童青少年近视实施方案》部分内容

近日，教育部、国家卫生健康委员会、国家体育总局等八部门联合印发了《综合防控儿童青少年近视实施方案》，下面为部分内容。

家庭对孩子的成长至关重要。家长应当了解科学用眼护眼知识，以身作则，带动和帮助孩子养成良好的用眼习惯，尽可能提供良好的居家视觉环境。0~6岁是孩子视觉发育的关键期，家长应当尤其重视孩子早期视力保护与健康，及时预防和控制近视的发生与发展。

1. 增加户外活动和锻炼　让孩子到户外阳光下度过更多时间，能够有效预防和控制近视。要营造良好的家庭体育运动氛围，积极引导孩子进行户外活动或体育锻炼，使其在家时每天接触户外自然光的时间达60分钟以上。已患近视的孩子应进一步增加户外活动时间，延缓近视发展。鼓励支持孩子参加各种形式的体育活动，督促孩子认真完成寒暑假体育作业，使其掌握1~2项体育运动技能，引导孩子养成终身锻炼习惯。

2. 控制电子产品使用　家长陪伴孩子时应尽量减少使用电子产品。有意识地控制孩子特别是学龄前儿童使用电子产品，非学习目的的电子产品使用单次不宜超过15分钟，每天累计不宜超过1小时，使用电子产品学习30~40分钟后，应休息远眺放松10分钟，年龄越小，连续使用电子产品的时间应越短。

3. 减轻课外学习负担　配合学校切实减轻孩子负担，不要盲目参加课外培训、跟风报班，应根据孩子兴趣爱好合理选择，避免学校减负、家庭增负。

4. 避免不良用眼行为　引导孩子不在走路时、吃饭时、卧床时、晃动的车厢内、光线暗弱或阳光直射等情况下看书或使用电子产品。监督并随时纠正孩子不良读写姿势，应保持"一尺、一拳、一寸"，即眼睛与书本距离应约为一尺、胸前与课桌距离应约为一拳、握笔的手指与笔尖距离应约为一寸,读写连续用眼时间不宜超过40分钟。

5. 保障睡眠和营养　保障孩子睡眠时间,确保小学生每天睡眠10个小时、初中生9个小时、高中阶段学生8个小时。让孩子多吃鱼类、水果、绿色蔬菜等有益于视力健康的营养膳食。

6. 做到早发现早干预　改变"重治轻防"观念,经常关注家庭室内照明状况,注重培养孩子的良好用眼卫生习惯。掌握孩子的眼睛发育和视力健康状况,随时关注孩子视力异常迹象,了解到孩子出现需要坐到教室前排才能看清黑板、看电视时凑近屏幕、抱怨头痛或眼睛疲劳、经常揉眼睛等迹象时,及时带其到眼科医疗机构检查。遵从医嘱进行科学的干预和近视矫治,尽量在眼科医疗机构验光,避免不正确的矫治方法导致近视程度加重。

（张　健　游　硕）

第七章

眼科常用方剂及歌诀

二　画

1. 二至丸(《医方集解》)　墨旱莲、女贞子。

方歌：二至女贞与旱莲,桑椹熬膏和成丸;肝肾阴虚得培补,消除眩晕与失眠。

2. 二陈汤(《**太平惠民和剂局方**》)　半夏、橘红、白茯苓、炙甘草、生姜、乌梅。

方歌：二陈汤中半夏陈,苓草姜梅一并成;利气调中兼祛湿,一切痰饮此方珍。

3. 十全大补汤(《**太平惠民和剂局方**》)　人参、白术、茯苓、甘草、熟地黄、白芍、川芎、黄芪、肉桂、当归、生姜、大枣。

方歌：十全大补最有灵,四物地芍当归芎;人参白术苓炙草,温补气血芪桂行。

4. 八珍汤(《**正体类要**》)　人参、白术、茯苓、甘草、熟地黄、当归、川芎、白芍、生姜、大枣。

方歌：四君四物八珍汤,气血双补是名方。

三　画

5. 三仁汤(《**温病条辨**》)　杏仁、滑石、白通草、竹叶、白豆蔻仁、厚朴、薏苡仁、半夏。

方歌：三仁杏蔻薏苡仁，朴夏通草滑竹存；宣畅气机清湿热，湿重热轻在气分。

6. 川芎行经散(《原机启微》)　桔梗、茯苓、羌活、蔓荆子、白芷、防风、荆芥、薄荷、独活、柴胡、川芎、炙甘草、当归、枳壳、红花。

方歌：川芎行经亦荆防，败毒散内红花裹；除去前胡增白芷，蔓荆当归合成方。

四　画

7. 开心散(《备急千金要方》)　远志、人参、茯苓、石菖蒲。

方歌：备急千金开心散，人参远志苓菖蒲；益肾健脑开神志，失聪健忘服之良。

8. 开郁汤(《张怀安眼科临床经验集》)　香附、青皮、荆芥、防风、川芎、栀子、柴胡、车前子、当归、白芍、牡丹皮、夏枯草、甘草。

方歌：开郁汤中归芍柴，香附丹栀与夏枯；荆防车芎陈皮草，疏肝解郁兼清热。

9. 升提汤(《张怀安眼科临床经验集》)　黄芪、党参、白术、羌活、防风、枳实、当归、胆南星、制白附子、柴胡、升麻、甘草。

方歌：升提汤中芪归参，枳术甘草羌防风；胆南白附柴胡升，上胞下垂此方行。

10. 天麻钩藤饮(《中医内科杂病证治新义》)　天麻、钩藤、石决明、栀子、黄芩、川牛膝、杜仲、桑寄生、益母草、首乌藤、朱茯神。

方歌：天麻钩藤石决明，栀杜寄生膝黄芩；乌藤茯神益母草，主治眩晕与耳鸣。

11. 五苓散(《伤寒论》)　桂枝、白术、茯苓、猪苓、泽泻。

方歌：五苓散治太阳腑，白术泽泻猪苓茯；桂枝化气兼解表，小便通利水饮逐；除却桂枝名四苓，溲赤便溏皆可服。

12. 止泪补肝散(《银海精微》)　熟地黄、白芍、当归、川芎、刺蒺藜(炒，去刺)、木贼、防风、夏枯草。

方歌：肝虚迎风流泪证，补肝散内用川芎；熟地当归蒺藜芍，木贼夏枯草防风。

13. 化肝祛瘀汤（《张怀安眼科临床经验集》）　生地黄、赤芍、当归、川芎、桃仁、红花、苏木、羌活、栀子、滑石、桔梗、枳壳、酒炒大黄、甘草。

方歌：化肝祛瘀张氏方，桃红四物苏木草；羌栀滑桔枳壳黄，祛瘀清热此方良。

14. 化痰散结汤（《张怀安眼科临床经验集》）　半夏、茯苓、陈皮、桔梗、浙贝母、昆布、海藻、前胡、夏枯草、玄参、连翘。

方歌：张氏化痰散结汤，胞睑瘰疬服之良；夏苓枯前翘浙贝，玄桔海藻共昆陈。

15. 丹栀逍遥散（《校注妇人良方》）　柴胡、当归、白芍、茯苓、白术、甘草、薄荷、生姜、牡丹皮、栀子。

方歌：逍遥散用当归芍，柴苓术草加姜薄；散郁除蒸功最奇，调经八味丹栀着。

16. 六味地黄丸（《小儿药症直诀》）　熟地黄、山药、山茱萸、茯苓、泽泻、牡丹皮。

方歌：六味地黄山药萸，泽泻苓丹三泻侣；三阴并补重滋肾，肾阴不足效可居。

17. 贝母瓜蒌散（《医学心悟》）　川贝母、瓜蒌壳、天花粉、桔梗、麦冬、玄参、木贼、蝉蜕、刺蒺藜、青葙子。

方歌：贝母瓜蒌散茯苓，陈皮桔梗花粉增；咳嗽咽干痰难咯，润燥化痰病自清。

五　　画

18. 正容汤（《审视瑶函》）　羌活、白附子、防风、秦艽、胆南星、半夏、白僵蚕、木瓜、甘草、黄松节、生姜。

方歌：正容秦艽宣木瓜，僵蚕胆星白附夏；羌防甘草黄松节，生姜三片酒服嘉。

19. 甘露饮（《太平惠民和剂局方》）　生地黄、熟地黄、石斛、天冬、麦冬、黄芩、茵陈、枳壳、甘草、枇杷叶。

方歌：甘露两地与茵陈，芩枳枇杷石斛伦；甘草二冬平胃热，滋阴清热又利湿。

20. 左归丸(《景岳全书》) 熟地黄、枸杞子、山茱萸、山药、菟丝子、川牛膝、鹿角胶、龟甲胶。

方歌:左归丸内山药地,萸肉枸杞与牛膝;菟丝龟鹿二胶合,壮水之主方第一。

21. 左金丸(《丹溪心法》) 黄连、吴茱萸。

方歌:左金连萸六一丸,肝火犯胃吐吞酸;再加芍药名戊己,热泻热痢服之安。

22. 右归丸(《景岳全书》) 熟地黄、山药、山茱萸、枸杞子、鹿角胶、菟丝子、杜仲、当归、肉桂、制附子。

方歌:右归丸中地附桂,山药茱萸菟丝归;杜仲鹿胶枸杞子,益火之源此方魁。

23. 石斛夜光丸(《原机启微》) 天冬(去心)、人参、茯苓、麦冬(去心)、熟地黄、生地黄、菟丝子(酒浸蒸)、甘菊花(去蒂)、决明子(炒)、杏仁(去皮尖)、干山药、枸杞子、牛膝(酒浸)、五味子、刺蒺藜(炒去刺)、石斛(熬膏尤妙)、肉苁蓉、川芎、甘草(炙)、枳壳(麸炒)、青葙子、防风、黄连、乌犀角(水牛角代替)、羚羊角(镑)。

方歌:石斛夜光枳膝芎,二地二冬杞丝苁;青葙草决犀羚角,参味连苓蒺草风;再与杏菊山药配,养阴明目第一功。

24. 龙胆泻肝汤(《医方集解》) 龙胆、生地黄、当归、柴胡、木通、泽泻、车前子、栀子、黄芩、生甘草。

方歌:龙胆泻肝栀芩柴,生地车前泽泻偕;木通甘草当归合,肝经湿热力能排。

25. 平肝潜阳汤(《中西医眼科临证备要》) 石决明、磁石、珍珠母、天麻、钩藤、菊花、熟地黄、枸杞子、山茱萸、泽泻。

方歌:平肝潜阳汤天麻,熟地泽泻珍菊花;枸杞山萸与钩藤,石决磁石能平肝。

26. 归脾汤(《重订严氏济生方》) 白术、茯神、黄芪、龙眼肉、酸枣仁、人参、木香、甘草、当归、远志。

方歌:归脾汤用术参芪,归草茯神远志齐;酸枣木香龙眼肉,煎加姜枣益心脾。

27. 四物汤（《仙授理伤续断秘方》）　当归、川芎、白芍、熟地黄。

方歌：四物地芍与归芎，血家百病此方通。

28. 生脉散（《医学启源》）　人参、麦冬、五味子。

方歌：生脉麦味与人参，保肺清心治暑淫；气少汗多兼口渴，病危脉绝急煎斟。

29. 宁血汤（《中医眼科学》）　生地黄、茅根、白及、白蔹、阿胶、侧柏炭、白芍、仙鹤草、墨旱莲、栀子炭。

方歌：宁血汤中栀生地，白芍白蔹及白及；阿胶仙鹤侧柏叶，茅根旱莲能止血。

30. 加味龙胆泻肝汤（《张怀安眼科临床经验集》）　龙胆、黄芩、栀子、泽泻、木通、车前子、当归、柴胡、生地黄、羌活、防风、夏枯草、红花、赤芍、酒炒大黄、滑石、甘草。

方歌：加味龙胆泻肝汤，柴芍栀芩酒大黄；羌防夏枯地红草，泽泻通滑车前归。

31. 加味吴茱萸汤（《中西医眼科临证备要》）　吴茱萸、半夏、党参、陈皮、枳壳、茯苓、生姜、大枣。

方歌：加味吴茱萸汤好，参夏陈苓枳姜枣。

32. 加味荆防四物汤（《张怀安眼科临床经验集》）　荆芥、防风、生地黄、白芍、当归、川芎、柴胡、金银花、板蓝根、甘草。

方歌：加味荆防四物汤，板柴银花与甘草；养血清热又退红，黑睛生翳此方良。

33. 加味修肝散（《银海精微》）　栀子、薄荷、羌活、荆芥、防风、麻黄、大黄、连翘、黄芩、当归、赤芍、菊花、木贼、桑螵蛸、刺蒺藜、川芎、甘草。

方歌：加味修肝栀芩芍，薄荷羌归菊连翘；大黄木贼刺蒺藜，麻防甘草荆螵蛸。

34. 加味洗心汤（张健经验方）　大黄、赤芍、桔梗、玄参、黄连、荆芥、知母、防风、当归尾、红花、生地黄、甘草。

方歌：加味洗心用大黄，生地赤芍归尾草；连桔玄参共荆防，知母红花共成方。

35. 加减正容汤(《张怀安眼科临床经验集》)　羌活、防风、荆芥、法半夏、制白附子、胆南星、秦艽、僵蚕、制全蝎、木瓜、茯神、钩藤、蝉蜕、甘草。

方歌:加减正容张氏方,僵蚕钩藤胆附秦;羌防瓜夏草茯神,荆蝎蝉蜕共成方。

36. 加减龙胆泻肝汤(张健经验方)　龙胆、栀子、黄芩、柴胡、红花、黄柏、知母、黄连、连翘、大黄、甘草。

方歌:加减龙胆泻肝汤,栀芩柴红翘知母;黄柏黄连大黄草,清热泻火此方良。

37. 加减羌活胜风汤(张健经验方)　白术、羌活、枳壳、白芷、防风、前胡、桔梗、荆芥、柴胡、黄芩、菊花、蝉蜕、红花、甘草。

方歌:加减羌活胜风汤,白术枳壳芷荆防;柴前芩桔菊蝉蜕,甘草红花共成方。

38. 加减明目地黄汤(《张怀安眼科临床经验集》)　生地黄、熟地黄、枸杞子、菊花、麦冬、五味子、石斛、石决明、茯苓、山茱萸。

方歌:加减明目地黄汤,二地杞菊石斛萸;麦冬五味与茯苓,补肾养阴此方良。

39. 加减明目细辛汤(《张怀安眼科临床经验集》)　细辛、羌活、防风、川芎、藁本、当归、麻黄、蔓荆子、荆芥、甘草。

方歌:加减明目细辛汤,羌防芎藁归麻黄;蔓荆荆芥与甘草,祛风散寒解表良。

40. 加减养阴清肺汤(张健经验方)　生地黄、麦冬、白芍、浙贝母、牡丹皮、玄参、知母、石斛、木贼、石决明、蝉蜕、甘草。

方歌:加减养阴清肺汤,玄参甘草贝母丹;麦地芍斛与知母,木贼石决共蝉蜕。

41. 加减逍遥汤(张健经验方)　当归、白芍、柴胡、白术、牡丹皮、栀子、郁金、茺蔚子、茯苓、丹参、甘草。

方歌:张氏加减逍遥汤,柴苓术草当归芍;丹皮丹参茺郁栀,疏肝解郁清热强。

42. 加减滋阴地黄汤(《张怀安眼科临床经验集》)　黄连、黄芩、生地黄、熟地黄、地骨皮、山茱萸、五味子、当归、柴胡、枳壳、天冬、甘草。

方歌:加减滋阴地黄汤,连芩地骨与茱萸;柴归味枳天冬草,滋阴清热目涩除。

43. 加味坎离丸(《审视瑶函》) 熟地黄、枸杞子、当归、白芍、川芎、女贞子、菊花、知母、黄柏。

方歌:加味坎离丸四物,枸杞知柏女贞菊。

六　画

44. 地龙丹参通脉汤(《中西医眼科临证备要》) 地龙、丹参、生地黄、钩藤、石决明、决明子、知母、黄柏、牛膝、茯苓、茺蔚子、木贼、夏枯草。

方歌:地龙丹参通脉汤,生地钩藤二决茺;知母黄柏夏枯草,木贼牛膝与茯苓。

45. 地龙煎(《中西医眼科临证备要》) 地龙、石决明、生龙骨、酸枣仁、牡丹皮、生地黄、知母、黄柏、栀子、桑椹、女贞子、墨旱莲、山药、泽泻、白芍。

方歌:地龙煎中用地龙,生地山药酸枣仁;知柏芍丹泽栀子,桑决龙骨旱莲贞。

46. 芎归补血汤,又名当归补血汤(《原机启微》) 生地黄、天冬、川芎、牛膝、白芍、炙甘草、白术、防风、熟地黄、当归身。

方歌:芎归补血汤,术草二地黄;天冬防膝芍,失血珠痛良。

47. 百合固金汤(《医方集解》) 百合、生地黄、熟地黄、麦冬、玄参、当归、白芍、贝母、桔梗、生甘草。

方歌:百合固金二地黄,玄参贝母桔甘藏;麦冬芍药当归配,喘咳痰血肺家伤。

48. 百合润睛汤(《张健眼科医案》) 百合、密蒙花、天冬、麦冬、生地黄、玄参、熟地黄、当归、白芍、地骨皮、炙甘草。

方歌:百合润睛汤蒙花,二地二冬当玄加;白芍炙草地骨皮,滋阴润燥此方奇。

49. 回光汤(《中西医眼科临证备要》) 羚羊角(可用山羊角替代)、龙胆、僵蚕、玄参、知母、菊花、半夏、茯苓、车前子、荆芥、防风、细辛、川芎。

方歌:回光汤用治青光,羚羊知玄菊僵蚕;荆防夏胆车前子,细辛茯苓川芎使。

50. 血府逐瘀汤(《医林改错》) 桃仁、红花、当归、川芎、生地黄、赤芍、牛膝、桔梗、柴胡、枳壳、甘草。

方歌:血府当归生地桃,红花枳壳草赤芍;柴胡芎桔牛膝等,血化下行不作劳。

51. 防风通圣散(《宣明方论》) 防风、川芎、大黄、白芍、连翘、麻黄、芒硝、薄荷、当归、滑石、甘草、白术、栀子、桔梗、石膏、荆芥、黄芩、生姜。

方歌:防风通圣大黄硝,荆芥麻黄栀芍翘;甘桔芎归膏滑石,薄荷芩术力偏饶;表里交攻阳热甚,外疡疮毒总能消。

七 画

52. 抑阳酒连散(《原机启微》) 独活、生地黄、黄柏、防己、知母、蔓荆子、前胡、生甘草、防风、栀子、黄芩、寒水石、羌活、白芷、黄连。

方歌:酒连散治瞳仁小,知柏蔓子独地草;羌防前已寒水石,芩连白芷栀子炒。

53. 杞菊地黄丸(《医级》) 枸杞子、菊花、熟地黄、山茱萸、山药、泽泻、茯苓、牡丹皮。

方歌:杞菊地黄益肾肝,六味地黄加杞菊。

54. 吴茱萸汤(《审视瑶函》) 半夏(姜制)、吴茱萸、川芎、炙甘草、人参、白茯苓、白芷、广陈皮。

方歌:吴茱萸汤川芎草,半夏人参白茯苓;白芷陈皮生姜引,厥阴头痛呕吐宁。

55. 助阳活血汤(《原机启微》) 黄芪、炙甘草、蔓荆子、升麻、柴胡、白芷、防风、当归。

方歌:助阳活血芪归升,柴防芷草及蔓荆。

56. 羌活胜风汤(《原机启微》) 柴胡、黄芩、白术、荆芥、枳壳、川芎、防风、羌活、独活、前胡、薄荷、桔梗、白芷、甘草。

方歌:羌活胜风胜目风,荆防芎芷桔甘同;柴前芩术薄独壳,目痛因风自有功。

57. 补中益气汤(《脾胃论》) 黄芪、甘草、人参、当归身、橘皮、升麻、柴胡、白术。

方歌:补中益气芪术陈,升柴参草当归身;虚劳风伤功独擅,亦治阳虚外感因。

58. 补阳还五汤(《医林改错》) 黄芪、当归尾、赤芍、川芎、桃仁、红花、地龙。

方歌:补阳还五赤芍芎,归尾通经佐地龙;四两黄芪为主药,血中瘀滞用桃红。

<h1 style="text-align:center">八　　画</h1>

59. 拨云退翳散(《张怀安眼科临床经验集》) 防风、荆芥、柴胡、木贼、赤芍、青葙子、黄芩、决明子、甘草。

方歌:拨云退翳荆防贼,柴芍青葙芩决草;黑睛生翳白睛赤,退翳清热此方良。

60. 明目地黄丸(《审视瑶函》) 熟地黄、生地黄、山药、泽泻、山茱萸、牡丹皮、柴胡、茯神、当归身、五味子。

方歌:明目地黄益肾肝,生熟二地五味丹;柴胡山萸与泽泻,茯神归身山药掺。

61. 明目细辛汤(《原机启微》) 川芎、藁本、当归、茯苓、红花、细辛、生地黄、蔓荆子、防风、羌活、荆芥、川花椒、麻黄、桃仁。

方歌:明目细辛荆防羌,芎藁麻蔓与地黄;归苓桃红加花椒,目赤难睁服之良。

62. 知柏二至通脉汤(《中西医眼科临证备要》) 熟地黄、山药、山茱萸、茯苓、泽泻、牡丹皮、知母、黄柏、墨旱莲、女贞子、桑椹、生地黄、丹参。

方歌:知柏二至通脉汤,六味地黄知柏参;二至桑椹生地黄,丹参活血又除烦。

63. 知柏地黄二至汤(《张怀安眼科临床经验集》) 生地黄、山药、山茱萸、茯苓、泽泻、牡丹皮、知母、黄柏、墨旱莲、女贞子、桑椹。

方歌:知柏地黄二至汤,知柏八味贞莲桑。

64. 知柏地黄丸(《医宗金鉴》) 知母、黄柏、干地黄、山茱萸、山药、茯苓、泽泻、牡丹皮。

方歌:知柏地黄用六味,滋阴降火知柏配。

65. 泻火解毒汤(张健经验方) 生石膏、金银花、蒲公英、大黄、夏枯草、玄明粉、枳实、黄芩、赤芍、连翘、黄连、甘草。

方歌:泻火解毒玄明粉,大黄黄芩与黄连;银翘公英夏枯草,膏芍枳实加甘草。

66. 泻肝散(《银海精微》) 龙胆、黄芩、车前子、大黄、芒硝、玄参、知母、羌活、当归、桔梗。

方歌:泻肝散内用龙胆,玄参车前大黄硝;黄芩知母羌归桔,花翳白陷此方疗。

67. 泻肺饮(《眼科纂要》) 石膏、赤芍、黄芩、桑白皮、枳壳、木通、连翘、荆芥、防风、栀子、白芷、羌活、甘草。

方歌:泻肺饮中用石膏,芩芍枳壳桑连翘;白芷羌活与木通,栀子甘草荆防风。

68. 驻景丸(《银海精微》) 楮实子、枸杞子、五味子、菟丝子、肉苁蓉、川椒、人参、熟地黄、乳香。

方歌:驻景丸中楮实子,枸杞五味及菟丝;乳香川椒与人参,熟地黄和肉苁蓉。

69. 驻景丸加减(张健经验方) 楮实、枸杞子、五味子、党参、熟地黄、肉苁蓉、菟丝子、丹参、郁金、葛根、山楂、炒麦芽。

方歌:驻景加减张健方,楮杞菟丝肉苁蓉;党味郁金地丹参,葛根山药炒麦芽。

九 画

70. 荆防败毒散(《摄生众妙方》) 羌活、独活、柴胡、前胡、枳壳、茯苓、荆芥、防风、桔梗、川芎、甘草。

方歌:荆防败毒宣时气,风温无汗用之灵;荆防羌独柴前草,川芎枳桔与茯苓。

71. 荆防退翳汤(《张怀安眼科临床经验集》) 荆芥、防风、蝉蜕、柴胡、木贼、赤芍、青葙子、黄芩、石决明、决明子、车前子、蛇蜕、甘草。

方歌:张氏荆防退翳汤,车前柴贼芍青葙;石决芩蝉决明子,蛇蜕甘草

227

共成方。

72. 牵正散（《杨氏家藏方》）　白附子、僵蚕、全蝎。

方歌：牵正散是杨家方，白附全蝎与僵蚕；服用少量热酒下，口眼㖞斜定能康。

73. 将军定痛丸（《审视瑶函》）　黄芩、白僵蚕、陈皮（盐煮，去白）、天麻（酒洗）、桔梗、青礞石（煅）、白芷、薄荷、大黄（酒蒸，焙干）、半夏（牙皂、姜汁煮，焙干）。

方歌：将军定痛白僵蚕，天麻桔梗黄芩相；薄荷白芷青礞石，陈皮半夏与大黄。

74. 养血祛风退翳汤（《中西医眼科临证备要》）　熟地黄、当归、白芍、川芎、羌活、防风、麦冬、刺蒺藜、菊花、木贼、蝉蜕、甘草。

方歌：养血祛风退翳汤，地芍归芎四物参；麦冬蒺藜草菊花，羌防木贼蝉蜕加。

75. 养阴益气汤（《张怀安眼科临床经验集》）　生地黄、玄参、麦冬、天冬、玉竹、知母、生石膏、黄芪、甘草。

方歌：养阴益气膏地黄，二冬知玄竹芪甘。

76. 养阴清肺汤（《重楼玉钥》）　甘草、芍药、生地黄、薄荷、玄参、麦冬、贝母、牡丹皮。

方歌：养阴清肺麦地黄，玄芍甘草贝丹襄；薄荷共煎利咽膈，阴虚白喉是妙方。

77. 养阴清热汤（《中医眼科临床实践》）　生地黄、天花粉、知母、芦根、石膏、金银花、黄芩、荆芥、防风、枳壳、龙胆、甘草。

方歌：养阴清热眼科方，膏知地芩与荆防；银花芦胆枳草粉，养阴清热此方良。

78. 养阴清热除湿汤（《中西医眼科临证备要》）　生地黄、知母、黄芩、天冬、麦冬、玄参、栀子、黄连、生石膏、金银花、酒炒大黄、甘草。

方歌：养阴清热除湿汤，知玄生地熟大黄；石膏栀子连黄芩，银花甘草天麦冬。

79. 洗肝散（《审视瑶函》）　当归尾、生地黄、赤芍、家菊花、木贼、蝉蜕、甘草、羌活、防风、苏薄荷、川芎、苏木、红花、刺蒺藜。

方歌:洗肝散用薄荷叶,羌防四物蝉木贼;蒺藜菊草苏木红,花翳白陷服之灵。

80. 祛风清热汤(张健经验方)　柴胡、黄芩、赤芍、荆芥、防风、羌活、连翘、栀子、黄连、甘草。

方歌:祛风清热张健方,荆芥防风与羌活;柴芩赤芍加甘草,黄连连翘共栀子。

81. 祛瘀汤(《中医眼科学讲义》)　川芎、归尾、桃仁、赤芍、生地黄、墨旱莲、泽兰、丹参、仙鹤草、郁金。

方歌:祛瘀郁金归地芎,丹参赤芍配桃仁;旱莲泽兰仙鹤草,眼内出血瘀血行。

82. 除风益损汤(《原机启微》)　熟地黄、白芍、当归、川芎、藁本、前胡、防风。

方歌:除风益损用四物,藁前防风加味服。

83. 除湿汤(《眼科纂要》)　连翘、滑石、车前子、枳壳、黄芩、黄连、木通、甘草、陈皮、荆芥、茯苓、防风。

方歌:除湿汤中枳芩连,荆防陈苓翘车前;滑石甘草与木通,湿毒壅盛服之清。

十　画

84. 桃红四物汤(《医宗金鉴》)　桃仁、红花、当归、川芎、熟地黄、白芍。

方歌:四物汤内桃红入,活血行血又逐瘀。

85. 柴胡清肝饮(《审视瑶函》)　柴胡、黄芩、人参、川芎、栀子、连翘、甘草、桔梗。

方歌:柴胡清肝柴芩参,芎栀翘草与桔梗。

86. 逍遥散(《太平惠民和剂局方》)　柴胡、当归、白芍、白术、茯苓、炙甘草、薄荷、煨姜。

方歌:逍遥散用归芍柴,苓术甘草姜薄偕。

87. 健脾益肾汤(张健经经验方)　熟地黄、枸杞子、白芍、山茱萸、太子参、炙黄芪、白术、山药、陈皮、升麻。

方歌：健脾益肾张健方,地枸黄肉芪山药;芍术陈升太子参,脾虚气弱可用之。

88. 益气聪明汤(《原机启微》) 蔓荆子、人参、黄芪、升麻、葛根、黄柏、白芍、甘草。

方歌：益气聪明汤蔓荆,升葛参芪黄柏并;再加芍药炙甘草,耳聋目障服之清。

89. 消痰饮(《眼科纂要》) 天花粉、荆芥、防风、黄连、枳壳、浙贝母、白芷、陈皮、甘草。

方歌：眼科纂要消痰饮,荆防白芷陈皮草;花粉黄连枳贝母,祛风化痰此方良。

90. 调中益气汤(《脾胃论》) 升麻、柴胡、黄芪、人参、苍术、橘皮、木香、甘草、大枣、生姜。

方歌：补中益气芪术陈,升柴参草当归身;虚劳内伤功独擅,亦治阳虚外感因;木香苍术易归术,调中益气畅脾神。

91. 通窍活血汤(《医林改错》) 赤芍、川芎、桃仁、红花、老葱、红枣、麝香、黄酒。

方歌：通窍全凭好麝香,桃红大枣与葱姜;川芎黄酒赤芍药,表里通经第一方。

92. 通脾泻胃汤(《审视瑶函》) 麦冬、茺蔚子、知母、玄参、车前子、石膏(煅)、防风、黄芩、天冬、熟大黄。

方歌：通脾泻胃汤玄参,大黄茺蔚知防风;黄芩石膏车前子,还有天冬与麦冬。

十 一 画

93. 理中化痰汤(《明医杂著》) 人参、炙甘草、白术、干姜、熟附子、茯苓、法半夏。

方歌：理中丸主温中阳,人参甘草术干姜;呕哕腹痛阴寒盛,再加附子更扶阳;理中化痰加苓夏,擅治停饮大便溏。

94. 黄连阿胶汤(《伤寒论》) 黄连、黄芩、白芍、阿胶、鸡子黄。

方歌：黄连阿胶鸡子黄,黄芩白芍共成方;水亏火炽烦不卧,滋阴降火自然康。

95. 黄连温胆汤(《六因条辨》) 半夏、陈皮、竹茹、枳实、茯苓、炙甘草、黄连、生姜、大枣。

方歌:黄连温胆苓半草,枳竹陈皮加姜枣;虚烦不眠舌苔腻,此系胆虚痰热扰。

96. 银翘荆防汤(《中西医眼科临证备要》) 板蓝根、金银花、蒲公英、黄芩、连翘、薄荷、荆芥、桔梗、甘草。

方歌:银翘荆防草蓝根,柴薄芩桔蒲公英。

97. 银翘散(《温病条辨》) 连翘、金银花、桔梗、薄荷、竹叶、生甘草、荆芥穗、淡豆豉、牛蒡子、芦根。

方歌:银翘散主上焦疴,竹叶荆牛豉薄荷;甘桔芦根凉解法,风温初感此方宜。

98. 猪苓散(《银海精微》) 猪苓、车前子、木通、栀子、狗脊、滑石、萹蓄、苍术、大黄。

方歌:猪苓散内用木通,狗脊萹蓄栀子仁;大黄滑石车苍术,玻璃混浊服之清。

99. 清气化痰丸(《医方考》) 瓜蒌仁、陈皮、黄芩、杏仁、茯苓、枳实、胆南星、制半夏。

方歌:清气化痰星夏橘,杏仁枳实瓜蒌实;芩苓姜汁糊为丸,气顺火消痰自失。

100. 清肝泻火汤(张健经验方) 龙胆、栀子、黄芩、赤芍、连翘、车前子、柴胡、羌活、金银花、生地黄、黄连、甘草。

方歌:清肝泻火栀龙胆,柴芩车前地黄连;赤芍银翘羌活草,肝经风热此方良。

101. 清脾除湿饮(《医宗金鉴》) 泽泻、赤茯苓、茵陈、苍术、白术、生地黄、栀子、黄芩、连翘、枳壳、玄明粉、甘草、麦冬。

方歌:清脾除湿茵赤苓,二术泽泻草黄芩;连翘栀子玄明粉,生地枳壳麦冬共。

102. 清热利湿祛风汤(《中西医眼科临证备要》) 龙胆、栀子、黄芩、黄连、生地黄、知母、金银花、蒲公英、羌活、防风、滑石、枳壳、大黄、甘草。

方歌：清热利湿祛风汤，胆草芩连生地黄；栀子知母银公英，羌防枳滑大黄甘。

103. 清热除疣汤（自创方）　黄柏、苍术、薏苡仁、板蓝根、土茯苓、甘草。

方歌：清热除疣板蓝根，二妙薏苡草茯苓；湿热上泛眼长疣，手术除去治断根。

104. 清热凉血化瘀汤（《中西医眼科临证备要》）　桃仁、红花、生地黄、赤芍、当归、川芎、苏木、香附、黄连、黄芩、金银花、连翘、大黄、羌活、木贼、甘草。

方歌：清热凉血化瘀汤，桃红四物苏木参；芩连大黄翘香附，木贼甘草银花羌。

105. 清营汤（《温病条辨》）　犀角（用水牛角代替）、生地黄、玄参、竹叶心、麦冬、金银花、连翘、黄连、丹参。

方歌：清营汤是鞠通方，热入心包营血伤；角地银翘玄连竹，丹麦清热佐之良。

106. 绿风羚羊饮（《医宗金鉴》）　羚羊角（山羊角代替）、玄参、防风、茯苓、知母、黄芩、细辛、桔梗、车前子、大黄。

方歌：已成绿风有余证，羚羊角饮黑参防；茯苓知母黄芩细，桔梗羚羊车大黄。

十 二 画

107. 散热消毒饮子（《审视瑶函》）　牛蒡子、羌活、黄连、黄芩、薄荷、防风、连翘。

方歌：散热消毒饮羌防，芩连翘薄共牛蒡；清热解毒兼祛风，胞睑肿胀服之良。

108. 舒肝明目汤（《张怀安眼科临床经验集》）　柴胡、当归、白芍、白术、甘草、茯苓、夜交藤、决明子、桑椹、女贞子、桑寄生。

方歌：舒肝明目汤柴胡，当归茯苓白芍术；寄生桑椹决明子，女贞甘草首乌藤。

109. 普济消毒饮（《东垣试效方》）　黄连、黄芩、甘草、玄参、柴胡、桔梗、连翘、板蓝根、马勃、牛蒡子、僵蚕、升麻、人参、陈皮(后世诸家有用薄荷而不用人参者)。

方歌:普济消毒蒡芩连,甘桔蓝根勃翘玄;升柴陈参僵蚕入,大头瘟毒服之痊。

110. 温胆汤(《三因极一病证方论》) 陈皮、半夏、白茯苓、甘草、枳实、竹茹。

方歌:温胆夏茹枳陈助,佐以苓草姜枣煮;理气化痰利胆胃,胆郁痰扰诸症除。

111. 滋阴退翳汤(《眼科临症笔记》) 玄参、知母、生地黄、麦冬、刺蒺藜、木贼、菊花、青葙子、蝉蜕、菟丝子、甘草。

方歌:滋阴退翳知地黄,玄麦藜草菊花尝;蝉贼菟丝青葙子,阴虚翳障此方使。

112. 滋阴退翳明目汤(《中西医眼科临证备要》) 玄参、生地黄、石决明、刺蒺藜、蝉蜕、木贼、谷精草、青葙子、车前子、防风、黄连、当归、甘草。

方歌:滋阴退翳地玄参,青葙当归石决明;谷精蒺藜车防风,贼蝉黄连甘草成。

113. 犀角地黄汤(《备急千金要方》) 犀角(水牛角代替)、生地黄、芍药、牡丹皮。

方歌:犀角地黄芍药丹,血热妄行吐衄斑;蓄血发狂舌质绛,凉血散瘀病可痊。

114. 疏肝解郁通脉汤(《中西医眼科临证备要》) 柴胡、香附、郁金、川芎、白芍、赤芍、枳壳、丹参、茺蔚子、当归、茯苓、栀子、甘草。

方歌:疏肝解郁通脉汤,柴枳丹芎郁金香;茺蔚茯苓栀当归,赤芍白芍甘草随。

十三画及以上

115. 新制柴连汤(《眼科纂要》) 柴胡、川黄连、黄芩、赤芍、蔓荆子、栀子、木通、荆芥、防风、甘草、龙胆。

方歌:新制柴连治翳障,荆防芩芍蔓荆尝;木通甘栀龙胆草,泻肝疏风效益彰。

116. 镇肝熄风汤(《**医学衷中参西录**》)　怀牛膝、生白芍、生牡蛎、生龟甲、玄参、天冬、生代赭石、生龙骨、生麦芽、川楝子、茵陈、甘草。

方歌:镇肝息风芍天冬,玄牡茵陈赭膝龙;龟甲麦芽甘草楝,肝风内动有奇功。

117. 糖网专用方(**张健经验方**)　生地黄、葛根、天花粉、麦冬、沙参、五味子、乌梅、黄芪、茯苓、玄参、女贞子、墨旱莲。

方歌:张氏糖网专用方,地葛麦沙五味襄;女贞旱莲芪花粉,茯苓玄参加乌梅。

118. 礞石滚痰丸(《**景岳全书**》)　礞石、沉香、黄芩、酒大黄。

方歌:滚痰丸用青礞石,大黄黄芩与沉香;百病皆因痰作祟,顽痰怪证力能匡。

（张　健　曹淑霞）

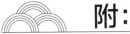 附：

湖湘张氏眼科流派学术观点研究

湖湘中医眼科流派纷呈,主要有以李传课为代表的李氏眼科,以肖国士为代表的肖氏眼科,以张怀安为代表的张氏眼科,奠定了湖湘中医眼科的学术地位,推动了湖湘中医眼科多元化的学术进程。张氏眼科作为极具代表性的流派之一,理应进行发掘、梳理和继承研究。我们梳理以张怀安为代表的湖湘张氏眼科流派学术观点研究及传承脉络,以期促进眼科流派的传承与发展。

一、流派创始人张怀安简介

张怀安(1918—1996年),湖南望城县人,十二岁学医,十六岁与兄张利人合组"安乐医社"悬壶济世,日诊数十,门庭若市。1979年通过考试、考核,作为湖南省名中医选调于湖南中医药大学(原湖南中医学院)第一附属医院中医眼科,任副主任医师,以治疗青光眼、视网膜血管病及视网膜变性等眼病为特长,运用中药"眼明灵"秘方,配合针灸、按摩、食疗等法,为日本患者牟田口裕之先生治疗视网膜色素变性眼病,取得了显著疗效,被日本媒体誉为"奇迹之光",随后国内外大批视网膜色素变性患者前来湖南中医药大学第一附属医院求医问药,大多获得良好疗效。张怀安获"湖南省劳动模范"称号,为首批全国老中医药专家学术经验继承工作指导老师,全国中医眼科学会名誉委员,中国科协自然科学专门学会会员,享受"国务院政府特殊津贴"专家。

二、主要学术观点

(一) 治外障眼疾,祛风为先

张怀安认为:眼科病同全身诸多疾病一样,其致病之因,不离外感六淫和内伤七情。"巅顶之上,唯风可达",眼在五官中居位最高,而六淫之中,"风为百病之长",以风邪为主要致病因素。常表现为眼部红赤、迎风流泪、羞明畏光、涩痒不适、眵多胶结,或出现星点、云翳、赤膜、白膜、胬肉等,症状多发生在胞睑、两眦、白睛、黑睛等部位,此属外障眼疾,治疗应以祛风为先。若误治或治疗不及时,则可损害视力,甚至导致失明,贻害终身。现举聚星障一病,即可见一斑。

张怀安认为:聚星障病位在黑睛,初起翳如秤星,或二点,或三点而至数十点,继而翳如云雾,如丝缕,如螺盖,故《证治准绳》名为"聚星障",《原机启微》名"风热不制之病"。病邪一旦深入,每可波及黄仁,导致神水混浊,黄液上冲等恶候,甚至毁坏黑睛,绽出黄仁、神膏等。变证虽多,究其病因,总由外感风邪传化而来,治疗只要抓住主因,病即迎刃而解。故立法原则以祛风为主,兼治其夹杂之症。如祛风清热用银翘荆防汤(经验方),祛风散寒用明目细辛汤,祛风燥湿用加减羌活胜风汤,祛风益气用加减助阳活血汤,祛风养血用加味荆防四物汤(经验方),祛风滋阴用加减养阴清肺汤,祛风退翳用荆防退翳汤(经验方)。在药物配伍上,以荆芥、防风配金银花、连翘祛风清热;配羌活、麻黄祛风散寒;配黄芪、党参祛风益气;配四物汤祛风养血;配麦冬、生地黄、玄参祛风滋阴;配木贼、蝉蜕祛风退翳,等等。尽管其配伍方法有多种,而荆芥、防风则为必用之药。张怀安认为,《本草求真》论述荆芥、防风的功用最为恰当:"荆芥辛苦而温,芳香而散,气味轻扬,故能入肝经气分,驱散风邪""防风味甘微温,虽入足太阳膀胱经以治上焦风邪……亦能入脾胃二经,祛风除湿……实为祛风润剂",故荆芥、防风实为眼病祛风要药。

案如彭某,男,45 岁。左眼红肿羞明流泪月余,于 1976 年 12 月 2 日诊。视力右眼 1.5,左眼 0.5。症见左眼羞明流泪,胞睑浮肿,白睛混赤,抱轮尤甚,黑睛上边有如秤星灰白小星 10 个,聚集一起,2% 荧光素钠染色阳性。患者发病前 3 天,途中骤遇暴雨,遍身湿透,头痛鼻塞,恶寒肢冷,至今未解。舌苔黑润,脉浮紧。张怀安认为,此病虽历经月余,但风寒之邪仍在肌表,法当祛风散寒、辛温解表。方用加减明目细辛汤:荆芥 10g,防风 10g,细辛 3g,羌活 10g,川芎 3g,藁本 10g,当归 10g,麻黄 5g,蔓荆子 10g,甘草 3g。5 剂后诸症大减,视力右眼 1.5,左眼 0.7。2% 荧光素钠染色阴性,舌苔薄白,脉弦缓。寒邪已解,宜退翳明目,改用荆防退翳汤:荆芥 10g,防风 10g,蝉蜕 5g,柴胡 10g,木贼 5g,赤芍 10g,青葙子 10g[包煎],石决明 20g[先煎],黄芩 10g,车前子 10g[包煎],蛇蜕 3g[包煎],甘草 3g。1 个月后复查,左眼翳障消退,视力恢复正常。

此例聚星障患者,既见云翳,又兼表邪,张怀安先施以解表发散,待表解复以退翳明目之法,终获良效。可见张怀安临证之际,心有定见,章法井然。

(二) 疗内障眼病,治肝为要

眼能视万物,别黑白,审长短,其功能有赖于"五脏六腑之精气,皆上注于目"。又"肝开窍于目","肝和则目能辨五色矣",故五脏六腑之中,肝与眼关系最为密切。内障眼病的主要症状如患者自觉视物昏蒙、似笼薄纱、眼前黑花、蛛丝飘浮、飞蝇幻视、视直如曲、视定反动、夜盲,甚至暴盲等,无一不与肝相关。张怀安根据《黄帝内经》理论,总结前人经验,结合内障眼病的特征和自己多年的临床实践,摸索出从肝论治内眼疾患的一套方法,丰富了眼科治疗学的内容。先后发表了"暴盲从肝论治的体会""原发性青光眼从肝论治八法"等论文。现有暴盲为例,可见张怀安对内障眼病的治疗功底之深。

张怀安认为:凡外观端好,视力突然丧失的内障眼病,都属暴盲范畴,包括现代医学的视网膜动脉阻塞、视网膜静脉周围炎、视网膜脱离、急性视神经炎等眼病。本病发病急,病情复杂,具有"外不伤于轮廓,内不损乎瞳神,倏然盲而不见"的特点。其致病之因,主要是阴阳气血失调,脏腑功能紊乱,邪气阻塞脉络,精气不能上注于目。足厥阴肝经连目系,"肝受血而能视","恚怒气逆,上而不下则伤肝",肝伤则目失所养,眼目不利则视物不明,故内障眼病从肝论治是原则。具体应用时又应灵活化裁,若肝郁则疏肝,气滞则行气,肝经实火则直折其火,阴虚阳亢则平肝潜阳,瘀血阻滞脉络致血瘀者,则急用大剂破血祛瘀、疏肝行气,继用活血化瘀、调肝理气,候血脉渐通,再用益气养血、补肝明目之剂。以此法治疗,多能化险为夷,终获良效。

如王某,女,38 岁。1978 年 3 月 26 日诊。左眼闪光、视物变形,眼前如垂黑幕月余。右眼因高度近视,视网膜脱离手术后失明已 2 年。查视力右眼无光感;左眼 0.02,近视力 0.6。左眼玻璃体内有白色雪花样点状混浊物飘荡,颞下方视网膜呈灰白色波纹状隆起,血管爬行其上,未见裂孔。诊断:暴盲(左眼)。患者平日胸胁胀闷,心烦易怒,察舌质淡红,苔薄黄,脉弦数。此乃肝郁气滞,精气不能上荣于目所致,治宜疏肝解郁,方用舒肝明目汤(经验方)加减。处方:当归 10g,白芍 10g,柴胡 10g,白术 10g,牡丹皮 10g,栀子 10g,桑椹 10g,女贞子 10g,决明子 10g,桑寄生 10g,首乌藤 10g,茯苓 15g,甘草 5g。

连服 32 剂后,患者左眼底视网膜平复,矫正视力远 0.5,近 1.5。患者欣然出院。

(三) 主中西互参,病证结合

张怀安认为眼为五脏六腑之精气所注,因此,眼睛局部的病变可反映全身情况,故望诊(包括运用现代医学仪器检查)在眼科中占有重要地位。尤其是有的眼病在全身症状不明显时,更是如此。如视盘水肿初期伴充血,多属湿热,宜清热利湿;视网膜水肿为肝郁脾湿,宜解郁渗湿;水肿日久弥漫散塌为虚寒,宜温补脾肾;新鲜渗出为软性,边界模糊,属痰湿郁积,宜解郁化痰;陈旧渗出为硬性,边界清晰,属肝肾阴虚,宜滋补肝肾,佐以软坚;眼底出血,时间短,色鲜红与水肿渗出同时存在,为热入脉道,迫血妄行,宜凉肝泻火;出血时间长,色紫红,为肝郁气滞,脉络受阻,宜疏肝解郁。

在临床工作中,张怀安虽十分重视辨证施治,但也不忽视现代医学仪器的检查结果,并常将其作为辨病辨证用药的参考。如糖尿病性视网膜病变常有特殊的眼底改变,如眼底新鲜出血,血色鲜红,呈火焰状位于浅层者,多属胃火上燔,宜用养阴益气汤,重用生石膏、知母,选加白茅根、藕节、槐花炭等凉血止血;血色紫红呈团状、片状位于深层者,多属瘀热在里,宜用养阴益气汤加黄连、黄芩、黄柏,以清热养阴;陈旧性出血,血色暗红或玻璃体积血,久不吸收,瘀血在里,宜犀角地黄汤(其中犀角用水牛角代,全书同)加三七、蒲黄、丹参,以凉血止血,祛瘀生新;视网膜水肿,渗出明显,选加茯苓、泽泻、车前子利水消肿;硬性渗出,选加昆布、海藻、浙贝母、石决明、牡蛎、夏枯草软坚散结;眼底反复出血,结缔组织增生,宜用知柏地黄丸合二至丸。现代药理研究证实:黄芪配山药能降尿糖,苍术配玄参、薏苡仁配绿豆衣能降血糖。张怀安在临床中也常参考选用,认为中西互参,病证结合,既针对整体,又照顾局部,有利于提高疗效。他从不因循守旧,乐于接受新鲜事物,尊重同道,注意学习现代科学技术。晚年他和本科室青年医师一道,将自己治疗眼底病的经验输入电子计算机,并亲自随机应诊。经过反复多次的考核,人、机总符合率达99.26%。该项科研获得湖南省卫生厅和湖南省科委科技成果奖。

(四) 张氏眼科,薪火相传

张怀安常说:"医者不仅要具有精良的医术,还要具备高尚的医德。"这是祖国医疗事业的光荣传统。古代著名的医学家孙思邈说:"人命至重,有贵千金,一方济之,德逾于此。"著名外科医家陈实功亦有云:"无论病家大小贫富,有请便往,勿得迟延厌怠,药金勿计较轻重,一律尽心施治。"张怀安在诊治患者的过程中,一言一行、一举一动,都按照医德规范严格要求自己。他热情接待病友如至亲,看病时招呼病友"请坐",诊完还要嘱咐病友"好走"。在日常生活中这两句礼貌用词所占的分量并不重,但在医患诊疗中,却显示出医生对患者的尊重和关切。

人们称颂张怀安,不仅是赞扬他的学术成就,更是敬仰他的高尚医德。如黑龙江省的青年教师王某,双眼底反复出血,视力下降至0.1,经多次通信寄处方,服药数十剂后,双眼视力均恢复到1.0,他来信说:"您使我在前途命运渺茫之时重获生机,我自知无能报答于您,但愿能像您真诚地关怀病友一样,去爱护我的学生,忠于党的教育事业,以此来告慰您的心。"

曾有人劝张怀安放下担子享受子孙绕膝之福,他却说:"我要在有生之年,把幸福寄托在为发展和提高我国中医的事业中,放在恢复眼病患者的重见光明上!"这样一束光芒万丈却柔和温暖的奇迹之光,射入所有医者的心田。像是一道传承薪火,让我们沿着这光指引的方向,站在巨人的肩膀上,不遗余力地耕耘在杏林中,为祛除广大病患的痛苦而努力。

如今,可以告慰张怀安在天之灵的是,他的子孙整理的《张怀安眼科临床经验集》和《张怀安医案精华》均由人民卫生出版社正式出版并在全国发行,他的两个儿子张明亮和张健,作为张怀安学术经验代表性的传承人,都成为了湖南中医药最高学府的眼科专家教授、名医,并招收硕士研究生,张怀安的第三代,孙儿张湘晖已成为中医眼科副主任医师,孙女张清获眼科医学博士学位后,远涉重洋攻读眼科博士后,其他子孙也均事业有成。湖湘张氏眼科,薪火相传,华叶相递,一代更比一代强!

(五) 小结

湖湘张氏眼科作为湖湘中医眼科极具代表性的流派之一,具有不可动摇的学术地位。张怀安在继承前辈和古人中医药诊疗经验的过程中,能做到遵古而不泥古,在传统的基础上有所发挥,与现代科学技术相结合,其继承和创新的学术精神正是湖湘中医精神的写照,对后辈继承中医传统,把握创新方向,促进湖湘中医的发展起到积极的导向作用。

(张 健 张湘晖 张 清 游 硕)